住院医师规范化培训丛书

头颈部影像诊断基础
口腔颌面卷

○ **总主编** 陶晓峰 鲜军舫 程敬亮 王振常

○ **主 编** 曹代荣 陶晓峰 李 江

○ **副主编** 郑广宁 朱 凌 李 坚

人民卫生出版社

图书在版编目（CIP）数据

头颈部影像诊断基础. 口腔颌面卷/曹代荣,陶晓峰,李江主编. —北京:人民卫生出版社,2020

（住院医师规范化培训丛书）

ISBN 978-7-117-30154-1

Ⅰ.①头… Ⅱ.①曹…②陶…③李… Ⅲ.①头部-疾病-影象诊断-技术培训-教材②颈-疾病-影象诊断-技术培训-教材③口腔颌面部疾病-影象诊断-技术培训-教材 Ⅳ.①R651.04②R653.04③R816.98

中国版本图书馆 CIP 数据核字（2020）第 111342 号

| 人卫智网 | www.ipmph.com | 医学教育、学术、考试、健康,购书智慧智能综合服务平台 |
| 人卫官网 | www.pmph.com | 人卫官方资讯发布平台 |

头颈部影像诊断基础 口腔颌面卷

主　　编：曹代荣　陶晓峰　李　江
出版发行：人民卫生出版社（中继线 010-59780011）
地　　址：北京市朝阳区潘家园南里 19 号
邮　　编：100021
E - mail：pmph @ pmph.com
购书热线：010-59787592　010-59787584　010-65264830
印　　刷：三河市宏达印刷有限公司（胜利）
经　　销：新华书店
开　　本：787×1092　1/16　印张：25
字　　数：640 千字
版　　次：2020 年 8 月第 1 版　2020 年 8 月第 1 版第 1 次印刷
标准书号：ISBN 978-7-117-30154-1
定　　价：99.00 元

打击盗版举报电话：010-59787491　E-mail：WQ @ pmph.com
质量问题联系电话：010-59787234　E-mail：zhiliang @ pmph.com

编 者 （按姓氏笔画排序）

乐维婕　上海交通大学医学院附属第九人民医院
吕建成　厦门医学院附属口腔医院
朱　凌　上海交通大学医学院附属第九人民医院
朱文静　上海交通大学医学院附属第九人民医院
刘　颖　福建医科大学附属第一医院
江冰清　福建医科大学附属第一医院
许奇俊　福建医科大学附属第一医院
李　江　上海交通大学医学院附属第九人民医院
李　坚　福建医科大学附属第一医院
杨功鑫　上海交通大学医学院附属第九人民医院
张春叶　上海交通大学医学院附属第九人民医院
陈德华　福建医科大学附属第一医院
陈潭辉　福建医科大学附属第一医院
林　姗　福建医科大学附属第一医院
郑广宁　四川大学华西口腔医院
姜梦达　上海交通大学医学院附属第九人民医院
唐为卿　上海交通大学医学院附属第九人民医院
陶晓峰　上海交通大学医学院附属第九人民医院
黄　楠　福建医科大学附属第一医院
黄宏杰　福建医科大学附属第一医院
黄婉蓉　福建医科大学附属第一医院
曹代荣　福建医科大学附属第一医院
董敏俊　上海交通大学医学院附属第九人民医院

秘书
陈培倩　上海交通大学医学院附属第九人民医院
戴晓庆　上海交通大学医学院附属第九人民医院

序

　　随着科学技术的飞速发展,各种新的影像检查设备和技术不断涌现,医学影像学成为医学领域发展最快的学科之一,在临床诊断和治疗过程中扮演着越来越重要的角色,发挥越来越重要的功能。特别是2020年初突然暴发的新型冠状病毒肺炎疫情,更是把影像医学推上了抗击疫情的最前沿,成为抗击疫情、救治病患、确定疗效必不可少的环节,使更多的人看到医学影像学在未来医疗过程中不可或缺的作用和价值。

　　头颈部影像学是医学影像学非常重要的组成部分,涵盖了眼科、耳鼻咽喉科、神经外科、口腔科、普外科、血管外科等多个学科。近年来也越来越受到重视和关注。头颈部解剖复杂、精细,病变多样,影像诊断和检查一直是临床诊断和教学的难点,特别是对于住院医师和初、中级医师,普遍感觉缺乏一套针对头颈部影像学的基本理论、基本解剖、基本病理基础、基本病变诊断思路为主的工具书。因此,以中国医师协会放射医师分会头颈影像专业委员会和中华医学会放射学分会头颈放射学学组为核心,汇集百余位头颈部影像学和病理学顶级专家,共同撰写了主要针对初、中级医师及住院医师的专业影像学丛书——《头颈部影像诊断基础》,共7册,分别为鼻部卷、耳部卷、颈部卷、颅底卷、口腔颌面卷、咽喉卷及眼部和神经视路卷。

　　在传统经典影像学内容的基础上,本丛书更侧重头颈部影像学诊断基础的培训,基本影像学表现与病理基础的对应分析,以及头颈部常见病的诊断思路引导,并附加部分练习加深理解。本丛书各分册收录的疾病种类齐全、分类清晰。影像学表现按检查方法、解剖基础和疾病的影像学特点,并适当结合新的磁共振功能成像,进行了深入浅出的介绍。每种疾病都配有高质量的病理图片和说明,以及大量的典型病例图像,并提出临床诊断思路,力求对疾病进行全面、详细地阐述,以便加深学员理解。

　　作为一套兼顾影像学和病理学的系统头颈部影像学丛书,它以住院医师和初、中级医师为主要读者对象,并着眼于临床实际工作中的需求,相信这套丛书会成为大家在临床工作中的良师益友。特别感谢各分册主编在百忙中高效地完成此次编写工作,感谢所有为丛书编写而辛勤工作的各位专家和工作人员。

　　由于首次尝试此种编写方式,鉴于水平有限,形式和内容可能会存在各种问题,希望广大读者给予批评和指导。

陶晓峰　鲜军舫　程敬亮　王振常

2020 年 5 月

前　言

随着影像技术的发展,口腔颌面医学影像学获得了越来越多的关注,本书作为《头颈部影像诊断基础》系列丛书的一个分册,期望能成为医学影像专业住院医师规范化培训及专科培训教材,成为各级医学影像从业人员及口腔专业医师的重要参考书,助力并提升影像及口腔专业医师的诊疗水平。

参加住院医师或专科医师规范化培训的人员具有一定的理论及实践基础,需要扩展诊断思路,而不应只局限于影像特点的分析。本分册采用与以往不同的编写方法,依托病理基础分析影像征象,结合口腔颌面影像医师和病理医师的视角,对疾病进行全方位、多视角地阐述,力求更系统、更全面、更有深度地解决口腔颌面临床实际问题。

本分册共20章,千余幅图像,围绕口腔颌面部常见病、多发病的影像征象展开,通过对典型病例解析,为读者归纳总结颌面骨、颌面部软组织、唾液腺及颞下颌关节等部位疾病的影像特点,以诊断思路为主线,做到每一节有诊断要点,每一章有诊断及鉴别诊断,便于读者快速把握口腔颌面部疾病的影像诊断思路。每一章末附有的报告书写规范要求,有助于读者规范影像报告的书写;名词解释、选择题、问答题等练习题,有助于读者检验并巩固所学的知识,达到自测的目的;一定数量的参考文献,方便读者拓展知识。

本书编者分别来自上海交通大学医学院附属第九人民医院、福建医科大学附属第一医院、四川大学华西口腔医院、厦门医学院附属口腔医院影像科及病理科,是他们的辛勤付出和积极配合,使本书得以顺利出版。同时,中国医师协会放射医师分会头颈影像专业委员会、中华医学会放射学分会头颈放射学学组倾注了大量心血,在此一并表示衷心感谢!

因时间仓促,编者学识、经验所限,书稿中难免存在错误、疏漏及不妥之处,敬盼读者批评指正。

曹代荣　陶晓峰　李　江

2020 年 5 月

目　录

第 一 章

总 论

第一节 口腔颌面部影像学检查

一、口腔颌面部影像学检查方法

常用的口腔颌面部影像学检查方法包括 X 线检查、锥形束 CT(cone-beam computed tomography,CBCT)检查、计算机断层扫描(computed tomography,CT)检查和磁共振检查。

(一) X 线检查

X 线检查包括 X 线平片检查和 X 线造影检查。

X 线平片检查为目前口腔医学临床的传统检查方法,包括口内片、口外片。口内片包括根尖片(periapical radiographs)、殆翼片(interproximal radiographs or bitewings)、咬殆片(occlusal radiographs)。口外片包括上下颌第三磨牙口外片、下颌骨侧位片、下颌骨后前位片、下颌升支切线位片、华特位片、颧弓后前位片、颧弓位片、颏顶位片、颞下颌关节侧斜位片、髁突经咽侧位片、曲面体层片和 X 线头影测量片等。X 线造影检查包括涎腺造影术、颞下颌关节腔造影术、血管瘤腔造影术、鼻咽腔造影术,以及窦腔、窦道、瘘管造影术。

1. 根尖片 根尖片是牙体、根尖周及牙周病变最常用、最便捷的影像学检查方法,可以了解牙冠殆面、近远中侧及牙颈部的异常改变。一般一张根尖片可显示 2~3 个牙位;可显示牙冠是否完整,形态、大小或密度是否正常,以及牙髓室及根管的形态、密度,根管的数目、走行、有无变异,牙周膜间隙是否清晰、有无增宽或变窄,固有牙槽骨是否连续、光滑锐利,根尖周骨质密度有无改变,形态密度特点如何,还可提示是否累及根尖区的占位病变。

根尖片投照可用分角线技术和平行投照技术,其中分角线技术为临床常用方法,其优点是:①操作简便,无需特殊的持片装置;②曝光量相对较低。平行投照技术的特点是:①由于中心射线与被照牙的牙长轴垂直,图像变形失真少;②可重复性好,常用于科研拍片;③需要特殊的持片装置,耗时长、成本高;④由于胶片与中心射线的距离远,曝光量较大。

根尖片适用于检查龋病、牙髓病、慢性根尖周炎及相关病变,对根管治疗全过程的质量管理与追踪,发育

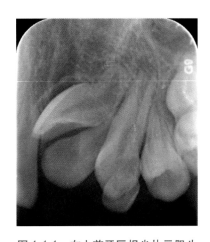

图 1-1-1 左上前牙区根尖片示阻生牙、牙根弯曲

21、22 阻生,21 根弯曲畸形。63 乳牙未脱落。

性、外伤性病变及牙周病等(图 1-1-1~图 1-1-3)。

2. **咬翼片(殆翼片)** 咬翼片可以同时显示上、下颌多个牙冠及牙槽嵴顶,适用于检查早期邻面龋、后牙多发龋、牙冠缺损、髓腔髓石、早期牙周炎等。由于中心射线与被照牙的牙长轴垂直、近似平行投照,所以咬翼片失真变形少,较根尖片清晰,且可同时显示上、下颌后牙(图 1-1-4)。咬翼片的缺点是不能包括根尖区。

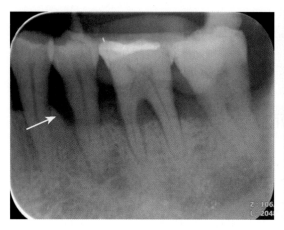
图 1-1-2 左下颌根尖片示牙周病(平行投照)
左下颌 34-37 区牙槽骨水平吸收中度,35 近中伴角形吸收(箭头)。

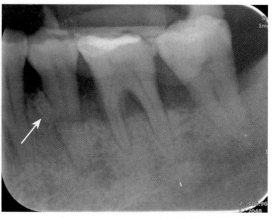
图 1-1-3 与图 1-1-2 同一患者,35 翻瓣刮治植骨术后
由于平行投照使用记存模型,所以两次的位置一致,术前角形吸收区术后见植骨影像(箭头)。

3. **咬殆片** 适用于检查较根尖片更大范围的牙槽骨病变。咬殆片包括上颌前部殆片(图 1-1-5)、上颌后部殆片、下颌前部殆片、下颌横断殆片,分别观察上颌骨前部、上颌骨后部、下颌骨颏部、下颌骨体前份的影像。下颌横断殆片还可显示口底区下颌下腺阳性结石(图 1-1-6)。

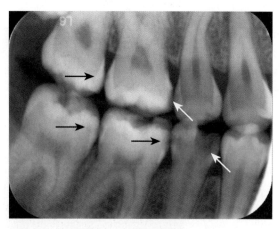
图 1-1-4 右侧后牙区咬翼片
多个牙邻面龋,16、45、46 牙冠缺损(白色箭头),同时见 16 远中及 45 和 46、46 和 47 之间早期邻面龋(黑色箭头)。

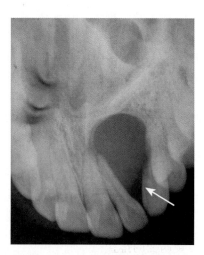
图 1-1-5 左上颌前份咬殆片
22、23 之间见一类圆形囊性病变,边界清晰,邻牙牙根推挤移位,牙槽突骨质不连续,23 近中牙根有不规则吸收(箭头)。术后病理:成釉细胞瘤。

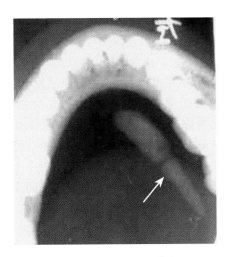

图 1-1-6　口底横断殆片

左下颌下腺导管走行区阳性结石似"鱼泡样"（箭头）。

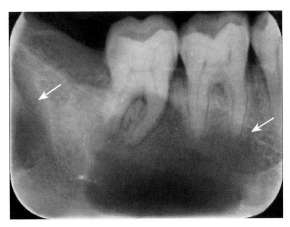

图 1-1-7　右下颌根尖片示颌骨囊性病变

46、47 牙根尖区囊性病变，远中边缘发现病变未全部包括在曝光视野内（箭头），遂补拍曲面体层片。

4. 曲面体层片　曲面体层片可以完整显示下颌骨体、下颌升支的全貌，观察上、下颌牙列及牙槽突，还可以了解双侧上颌骨、颧骨等颌面骨是否正常。曲面体层片的优点是可以将病变区域与对侧或对颌相同部位对照，是口腔颌面临床常用的影像学检查方法。

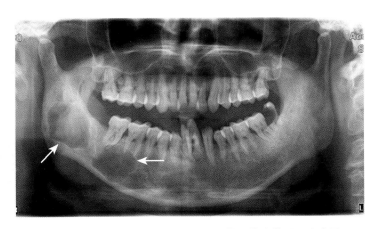

图 1-1-8　与图 1-1-7 同一患者，曲面体层片完整显示病变区

右下颌骨体后份及下颌角区囊性病变，与正常骨边界清晰（箭头），病变区颌骨膨隆不明显，影像学诊断多系角化囊肿。术后病理：角化囊肿。

适用范围：①检查上、下颌骨的多发病变；②因张口受限或其他原因无法拍根尖片的患者；③检查对称多发的阻生牙；④对慢性牙周炎的动态观察；⑤当患者主诉不清、病变不能定位时，对可疑病变的排查；⑥对根尖片上发现的范围超出曝光视野的颌骨病变，应首选加拍曲面体层片（图 1-1-7、图 1-1-8）。但由于曲面体层片对牙体、牙周及根尖周的细节显示不及根尖片，所以不建议用于个别牙的牙体、根尖周及牙周病变。

5. 涎腺造影术　通过碘油或碘水灌注后摄片成像（正位、斜侧位和侧位），可用于显示唾液腺的阴性结石、异物、肿瘤等。尤其对于导管系统情况的显示，造影效果良好。

6. 颞下颌关节腔造影(arthrography) 按部位分为关节上腔造影和关节下腔造影。由于关节上腔宽大、造影操作较下腔简便易行,故临床一般多采用关节上腔造影检查。

(二) 锥形束CT

CBCT是近年来发展迅速的影像学检查技术,辐射剂量小、密度分辨率高、图像(特别是牙体硬组织)清晰,其特有的三维影像检查方法,可有效地避开图像重叠,图像几乎无放大失真。CBCT扫描后,可经轴位图像重建出任何需观察部位的多种图像,包括颌骨轴位、矢状位及全景图像。因此,CBCT可清晰显示牙、颌骨全貌及复杂根管结构,准确判断病变部位,在口腔种植学及复杂根管治疗中发挥着重要作用,已被临床广泛应用。

CBCT最早于1998年应用于临床。CBCT的诞生时间虽然并不长,但近年来CBCT的设备不断更新改进,向更高的成像质量、检查效率与更低的辐射剂量发展,得到了广泛的临床应用,同时也促进了口腔诊疗技术的发展。CBCT在口腔颌面部疾病的诊疗中主要用于检查硬组织结构,包括牙齿、颌骨等。传统的X线片是将三维物体投影在二维平面上,无法避免解剖结构重叠造成的影响。相比之下,CBCT检查可显示三维结构,清楚地显示牙体、根尖周、牙周、牙槽骨及上、下颌骨的情况。与螺旋CT相比,CBCT检查的X线辐射剂量大大减小,检查费用也降低,对于显示牙齿细微结构更具优势。

目前,CBCT临床应用主要包括:①牙种植治疗中明确牙槽骨的骨量及与相邻重要解剖结构的关系,如上颌窦、下颌神经管等;②牙体疾病诊疗中明确牙根及根管数目、结构、根周病变的情况,帮助诊断及辅助根管治疗,另外在牙根折裂的早期诊断中发挥重要作用;③牙槽外科中检查埋伏牙、额外牙的位置,以及与周围牙根、神经管等的关系;④牙周疾病诊疗中检查牙槽骨骨质吸收的部位、程度,为牙周手术提供依据;⑤正畸治疗中进行三维测量和气道分析;⑥颞下颌关节病的诊疗中用于检查髁突及关节凹、关节间隙及骨质情况。

CBCT可以避开影像重叠,从不同方向准确显示病变部位、范围及与邻近重要解剖结构的关系,常能发现二维影像不能发现的隐匿性病变,当临床高度怀疑、二维影像不能明确诊断时,应选择CBCT作为进一步的影像学检查方法。

CBCT的检查范围可调节,从只能拍几颗牙齿的小视野到能包括头颅整体的大视野。一般检查视野越小,清晰度越高。检查视野的大小由临床医师根据病情及诊疗需要来选择。

要得到满意的检查图像,CBCT检查中需要尽量避免伪影。在进入检查室之前,患者需要提前摘下头颈部的饰物,包括项链、耳环、发卡等,以及可摘义齿,以避免对图像造成影响。CBCT检查中如果曝光时患者有移动,会造成重影、影像模糊。因此检查时必须保持静止。检查中通常需要后牙咬𬌗,保持静止,禁止头部移动、吞咽、咀嚼等运动。目前,CBCT设备有坐式、卧式和站式,对于年龄较小或年龄较大的患者,检查前除充分沟通、告知注意事项外,条件允许的情况下尽量选择坐式或卧式的CBCT机进行拍摄。对于无法配合完成检查的患者,建议采取其他检查方式。

(三) CT检查

CT的工作原理是X线束环绕人体某部位一定厚度的层面进行扫描,透过该层面的X线部分被吸收,X线强度衰减,穿透人体后未被吸收的X线被探测器接收,转变为可见光,由光电转换器转变为电信号,再经模/数(A/D)转换器转为数字输入计算机进行处理,最终重建为图像。

CT图像是数字化模拟灰度图像,是由一定数目从黑到白不同灰度的像素按固有矩阵排列而成。CT图像具有较高的密度分辨率,能清楚显示骨结构,对颌面部骨折、肿瘤等疾病诊断应用价值大;对于软组织,通常采用静脉注射高密度对比剂来增加病变与周围组织结构的密度对比,以利于口腔颌面部肿瘤等病变的检出和诊断。CT 图像可应用 X 线吸收系数量化评估密度高低的程度,CT 密度的量化标准用 CT 值,单位为亨氏单位(Hounsfield unit,HU)。CT 图像常规是轴位断层图像,克服了普通 X 线检查各组织结构影像重叠的缺点,从而使各器官、组织、结构得以清楚显示,明显提高了病灶的检出率;多层螺旋 CT 还可运用图像后处理重组技术,多平面、立体、直观地整体显示组织、器官、结构和病灶。

CT 具有强大的图像后处理功能。二维图像后处理重组技术有多平面重组(multiplanar reformation,MPR)、曲面重组(curved planar reformation,CPR)等。三维图像后处理重组技术有最大密度投影(maximum intensity projection,MIP)、最小密度投影(minimum intensity projection,minMIP)、表面遮盖显示(surface shaded display,SSD)、容积再现技术(volume rendering technique,VRT)等。MPR 是在一组轴位图像基础上,通过计算机软件重新排列体素,获得同一组织、结构冠状位、矢状位及任意斜面的二维图像后处理技术。MPR 可较好地显示组织、器官内复杂解剖关系,有利于准确定位病变。CPR 是 MPR 的一种特殊方式,是操作者沿兴趣组织结构中轴画一条曲线作为参照平面,经计算机软件对该曲线经过的层面体素进行重组,显示为拉直展开的二维图像,可在一个平面上观察某个器官或结构的全貌,实质是 MPR 的延伸和发展,在颌面骨病变的图像后处理中被广泛应用。VRT 图像不仅可以显示被观察组织、结构的表面形态,而且可根据观察者的需要,显示被观察组织、结构内部任意层面的形态,帮助确定病灶与周围重要结构间的位置关系。VRT 图像的特点是分辨率高,可以分别显示软组织、血管及骨骼,三维(three-dimesional,3D)空间解剖关系清晰,色彩逼真,可任意角度旋转,操作简便,适用范围广。

CT 灌注成像(CT perfusion imaging,CTPI)是一种动态扫描影像学检查技术,是指在静脉注射碘对比剂的同时对选定的层面行连续多次动态扫描,以获得该层面内每一体素的时间-密度曲线(time-density curve,TDC),然后根据曲线利用不同的数学模型计算出组织血流灌注的各项参数,并可通过色阶赋值形成灌注图像,以此来评价组织器官的灌注状态。TDC 大致可分为 3 型,Ⅰ型曲线快速上升,达峰值后快速下降,继而呈水平或微升走行,为速升速降型;Ⅱ型曲线缓慢至小峰后,在峰值呈水平走势,为缓慢上升型;Ⅲ型曲线快速上升达高峰后,呈缓慢微升或微降走行,即速升缓降型。CTPI 广泛应用于头颈部肿瘤。根据头颈部肿瘤的 CT 形态学特点及 TDC 类型有助于对良恶性肿瘤进行鉴别诊断。

CT 检查已广泛应用于口腔颌面部疾病。口腔颌面部螺旋 CT 扫描常规层厚 5mm,1mm 薄层重建。外伤、颌骨畸形、颌骨炎症以平扫为主,扫描范围从眼眶到舌骨平面,可在 20s 内完成一次头颈部的平扫。肿瘤患者需静脉注入对比剂后增强扫描,发现肿瘤时除动脉期扫描,还需行延时期扫描,延时约 3min,一般选择软组织算法。视野(field of view,FOV)7~18cm,矩阵 512×512。应平行于下颌骨下缘获取轴位图像。上颌骨和下颌骨分开成角度,以避免牙齿修复造成的伪影,有助于评估牙槽嵴和邻近结构。应在冠状位和矢状位进行多平面重建。口腔颌面部 CT 检查应行骨和软组织 2 种算法重建。骨窗窗宽 2 000~3 000HU,窗位 400~700HU,软组织窗窗宽 300~400HU,窗位 35~45HU。骨窗可显示骨折及骨质破坏情况,软组织窗可显示有无软组织肿胀及肿块。

(四) 磁共振检查

磁共振成像(magnetic resonance imaging,MRI)为通过静磁场中人体施加特定频率的射频脉冲,使人体组织中的氢质子受到激励而发生磁共振现象;当停止发射射频脉冲时,利用氢质子在弛豫过程中感应出的 MR 信号而成像。磁共振加权成像能重点突出组织某方面特性差异。纵向弛豫时间(T_1)加权成像(T_1 weighted image,T_1WI)重点突出组织纵向弛豫差别,而尽量减少组织其他特性,如横向弛豫对图像的影响。横向弛豫时间(T_2)加权成像(T_2 weighted image,T_2WI)重点突出组织的横向弛豫差别。质子密度加权成像(proton density weighted image,PDWI)则主要反映组织的质子含量差别。

MRI 图像是数字化的模拟灰度图像,其图像上的灰度代表信号强度,反映弛豫时间的长短。MR 检查有多个成像参数,即 T_1、T_2 和质子密度弛豫时间等,主要反映相应弛豫时间差别的 MRI 图像分别称为 T_1WI、T_2WI、PDWI。正常组织与病变之间弛豫时间的差别,是 MRI 诊断疾病的基础。MRI 增强检查是通过给予对比剂,人为改变组织与病变在 T_1WI 或 T_2WI 图像的信号强度对比,以利于病变的检出和诊断。常用对比剂为含钆的顺磁性螯合物,主要缩短 T_1 值,增加 T_1WI 图像上病变的信号强度,提高与正常组织间的信号强度对比。MRI 图像具有多种成像序列,具有不同的成像速度、组织对比,具有不同的临床应用价值。MRI 图像为直接获取的多方位断层图像,除轴位图像外,还可直接进行冠状位、矢状位乃至任何方位的斜面断层成像。直接获得的多方位图像有利于显示组织结构间的解剖关系,也有利于明确病变的起源部位及范围。MRI 图像具有高的软组织分辨率,不同组织和病变在常规自旋回波(spin echo,SE)序列 T_1WI 和 T_2WI 上的信号强度不同,这就为识别正常结构和病变的组织类型提供了有力依据;一些特定的成像序列和成像方法还有利于进一步确认病变的组织学特征。

MRI 应用广泛,MR 检查多参数、多序列、多方位成像,软组织分辨率高,无 X 线辐射损伤,可行多种特殊检查。MRI 对病变检出更为敏感,对病变的诊断更为准确。但 MRI 对心脏起搏器和体内铁磁性植入物患者、早期妊娠、幽闭恐惧症者检查受限;MRI 图像易产生不同类型伪影;对某些系统疾病的检出和诊断有限;MRI 的钆对比剂不适用于重度肾衰竭患者;检查时间相对较长,不适用于急诊、危重症患者。

MR 检查技术因其软组织分辨率高,目前已广泛用于口腔颌面部疾病的诊断,特别是颞下颌关节病及口腔颌面部肿瘤的检查,可直接、清晰地显示所检查部位的组织影像,对人体无辐射损伤。多模态功能 MRI 技术包括动态增强 MRI(dynamic contrast-enhanced MRI,DCE-MRI)、弥散加权成像(diffusion weighted imaging,DWI)、磁共振波谱成像(MR spectroscopy,MRS)等已应用于对口腔颌面部肿瘤的评价。

DCE-MRI 动态采集注射磁敏感对比剂后组织和病变区域的图像,获得感兴趣区的时间-信号强度曲线(time-signal intensity curve,TIC),可准确反映组织器官和病变区的灌注情况、细胞外间隙的容量和毛细血管通透性。有学者将 TIC 分为 4 型:①A 型,在动态观察时间内信号强度持续增加;②B 型,早期信号强度逐渐增加,随后信号强度逐渐减小;③C 型,早期信号强度逐渐增加,随后信号强度的增加突然中断而形成中晚期的平台;④D 型,在动态观察时间内信号强度无变化。DCE-MRI 有助于鉴别诊断口腔颌面部良恶性肿瘤,评估转移性淋巴结,评价口腔颌面部肿瘤术后残留或复发及其放化疗效果。

DWI 是通过特定成像序列对组织和病变内水分子扩散运动及其受限程度进行成像的方法。DWI 观察的是人体微观的水分子流动扩散现象。当人体组织存在病变导致细胞内或细胞外水分子弥散受限时,DWI 高 b 值可呈高信号,表观弥散系数(apparent diffusion coefficient,ADC)数值减低,ADC 图呈低信号。对颌面部脓肿、恶性上皮性肿瘤等具有鉴别诊断意义。

MRS 是利用磁共振化学位移现象来测定组成物质分子成分的一种检测方法,亦是目前唯一可测得活体组织代谢物化学成分和含量的检查方法。当前常用的是氢质子(^{1}H)波谱技术。

由于 ^1H 在不同化合物中的共振频率存在差异,因此它们在 MRS 的谱线中共振峰的位置也就不同,据此可判断化合物的性质,而共振峰的峰下面积反映了化合物的浓度,还可据此进行定量分析。

颌面部 MR 检查常规应选用层厚 3~5mm,FOV 12~16cm。常规行轴位 T_1WI,轴位、冠状位和矢状位脂肪抑制 T_2WI,可酌情加扫 DWI;行轴位、冠状位和矢状位脂肪抑制 T_1WI 增强扫描时,对肿瘤性病变应行动态增强扫描。MR 检查可用于评估骨髓异常变化、下牙槽神经管侵犯和邻近软组织结构受累情况。应平行于下颌骨下缘获取轴位图像。理想情况下应使用高分辨/小 FOV 技术。脂肪抑制序列及对比增强扫描对于颌骨炎症或肿瘤性病变引起的骨髓信号变化、神经管的变化相对其他序列更加敏感。MRI 对某些情况的判断要优于 CT,如肿瘤骨外的侵犯程度、有无存在神经侵犯,有无颅底孔道的侵犯。MRI 还适用于肿瘤术后或放射治疗后患者的随访观察。

二、颌面部不同疾病影像学检查方法的选择

(一)牙及牙周病变

牙及牙周病变包括牙体、牙髓、根尖周及牙周组织的疾病。观察局部牙及牙周病变主要选用 X 线平片口内片检查,包括根尖片、咬翼片、咬𬌗片。根尖片是临床最常用的检查方法,可以完整显示牙冠、牙根,但由于投照难以标准化,不同个体、不同牙位存在个体差异,容易造成失真、变形。咬翼片由于胶片贴近牙面,中心射线与被照牙的牙长轴垂直,近似平行投照技术,较根尖片更利于观察早期龋,可以同时显示上、下颌磨牙的牙冠、部分牙根及牙槽嵴顶,更有利于检查早期牙周病、多个牙牙冠缺损等牙体疾病;观察全口牙及牙周病变选用口腔曲面体层片检查。曲面体层片则可以同时显示全口牙列,便于双侧同名牙对照,缺点是分辨率较差,细节显示不清晰。口腔正畸可选用口腔曲面体层片和 X 线头影测量片检查。CBCT 可以避免影像重叠、从不同方向准确显示病变部位、范围,往往能够发现二维影像不能发现的隐匿性牙及牙周病变,可用于临床高度怀疑、但二维影像不确定的复杂或疑难疾病。

(二)颌面骨病变

颌面骨病变主要有颌面骨骨折、颌面骨炎症、颌面骨肿瘤和肿瘤样病变,其诊断主要依赖 X 线平片及 CT 检查,MR 仅作为辅助检查。

1. 颌面骨骨折　主要依赖 X 线平片及 CT。①X 线检查根据颌面骨骨折部位采用不同的摄影体位。对下颌骨体部及升支区骨折采用下颌骨倾斜位片,颏部骨折采用下颌前部咬𬌗片,下颌角骨折加摄下颌标准后前位片,髁突骨折选用颞下颌关节正侧位体层片、下颌开口后前位片。下颌骨多发骨折、粉碎性骨折采用全口牙位曲面体层片检查。上颌骨骨折 X 线首选华特位片,腭骨骨折以上颌咬𬌗片显示为佳,可显示横行及纵行骨折。曲面体层片可初步评估牙列及牙槽突受损情况。颧骨骨折采用 X 线华特位检查,颧弓位可清楚显示颧弓骨折。鼻骨骨折 X 线检查常规用鼻骨侧位、轴位,轴位观察骨折片移位。②CT 由于无影像重叠,可显示颌面部隐匿性骨折,发现软组织损伤情况,因此是颌面骨首选影像学检查方法。如平片难以显示的 Le Fort 氏骨折中翼突的受累,上颌窦后壁的断裂及颞下间隙的肿胀积气,应选择 CT 检查。如鼻中隔骨折 X 线平片不易显示,CT 可显示较黏膜密度高的鼻中隔软骨线状透亮影。CT 横断扫描可较准确地显示颌面骨骨折情况,但当骨折线为横行时,由于骨折线与扫描线走行一致,常出现漏诊。故颌面骨骨折 CT 检查常需要多种图像后处理。在轴位图像上按需进行冠状位、矢状位、任意角度斜位的多平面重组。三维 CT 可立体显示颌骨骨折类型、骨折块的移位

程度及颧弓与喙突的关系等。移位较轻的鼻骨骨折常需要结合 CT 轴位及冠状位观察,轴位重点观察鼻颌缝、鼻骨内面压迹、缝间骨、上颌骨额突,冠状位重点观察鼻骨下段、鼻骨孔、额颌缝、鼻额缝。③MR 不作为颌面骨骨折常规检查方法。新发骨折因骨髓水肿,呈 T_1WI 低信号、T_2WI 高信号改变,即使没有显示骨折线也提示骨折的存在。MRI 显示小的线性骨折不如 CT 敏感,但可以显示软组织损伤、眼眶和鼻窦的损伤及颅脑损伤等。

2. **颌面骨炎症** X 线平片是首选检查方法,包括头颅正侧位片、下颌骨正侧位片、颧弓位片、华特位片、许勒位片等。X 线检查对于骨性结构有良好的空间分辨率,可发现骨质破坏、骨膜反应等病理改变,但对早期颌面骨炎症的诊断有局限性。CT 有良好的密度分辨率,因此能够发现较为早期的颌骨炎性病变,并及时作出诊断。MR 检查对骨髓病变敏感,可显示病变颌面骨骨髓腔内水肿;且具有良好的软组织分辨率,能够观察周围软组织情况,可与肿瘤进行鉴别,因此是颌面骨炎症的必要补充检查手段。

3. **颌面骨肿瘤及肿瘤样病变** 诊断主要依靠 X 线、CBCT、CT 等检查。X 线检查临床最常用的是曲面体层片,它可作为颌面骨肿瘤及肿瘤样病变的筛查方法,并可对部分病变作出定性诊断。CBCT 具有空间分辨率高、辐射剂量相对低和可三维重建等优点,可清楚地显示颌面骨肿瘤和肿瘤样病变的位置、大小、与周围组织结构的关系等,对于定性诊断、治疗方案的选择及术后随访等均具有重要的应用价值。CT 是颌面骨肿瘤及肿瘤样病变的首选检查方法,不仅可以显示颌面骨的骨质破坏、骨膜反应和肿瘤骨,还可通过 CT 值区分病灶是否为囊性或囊实性,并判断病灶是否对周围软组织侵犯,为病变的诊断提供更可靠的影像学信息。MRI 可敏感显示骨髓腔内异常信号改变,有助于分析病灶内异常信号相应的病理改变。MRI 对软组织分辨率高,可显示病灶内及其周围的软组织肿块或肿胀。MRI 对骨髓信号变化、神经管的变化敏感,并可判断肿瘤在骨外的侵犯程度、有无存在神经侵犯,有无颅底孔道的侵犯。MRI 功能检查对肿瘤良恶性的鉴别诊断具有非常重要的应用价值,也适用于肿瘤术后或放射治疗后患者的随访观察。

(三) 颌面部软组织病变

1. **颌面部软组织炎症** 常用的影像学检查方法是 CT 和 MRI。CT 平扫软组织窗可根据 CT 值的高低,判断颌面部软组织有无肿胀、肿块、液化坏死、气体等,CT 增强扫描有助于明确软组织病变的强化特征。CT 平扫骨窗还可显示软组织病变伴发的颌骨骨质破坏、牙及牙周病变等征象。MR 平扫除常规序列外,须加扫 DWI,根据是否有弥散受限,协助判断软组织肿块的良恶性、观察有无软组织脓肿形成。MR 增强扫描可直观地显示软组织病变的部位、强化特征及病变侵犯的范围。

2. **颌面部软组织肿瘤及肿瘤样病变** 其显示和诊断主要依靠超声、CT、MRI 等检查。超声检查能显示颌面部浅表软组织的病变;但难以穿透骨组织,故其不能显示位于骨组织深面的软组织及相关病变。超声检查具有快速成像的优点,是颌面部软组织病变首选的筛查方法。近年来随着 CT 技术的发展,CT 血管造影术及其后处理技术已广泛应用于临床,其对显示病变与血管的位置关系表现出明显的优势。CT 对于显示病变内钙化和邻近骨质病变较 MR 检查更敏感。MRI 软组织分辨率优于 CT,并具有多方位、多参数成像的优点,因此是颌面部软组织病变定位、定性的重要检查方法;并且 MRI 对病变治疗方案的选择及术后随访等均具有重要的应用价值。但由呼吸、吞咽所致的运动伪影及义齿、牙科充填物所致的磁敏感伪影,会降低影像质量。

3. **唾液腺非肿瘤性病变** 除伴导管区明显的阳性结石、异物外,X 线平片诊断价值很有限。涎腺造影术通过注射碘油或碘水摄片成像(正位和侧位),可用于显示唾液腺的阴性结石、异物、肿瘤等。尤其对于导管情况的显示,造影效果良好。CT检查可显示腺体组织的先天异常,邻近骨质结构的情况,以及有无其他颌面部异常(如各类综合征、占位及头颈部血管情况等)。CBCT辅助下涎腺造影术,经三维重建有助于明确导管位置关系和走行方向,对术前制订手术方案有指导价值。MR检查有更高的软组织分辨率,可用于显示腺体的内部结构及细节。MR水造影可以无需注入对比剂而显示导管情况。

4. 唾液腺肿瘤 应选择CT、MR检查,以MR检查为主。CT可以较好地显示大、小唾液腺的良恶性肿瘤,评估其恶性肿瘤侵犯情况、局部和远处转移及骨质受累情况。MRI由于具有较好的软组织分辨率,能更清楚地显示肿瘤的内部情况和周围侵犯情况,特别对于显示神经周围侵犯时较CT更具优势,也可显示骨髓受累、淋巴结转移。CT和MRI主要用于显示肿瘤的范围、局部侵犯、淋巴结转移及血行转移的情况。对于唾液腺恶性上皮肿瘤来说,其影像学表现大多不具有特征性,鉴别诊断较为困难,但可根据其表现对肿瘤的分级进行一定程度的判断。近年来功能磁共振成像(如DWI、动态增强扫描)已被用于唾液腺肿瘤的研究,对于不同病理类型肿瘤的鉴别诊断具有一定的价值。

(四)颞下颌关节病变

常见的颞下颌关节病变有颞下颌关节功能紊乱、肿瘤等。颞下颌关节检查方法包括X线平片、颞下颌关节造影术、CT检查和MR检查,各有其优势。①X线许勒位片主要显示颞下颌关节外侧1/3侧斜位影像,主要观察关节间隙、髁突及关节窝骨质。但由于髁突水平角和垂直角个体之间差异较大,许勒位片常不能准确地反映关节间隙的情况。②颞下颌关节造影术按部位分为关节上腔造影和关节下腔造影,由于关节上腔造影操作简便易行,故临床一般多采取关节上腔造影检查。③CT检查的主要目的是显示颞下颌关节骨性结构的病变。随着CBCT的发展,由于其辐射剂量较螺旋CT明显减小,骨性结构分辨率更高,细微结构显示更清晰,越来越受到临床的青睐。经多平面重组技术显示的冠状位图像尤为重要,可多个断面连续对比显示双侧关节间隙、髁突及颞骨关节面骨质形态、骨皮质连续性、骨小梁形态、骨髓腔密度等。④相较于颞下颌关节造影术和CT/CBCT检查,MR检查无X线辐射,无创伤,并可直观地显示颞下颌关节区软骨组织(如关节盘和纤维结缔组织附着)、骨性结构(如髁突颞骨关节面)、软组织(如翼外肌)等的形态和位置,已日益广泛用于颞下颌关节的检查。

以下介绍在颞下颌关节MR检查方面的经验。

1. 检查设备 Philips Ingenia 3.0T MR扫描仪,dSFllex M表面线圈。扫描范围包括颞下颌关节及相应肌肉软组织。

2. 检查体位 受检者仰卧,调整线圈,使颞下颌关节置于线圈中心,并尽量使线圈贴近关节。

3. 定位 以轴位(髁突显示最清晰)为定位像,斜矢状扫描定位线垂直于髁突长轴(内极和外极连线)方向,尽可能使乙状切迹最低点与髁突及冠突的最大截面在一幅图像上显示;斜冠状扫描定位线平行于髁突长轴(内极和外极连线)方向,在髁突最大截面图像上能准确获取髁突最大内外径。

4. 序列及参数 闭口斜矢状位PDWI序列(TR/TE:2 000ms/20ms;FOV:10cm×10cm,像素:0.5×0.6;层厚/层间距:2.0mm/0.2mm;矩阵:320×192;扫描时间:132s);闭口斜冠状位T2WI序列和张口斜矢状位T2WI序列(TR/TE:2 500ms/65.0ms;FOV:10cm×10cm,像素:0.5×0.6;层厚/层间距:2.0mm/0.2mm;矩阵:320×192;扫描时间:131s)。

9

5. 张口器　扫描张口序列时采用张口器。患者按照自己的最大张口度情况,选择咬住的位置,设计原理根据临床张口度一指、二指和三指的宽度来确定(图1-1-9)。

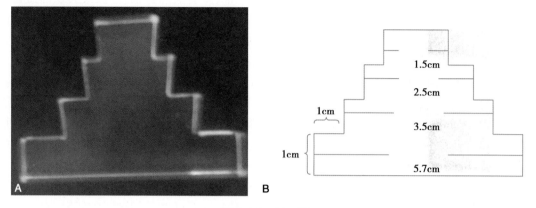

图1-1-9　张口器
A.张口器正面观;B.张口器平面设计图。

第二节　颌面部正常解剖基础及变异

一、牙体与牙周正常解剖基础及变异

(一)根尖片X线解剖及变异

1. 上颌中切牙区　上颌中切牙区根尖片可显示双侧的上颌中切牙、侧切牙。牙冠表面似帽状密度最高的影像为牙釉质;其内构成牙冠及牙根的大部分主体的影像是牙本质,密度较牙釉质稍低;牙根部牙本质表面应有牙骨质包绕,但由于其密度与牙本质相似,所以X线影像不能区分;牙冠和牙根中心较透射的影像是髓室和根管,内有牙髓神经和血管走行(图1-2-1)。牙根位于牙槽窝内,牙槽窝内壁致密的骨壁线是固有牙槽骨,又称骨硬板,硬板与牙根之间见细线状透射影代表牙周膜间隙,牙周膜间隙是否清晰、硬板是否连续是诊断根尖周及牙周早期病变的重要依据。双侧上中切牙之间类圆形的透射影是切牙孔。上颌中切牙区根尖片的上份有时可见双侧硬腭之间的腭中缝、鼻底、鼻腔、鼻中隔(图1-2-2)。

2. 上颌尖牙及前磨牙区　上颌尖牙是牙根最长的单根牙;上颌第一前磨牙颊舌尖大小相似,半数以上为双根(图1-2-3);上颌第二前磨牙与第一前磨牙形态相似、分根比率较少。上颌尖牙及前磨牙区牙槽骨排列稀疏呈网状,有时可见上颌窦下壁和鼻底影像(图1-2-4)。

3. 上颌磨牙区　上颌第一磨牙是上颌牙弓中体积最大的牙,牙冠呈斜方形或棱形,髓腔影像似卵圆形,常见两个较短的近中颊根、远中颊根和粗大的腭根,其根管数目、走行变异比较大,半数以上的近中颊根可见近中颊根的第2根管(MB2;图1-2-5);上颌第二磨牙与第一磨牙形态相似,体积略小,牙根间距离较近且向远中倾斜;上颌第三磨牙形态变异大,牙冠圆钝、牙根多融合,常见阻生。上颌磨牙区根尖片上可见的正常邻近解剖结构有上颌窦下壁、窦腔、颧骨(图1-2-6),磨牙后份的影像有时还可见上颌结节、翼突钩、下颌喙突(图1-2-7)。

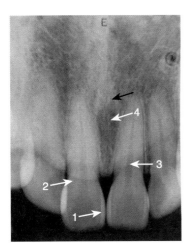

图 1-2-1　上颌中切牙区根尖片

显示上颌切牙区的正常解剖（1：牙釉质；2：牙本质；3：根管；4：切牙孔；黑色箭头：切牙孔）。

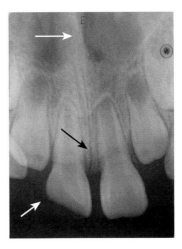

图 1-2-2　上颌中切牙区根尖片

显示 11 牙冠折（白色短箭头），可见腭中缝（黑色箭头）、鼻中隔（白色长箭头）；侧中切牙牙冠形态不对称，右侧切缘及远中切角缺损，结合临床病史外伤 1h，提示右中切牙牙冠折。

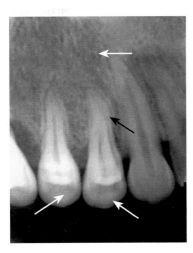

图 1-2-3　右上颌前磨牙区根尖片显示牙周病

根尖片示 13~16 区牙槽骨水平吸收伴 16 近中垂直吸收，可见右上颌前磨牙区正常解剖：14 颊、舌尖（白色箭头）及双根（黑色箭头）。

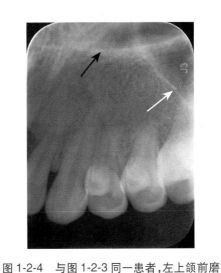

图 1-2-4　与图 1-2-3 同一患者，左上颌前磨牙区根尖片

根尖片示 22~24 区牙槽骨水平吸收；可见左上颌前磨牙区正常解剖结构：左侧上颌窦下壁（白色箭头）及鼻底（黑色箭头）。

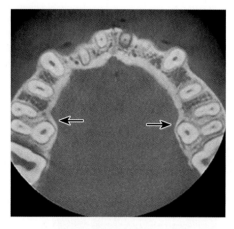

图 1-2-5 CBCT 轴位示双侧上颌第一磨牙近中颊根的第 2 根管(箭头)。

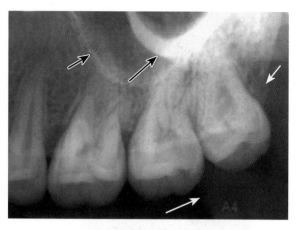

图 1-2-6 左上颌磨牙区根尖片显示牙周病

左上颌 25~28 区牙槽骨水平吸收;可见左上颌磨牙区正常解剖结构左上颌窦下壁(黑色短箭头)、颧突及颧骨(黑色长箭头)、左上颌结节(白色短箭头)、下颌喙突(白色长箭头)。

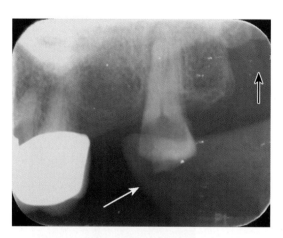

图 1-2-7 左上颌磨牙区根尖片示 27 缺失、28 深龋残冠

左上颌 27 缺失、26 牙冠高密度修复体、28 深龋残冠;可见左上颌磨牙区邻近正常解剖结构翼突钩(黑色箭头)、下颌喙突(白色箭头)。

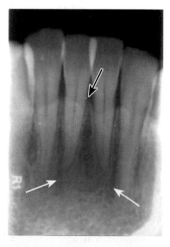

图 1-2-8 下前牙区根尖片显示下颌切牙区正常解剖

下颌中切牙牙冠较上颌窄、牙根长;31、41 之间的牙槽嵴顶呈尖顶形(黑色箭头);31、32 及 41、42 之间根方见纵行的营养管(白色箭头)。

4. **下颌前牙区** 下颌中切牙是全口恒牙列中体积最小的牙,牙根细长;侧切牙形态与中切牙相似,体积略大、根较长、根尖偏远中。由于牙槽间隔窄、牙槽嵴顶呈尖顶形,根尖区有时可见纵行的透射影,是营养管(图 1-2-8)。包括下颌下缘的根尖片,有时可见颏棘、颏舌骨嵴的影像。

5. **下颌前磨牙区** 下颌尖牙较上颌尖牙体积小、牙冠窄、根细长;下颌第一前磨牙见高耸的颊尖与低平的舌尖,可与上颌同名牙鉴别(图 1-2-9);下颌第二前磨牙外形方圆,颈部较第一前磨牙稍宽,颊舌尖之间是畸形中央尖的好发部位。下颌第二前磨牙根尖区有时可见颏孔(图 1-2-10)。

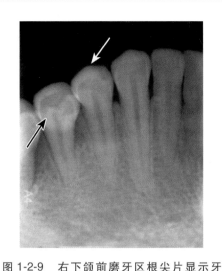

图 1-2-9　右下颌前磨牙区根尖片显示牙周病

41~46 区牙槽骨水平吸收；可见右下颌第一前磨牙颊尖高耸、舌尖不明显（白色箭头）；而第二前磨牙颊、舌尖高度相似（黑色箭头）

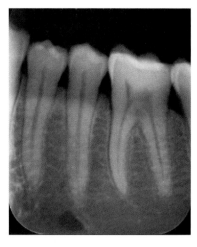

图 1-2-10　根尖片显示左下颌磨牙区正常解剖

35 根尖区颏孔；36 牙根周围牙槽骨骨小梁的排列有序，呈水平状。

下颌第一磨牙多为近远中 2 根，由于扁根、两个根管多见，约 27% 可见远中舌根，在根管治疗中，远舌根发生器械分离、侧穿、欠填的比率高于其他根管。在下颌磨牙区根尖片可见的正常邻近解剖结构有下颌神经管、颏孔、外斜线、下颌下缘等，下颌磨牙区牙槽骨骨小梁的排列有序，呈水平状（图 1-2-10），而上颌同名牙牙槽骨骨小梁的排列呈网纹状。

6. 下颌磨牙区　下颌第一磨牙牙冠呈长方形，髓腔影像似“H”形，近中髓角高耸、远中髓角低平；根周牙槽骨骨纹理排列较致密，呈水平状；在根尖区稀疏，呈放射状；牙槽嵴顶位于牙颈部 2mm 以内，较下切牙宽，呈倒梯形（图 1-2-11 ~ 图 1-2-14）。

7. 应用解剖及变异　牙体由牙冠、牙根组成，依密度不同影像可见牙釉质、牙本质，牙骨质因密度与牙本质相似不能区分，牙釉质在前牙切缘及后殆面最厚、向颈部移行逐渐变窄，如上颌窦底壁、颧突颧骨、翼突钩正常的生理稀疏区，需注意与颈部邻面龋鉴别；牙周组织包括牙周膜间隙、固有牙槽骨（骨硬板）、根周的牙骨质及牙槽骨，正常的牙周组织显示牙周膜间隙清晰、硬板连续，根周牙骨质光滑，根周牙槽骨骨小梁排列有序；后牙区应注意正常的邻近解剖结构（如上颌窦、颧骨、翼突、下颌神经管、颏孔等）与病变鉴别；临床上、下颌第一磨牙的病变常

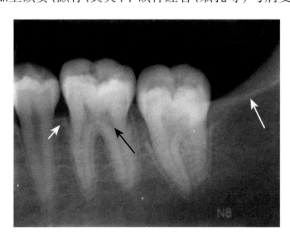

图 1-2-11　根尖片显示左下颌磨牙区正常解剖 1

35、36 之间牙槽嵴顶呈倒梯形（白色短箭头）；36 牙髓室近中髓角高耸、远中低钝（黑色箭头）；磨牙后三角区可见致密的外斜线（白色长箭头）。

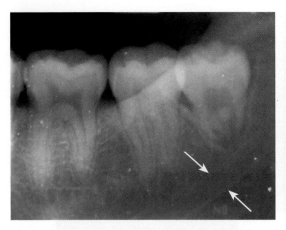

图 1-2-12　根尖片显示左下颌磨牙区正常解剖 2
37、38 根尖区下方见下颌神经管影像（箭头）。

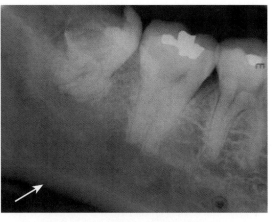

图 1-2-13　根尖片显示右下颌磨牙区正常解剖
47、48 区下颌骨下方可见下颌下缘影像（箭头）。

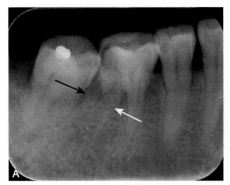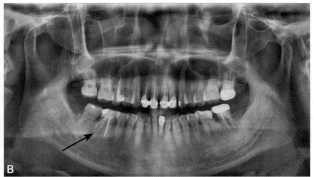

图 1-2-14　根管治疗前、后对照显示右下颌第一磨牙远中舌根
A.根尖片示 46 远中殆面深龋穿髓，远中颊根（黑色箭头）、远中舌根（白色箭头）影像不清晰；B.曲面体层片示 46 牙冠充填、根管充填后，三根影像（黑色箭头）较根尖片清晰。

见，根管数目、走行变异很大，对复杂根管的影像学诊断建议增加 CBCT 检查。

儿童乳牙仅 20 颗，无前磨牙；牙质薄、髓室根管宽大；牙颈部缩窄明显；乳磨牙牙根分叉大、可见替继恒牙胚影像。老年人随着年龄增大、继发牙本质形成，髓室、根管影像变小。

（二）曲面体层片

曲面体层片可以完整显示上、下颌牙列及牙槽骨，双侧上颌窦、鼻腔、眶下缘，颧骨、颧弓及关节结节，下颌骨体、下颌升支及邻近解剖（图 1-2-15）。

替牙期的曲面体层片应注意分辨乳牙和恒牙；乳牙根方见替继恒牙的恒牙胚，恒牙牙冠先发育、周围见牙囊骨壁包绕，恒牙与牙囊骨壁之间的透射影是牙囊间隙。牙囊骨壁是否连续、牙囊间隙是否清晰是鉴别乳牙根尖病变是否累及恒牙胚的重要依据。新生恒牙由于未磨耗、切缘不光滑似锯齿样，根管粗、根尖孔呈喇叭口样；年轻恒牙根尖周牙囊骨壁未消失，不要误认为根尖病变（图 1-2-16）。摄片时应取下头颈部的金属物，如项链、耳环（图 1-2-17）、发夹、眼镜等，避免造成金属伪影干扰。

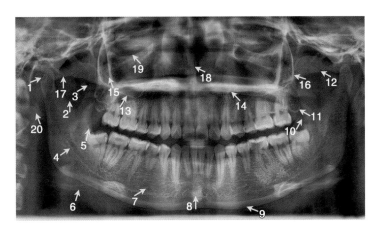

1—右下颌髁突;2—乙状切迹;3—喙突;4—下颌孔;5—外斜线;6—舌骨;7—颏孔;8—颏棘;9—下颌下缘;10—冠状切迹(下颌升支前缘);11—上颌结节;12—颧颞缝;13—上颌窦下壁;14—硬腭水平板;15—颧骨颧突;16—上颌窦后壁;17—颧弓;18—鼻中隔;19—下鼻甲;20—舌骨。

图 1-2-15　女性,26 岁,正畸前曲面体层片

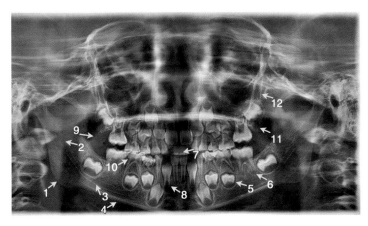

1—右下颌角;2—右下颌孔;3—右下颌神经管;4—右下颌下缘;5—左下颌 35 恒牙胚;6—36 年轻恒牙根尖区;7—3141 新生恒牙(牙冠切缘未磨耗呈锯齿样);8—右下颌 42 恒牙胚根尖呈喇叭口样;9—右侧软腭;10—右下颌乳磨牙 85 远中颈部缩窄;11—左上颌结节;12—左侧翼上颌裂。

图 1-2-16　男童,6 岁,乳磨牙多发龋曲面体层片

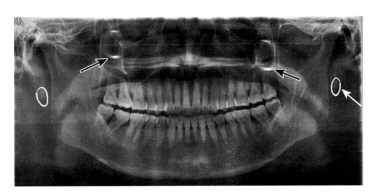

图 1-2-17　女性,51 岁,因牙周病拍曲面体层片

曲面体层片示双侧上、下颌牙槽骨水平吸收,牙石(+),右下颌 47 远中邻面颈部深龋穿髓、根尖区牙周膜间隙不清晰,硬板不连续。因拍片时耳环(白色箭头)未摘下可见伪影(黑色箭头)。

二、颌面骨正常解剖基础及变异

颌面骨包括15块。成对的有上颌骨、腭骨、颧骨、鼻骨、泪骨及下鼻甲，不成对的有下颌骨、犁骨和舌骨，共同组成眼眶、鼻腔和口腔。

1. **上颌骨** 构成颜面中央部的主要骨性结构，几乎与全部面颅骨相接，成对，双侧对称，可分为一体（上颌体）和四突（额突、颧突、牙槽突、腭突）。体部呈锥形，内含上颌窦，分前面、颞下面、眶面及鼻面。体部上方为眶面，呈三角形骨板，构成上颌窦顶壁和眼眶下壁，从后向前有容纳三叉神经上颌支通过的眶下沟、眶下管；前外侧面为脸面，其上方边缘构成眼眶下缘，眶下缘下方约0.5~1cm有眶下管的开口即眶下孔，眶下孔下方的骨面呈凹状，为尖牙窝，其深面为尖牙嵴；内前方为鼻切迹，形成梨状孔的下外侧界。体部下方逐渐移行为牙槽突；内侧面为鼻面，构成鼻腔外侧壁，其后份有大的上颌骨裂孔，通入上颌窦，前份有纵行的泪沟。体部后方为颞下面，构成颞下窝前壁，并与翼突、腭骨垂直板共同形成翼腭窝。上颌骨额突突向上方，与额骨相接，并与鼻骨、泪骨相邻；颧突较粗大，突向外侧，接颧骨；牙槽突位于体下部，双侧合成牙槽弓，其后端在第三磨牙后上方的骨性突起为上颌结节；腭突类似三角形骨板，由体部向内水平伸出，于中线与对侧腭突结合，相接处形成腭正中缝，其前端有切牙孔，正对双侧中切牙之间，为切牙管开口，经切牙管，口腔与鼻腔相通。

2. **下颌骨** 下颌骨为最大的面颅骨，位于面部的前下，分为一体（下颌体）两支（下颌支）。体部为弓状板，有上、下两缘及内、外侧面；下缘圆钝，为下颌底；上缘构成牙槽弓，有容纳下牙根的压槽；外侧面正中线下份向前隆起，为颏隆凸，其下部左右有颏结节，自颏结节斜向后上方的嵴状突起为斜线，斜线上方约对第二前磨牙根处有下颌管的外孔即颏孔；内侧面正中线下份有上、下两对颏棘，为颏舌肌和颏舌骨肌附着部位。自颏棘向外上方斜行的骨嵴为下颌舌骨肌线，是同名肌所附着处。该线上方前部的浅凹为舌下腺凹，下方中部的浅凹为下颌下腺凹，分别容纳同名腺体。下颌支为下颌体后方上耸的方形骨板，其外面后下份较粗糙，称咬肌粗隆，内面对应的部位，称翼肌粗隆，分别有咬肌、翼内肌所附着。下颌支后缘于下颌底相交处称为下颌角。前缘与体部外侧面的斜线相续。上缘有两个突起，位于前方者为冠突（亦称喙突），后方者为髁突（亦称关节突）。冠突是颞肌附着部位。髁突上端为下颌头，与颞下颌关节窝形成关节。下颌头下方稍细的部分为下颌颈，其前内侧为翼外肌所附着处。下颌支内面的中央处有下颌孔，为下颌管内口，有下颌神经及伴行的血管通过。该孔的下方有一斜向前下方走行的沟槽，为下颌舌骨沟，有同名神经及伴行的血管走行。

3. **颧骨颧弓** 颧骨颧弓位于面中部外侧，颧骨是单一骨骼，位于眼眶的外下方，呈菱形，形成面颊部的骨性突起。颧弓是由颧骨的颞突和颞骨的颧突组成，形成面部的骨性隆凸，其下缘有咬肌起始，并有颞深筋膜附着于颧弓的内、外面（图1-2-18）。

4. **鼻骨** 鼻骨为成对的长条形小骨片，上窄下宽，构成鼻背的基础。鼻骨属于颅骨中的面颅骨，与额骨鼻部、上颌骨额突、筛骨正中板共同构成外鼻的骨部支架。鼻骨孔为正常变异，表现为鼻骨中间的一个小孔，其内有小静脉通过（图1-2-19）。

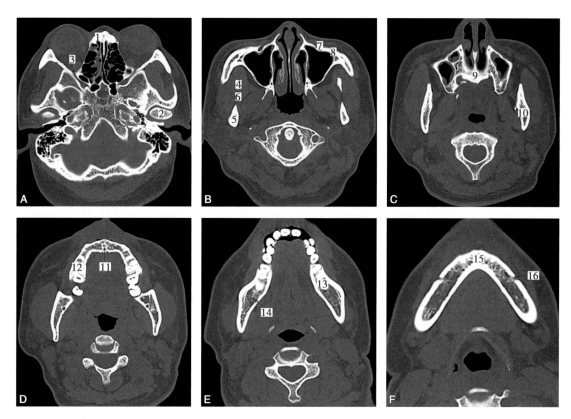

1—上颌骨额突;2—下颌头;3—眶下裂;4—下颌骨喙突;5—下颌骨髁突;6—下颌切迹;7—眶下孔;
8—上颌骨颧突;9—上颌骨腭突;10—下颌支;11—切牙管;12—上颌骨牙槽突;13—下颌体;14—下颌
神经管;15—下颌颏;16—颏孔。

图 1-2-18 正常颌面骨解剖

A. 经髁突层面,显示髁突、颧骨;B. 经上颌窦层面,显示上颌窦、下颌骨升支;C. 经硬腭层面,显示硬腭、
下颌骨升支。D. 经上牙槽骨层面,显示上牙槽骨及上牙;E. 经下颌角层面,显示下颌角及下牙;F. 经下
颌骨体层面,显示下颌体部,其前外侧面见颏孔。

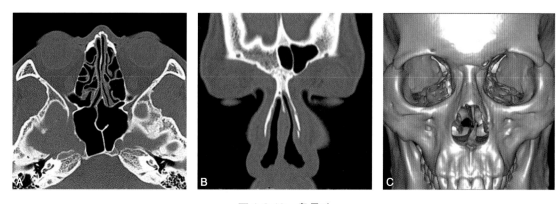

图 1-2-19 鼻骨孔

A. CT 轴位骨窗示右鼻骨近中线前缘见局限性凹陷(箭头);B. CT 冠状位重建骨窗右鼻骨见一小圆形
低密度影,境界清楚;C. CT 三维重建右鼻骨处见一局限性小凹陷。

三、颌面部软组织正常解剖基础及变异

以经眉间点、鼻下点的2条水平线,将面部三等分,中、下两等份称为颌面部。

1. 颊　颊的上方为颧骨下缘,下方为下颌骨下缘,前界为鼻唇沟,后界为咬肌前缘。其解剖结构由浅至深依次为皮肤、浅筋膜、颊筋膜、颊肌、黏膜下层及黏膜。

2. 咀嚼肌　咀嚼肌包括咬肌、颞肌、颞内肌、翼外肌。咬肌浅面前下部由咬肌筋膜所覆盖,浅面后上部被腮腺浅叶所覆盖。咬肌筋膜的浅面,有自腮腺浅叶前缘穿出的腮腺导管、神经和血管经过。

3. 牙龈　牙龈为覆盖牙颈及牙槽突的边缘区;外侧面为唇侧,与牙槽黏膜相连;内侧面为舌侧,与口底黏膜分界清楚,与腭黏膜分界不清。

4. 舌　舌分为上下两面、左右两缘,前端游离部分为舌尖,后端以舌根连于喉,中间部分称舌体。舌的上面称舌背,舌根与舌体移行区为界沟,呈"人"字形,界沟的顶端为舌盲孔,系胚胎期甲状舌管遗留。舌的下面称舌腹,舌腹正中见舌系带连于口底黏膜皱襞,舌腹从中线致外侧有舌深动脉、舌神经和舌深静脉。舌系带两侧有舌下肉阜,为下颌下腺导管开口、舌下腺大管开口;外侧有舌下襞,为舌下腺小管开口。舌肌由横纹肌构成,分为舌内肌和舌外肌。舌内肌包括舌上纵肌、舌下纵肌、舌横肌和舌垂直肌;舌外肌包括颏舌肌、舌骨舌肌、茎突舌肌和腭舌肌。

5. 口咽部　口咽部上起腭帆游离缘,下至咽会厌襞。前方经咽门与口腔相通。口腔最窄处称咽峡,由腭弓和舌根围成。腭舌弓与腭咽弓之间为扁桃体窝,容纳腭扁桃体,腭扁桃体上方空隙称扁桃体上窝,炎症常发生于此。

6. 口底　口底位于下颌舌骨肌上方,口底黏膜与舌底面之间的马蹄形区。舌活动部前下方的部分称为前口底,上界为舌体前部的口底黏膜,下界为颏舌肌和颏舌骨肌,前界为下颌骨体中部内侧面,后界为舌体的前方,间隙内有舌系带及其两侧的下颌下腺导管和舌下腺导管的开口。口底两侧下方的部分称为侧口底,上界为口底两侧的黏膜,下界为下颌舌骨肌,外界为下颌骨体上份内侧面,内界为舌体及其肌肉,间隙内包含舌下腺和导管、下颌下腺深叶和导管、舌神经、舌下神经、舌动脉和舌静脉。下颌舌骨肌是口底主要支持结构,呈双侧对称的扁平三角形,两边附着于颌骨内面的下颌舌骨肌线,悬吊于下颌弓之间,前份和中份的肌纤维汇合于中缝处,后下份肌纤维止于舌骨处,两侧后界游离。颏舌骨肌成对,位于中线两侧、下颌舌骨肌上方,起于颏棘、止于舌骨。

7. 唾液腺　唾液腺又称涎腺。口腔的大唾液腺有腮腺、下颌下腺、舌下腺三对,其中腮腺体积最大;小的唾液腺很多,分布在唇、颊、舌、腭等黏膜内。

（1）腮腺(parotid gland):为最大的唾液腺,略呈三角楔形,位于外耳道前下方,咬肌后部的表面,腺体的后部特别肥厚,深入到下颌后窝内。由腺的前端靠近上缘处发出腮腺导管,在距颧弓下方约一横指处经咬肌表面前行,绕过咬肌前缘转向深部,穿过颊肌开口于颊部黏膜,开口处形成一个黏膜乳头,恰与上颌第二磨牙相对。腮腺导管长约3.5～5.0cm,从浅叶前缘发出,在颧弓下约1.5cm水平向前越过咬肌浅面,在咬肌前缘以直角转向内,穿入颊肌,走行于颊肌与颊黏膜之间,开口于腮腺乳头。支配腮腺分泌的是舌咽神经的副交感纤维;其感觉神经来自耳大神经和耳颞神经感觉支,后者由下颌神经发出;其运动神经的交感纤维来自于颈交感干,副交感纤维来自于舌咽神经。腮腺周围有头颅重要的神经血管交织分布,有着重要的解剖学意义。腮腺上方邻外耳道、颞下颌关节;外侧邻浅筋膜;前内侧面与下颌支后缘、咬肌后

部、翼内肌深面相邻;后内侧面与胸锁乳突肌、二腹肌后腹、乳突等关系密切。腮腺以面神经主干和分支平面为界分为浅叶和深叶。腮腺由颞浅动脉分支及耳后动脉供血;引流静脉为下颌后静脉。

(2) 下颌下腺(submandibular gland):略呈卵圆形,位于下颌下三角内,下颌骨体和舌骨舌肌之间。由腺的内面发出下颌下腺管,沿口底黏膜深面前行,开口于舌下肉阜。支配下颌下腺的感觉神经是舌神经,分泌功能由交感和副交感神经支配。下颌下腺的供血动脉为颌外动脉及舌动脉的分支,淋巴回流为经颌下淋巴节注入颈深上淋巴结群。

(3) 舌下腺(sublingual gland):为三大唾液腺中最小者,细长而略扁,位于口底黏膜深面。其排泄管有大小两种小管,约5~15条,直接开口于口底黏膜;大管另一条常与下颌下腺管汇合或单独开口于舌下肉阜。支配舌下腺的感觉和分泌功能的神经与下颌下腺相同,分别是舌神经、交感和副交感神经。舌下腺的供血动脉为舌下动脉及颏下动脉的分支,淋巴回流为经颏下及颌下淋巴注入颈深上淋巴结群或直接注入颈深上淋巴结群。

唾液腺的基本组织结构为唾液腺实质:腺泡和导管形成的腺小叶。唾液腺间质由唾液腺被膜、小叶间结缔组织(含神经、血管、淋巴管)、小叶内结缔组织(包绕腺泡、导管的结缔组织、基底膜等)组成。唾液腺具有产生和分泌唾液的功能,其成分多,功能复杂,具有消化功能,润滑、防御和保护功能,抗菌功能(5种蛋白酶),内分泌功能(腮腺素)。随年龄增加,唾液腺会产生增龄变化,如嗜酸性变、腺泡萎缩、脂肪浸润等。

8. 颌面部间隙 是筋膜间、筋膜与肌肉间、筋膜与骨膜之间、肌肉与肌肉间的潜在间隙。这些间隙内有脂肪组织和疏松结缔组织,间隙之间存在直接或间接的交通。颌面部间隙按部位可分为四大区域:面部间隙、颌周间隙、口底及相邻颈部间隙、颈部筋膜间隙。

(1) 面部间隙:包括眶下间隙、颊间隙。眶下间隙上达眶下缘,下至上颌骨牙槽突,内为鼻侧缘,外为颧大肌,前为面部表情肌,后为上颌骨前壁。颊间隙位于咬肌与颊肌之间,前界为咬肌前缘,后界为下颌支前缘及颞肌前缘。其内有颊神经、颊动脉、面深静脉及脂肪组织。该间隙邻近磨牙,磨牙根尖病变可侵及此间隙。该间隙与颞间隙、颞下间隙、咬肌间隙、翼下颌间隙、眶下间隙相交通。

(2) 颌周间隙:包括颞间隙、颞下间隙、翼下颌间隙、咬肌间隙。颞间隙位于颞区,其下界为颧弓和颞下嵴平面,可分为颞浅、颞深两间隙,颞浅间隙位于颞深筋膜与颞肌之间,颞深间隙位于颞肌与颞窝之间;该间隙与颞下间隙、翼下颌间隙、咬肌间隙、颊间隙相交通。颞下间隙又称颞下窝,位于翼下颌间隙上方,上颌骨后面与腮腺深叶之间,内为翼外板,外为颧弓及下颌支上份与颧弓,上界为蝶骨大翼的颞下面与颞下嵴,下界为翼外肌下缘平面;该间隙内有翼丛、上颌动脉及其分支和上、下颌神经分支。翼下颌间隙又称翼颌间隙,位于翼内肌与下颌支之间,上界为翼外肌下缘,下界为翼内肌附着于下颌支处,前界为颞肌及颊肌,后界为腮腺;其内有舌神经、下牙槽神经及血管穿行;该间隙邻近下颌磨牙区,局部炎症多为牙源性。咬肌间隙位于咬肌与下颌支之间,上界为颧弓下缘,下界为咬肌附着下颌支处;前界为咬肌前缘,后界为下颌支后缘;此间隙炎症多源于上、下颌第三磨牙冠周炎。咬肌间隙与相邻的颞间隙、颊间隙、翼下颌间隙相交通。

(3) 口底及相邻颈部间隙:包括下颌下间隙、舌下间隙、颏下间隙、咽旁间隙。下颌下间隙位于下颌舌骨肌下外侧,舌骨上方,内有下颌下腺、颌下淋巴结、面动脉和面静脉,该间隙与颏下、舌下、咽旁、翼下颌间隙相交通。颏下间隙位于两侧二腹肌前腹与舌骨之间,底部为下颌舌骨肌,顶部颈深筋膜浅层。颏下间隙内有颏下淋巴结,该间隙与下颌下间隙相通。咽旁间隙为倒置的锥形,位于咽侧壁与翼内肌、腮腺深叶之间,其范围上至颅底,下达舌骨水平;其外侧是咀嚼肌间隙,由翼内肌和翼间筋膜分隔两间隙;后方深面为椎前间隙,前方为颊咽黏膜、翼下颌缝和下颌下腺,后方为翼状筋膜。茎突及所附着肌肉将咽旁间隙分为茎突前间隙、茎突后间隙;茎突前间隙含蜂窝组织,茎突后间隙有颈内动静脉、第Ⅸ~Ⅻ对脑神经和淋巴结。咽旁间隙与翼下颌间隙、颞下间隙、舌下间隙、下颌下间隙、腮腺间隙、咽后间隙相交通,其内血管神经束上传至颅内,下部经内脏旁间隙等连通纵隔。因此,咽旁间隙炎症可蔓延至上述颌面部多间隙、颅内及纵隔。

（4）颈部筋膜间隙:包括胸骨上间隙、内脏间隙、咽后间隙、椎前间隙、椎旁间隙、危险间隙。咽后间隙位于咽后壁的颈部脏器筋膜和椎前筋膜之间,上起自颅底,下与后纵隔的食管后间隙相通,外侧通咽旁间隙;可分为一个真正的咽后间隙(位于颊咽筋膜和翼状筋膜之间)和一个危险间隙(位于翼状筋膜和椎前筋膜之间)。由于影像学不能分辨翼状筋膜,所以将前部真正的咽后间隙和危险间隙统称为咽后间隙。此间隙含淋巴结,鼻腔后部、口腔、扁桃体、咽鼓管等处淋巴引流至此处。

颌面部软组织解剖影像见图1-2-20。

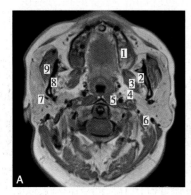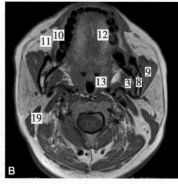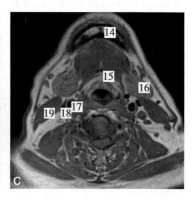

1—上颌骨;2—翼颌间隙;3—翼内肌;4—咽旁间隙;5—颈长肌;6—二腹肌后腹;7—腮腺;8—下颌骨升支;9—咬肌;10—颊肌;11—颊间隙;12—舌体;13—腭扁桃体;14—下颌骨体部;15—舌骨;16—下颌下腺;17—颈总动脉;18—颈内静脉;19—胸锁乳突肌。

图1-2-20　颌面软组织影像解剖
A.经上牙槽平面;B.经腭扁桃体平面;C.经舌骨平面

四、颞下颌关节正常解剖基础及变异

颞下颌关节是颌面部的唯一关节,也是全身唯一的双侧联动关节,其与牙齿、咬合、颌面肌功能及中枢神经系统有非常密切的关系。

颞下颌关节是人体最复杂的关节之一,其复杂性表现在结构上和功能上。该关节由下颌骨的髁突、颞骨的关节窝、关节结节及介于两者之间的关节盘的紧密接触,外围包绕关节囊和囊内外韧带而构成。髁突为下颌支的后突,呈梭形,从内后斜向前外,两侧髁突长轴的延长线相交于枕骨大孔之后,成角145°~160°,这有利于两侧联动关节的运动。髁突顶部为横嵴,将关节面分为前后两个斜面,前斜面呈窄长形,为主要的负重部位,其与关节结节后斜面构成一对负重区,即颞下颌关节的功能面,两者之间与关节盘中带接触;后斜面呈圆三角形,较前斜面大两倍多,与关节窝的后半部相对。关节结节由前后两个斜面组成,其后斜面为关节窝的前壁,为髁突(联同关节盘)向前运动的轨迹,其前斜面为髁突在最大张口时第二次转动的轨迹。

关节盘位于髁突与关节窝之间,略呈椭圆形,以盘突韧带附着于髁突并与关节囊相连,使囊内关节间隙被分为互不相通的上下关节腔,关节上腔大而松,关节下腔小而紧。关节盘由坚韧的纤维组织构成,在矢状位方向上从前向后分为前、中、后 3 个带:后带最厚,约 3mm,位于髁突顶与关节窝之间;中带最薄,约 1mm,位于髁突前斜面的边缘与关节结节后斜面之间,为关节盘主要的功能负重区;前带稍厚,约 2mm,位于关节结节后斜面下方。关节盘的后带与髁突的嵴顶平齐,其后端有许多纤维连接,分为上、下 2 组,分别向后上与后下方向,合称双板区,此区域是关节营养、润滑的重要结构基础。该处的神经受刺激可产生关节疼痛,同时该处还是关节盘穿孔的好发部位。关节盘是颞下颌关节的重要组成部分,在关节运动、润滑、传递和缓冲应力过程中有举足轻重的作用。

关节囊由韧性较强的纤维结缔组织构成,呈袖套状,连于关节盘后,向下附着于髁突颈部。关节囊内的骨关节面表面覆盖关节软骨,正常情况下,关节软骨表面光滑、完整,髁突及关节盘的运动均在关节囊所限范围内。

X 线许勒位片主要显示颞下颌关节外侧 1/3 侧斜位影像,主要观察关节间隙、髁突及关节窝骨质(图 1-2-21)。正常成人关节间隙上间隙最宽,后间隙次之,前间隙最窄。成人髁突和关节窝表面有连续不断的、整齐、致密而又较薄的密质骨,骨小梁结构均匀。

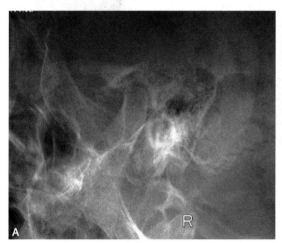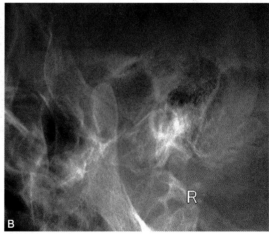

图 1-2-21 右侧颞下颌关节许勒位片
A.闭口位;B.张口位。

颞下颌关节上腔造影检查时,于关节上腔注入对比剂后,正常情况上腔对比剂呈 S 形,前上隐窝和后上隐窝对比剂分布均匀(图 1-2-22)。S 形对比剂与髁突之间的低密度影像主要为关节盘。关节盘上缘呈中间凹陷而前、后上凸的形态,中间凹陷部位为关节盘中带,前、后上凸部分为关节盘前带和后带,后带位于髁突横嵴之上。

颞下颌关节 CT 检查时,在轴位基础上,行冠状位、矢状位三维重建,可重点观察髁突与关节结节骨质结构情况、髁突与颞下窝关节窝关系等(图 1-2-23)。

正常情况下,关节盘呈双凸型或领结状,在 PDWI、T_1WI 及 T_2WI 均为低信号。髁突骨皮质均匀、连续,PDWI、T_1WI 及 T_2WI 均呈低信号,骨髓腔为均匀高信号。正常盘髁关系即闭口位示关节盘后带位于髁突顶部(可在髁突顶部前后 10° 的区间内),张口位示关节盘中间带位于髁突顶部(图 1-2-24、图 1-2-25)。

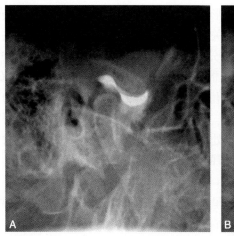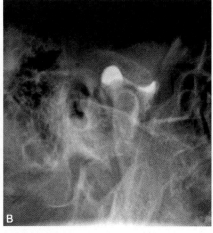

图 1-2-22 颞下颌关节造影

A.关节上腔造影闭口位,对比剂呈 S 形,关节盘后带位于髁突顶部;B.关节上腔造影开口位,对比剂部分回流至后上隐窝,关节盘中间带位于髁突顶部。

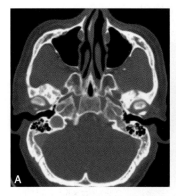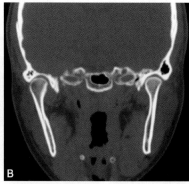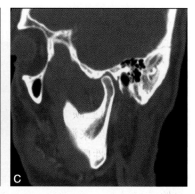

图 1-2-23 颞下颌关节正常 CT 图像

轴位(A)、冠状位(B)及矢状位(C)显示双侧颞下颌关节。

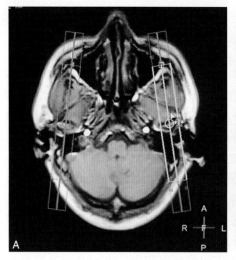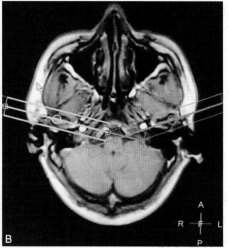

图 1-2-24 双侧颞下颌关节 MR 定位像

A.斜矢状位定位线;B.斜冠状位定位线。

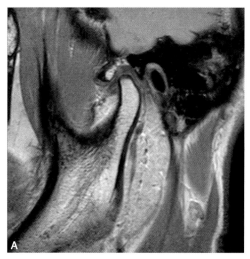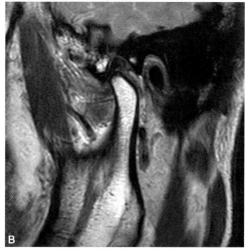

图 1-2-25　颞下颌关节正常 MRI 矢状位图像
A.闭口位;B.张口位。

第三节　口腔颌面部病理学

　　口腔颌面部病理学是论述发生于口腔颌面部病变的性质、特点、形态、生物学行为的学科。从解剖上看,口腔颌面部是全身结构最复杂的部位之一,此区域包含了多个不同的器官系统和组织类型。组织来源方面,包括牙体及牙周组织、颌面骨、软组织、口腔、唾液腺、颞下颌关节等的病变。病变性质方面,包括炎症、免疫性疾病、发育畸形、囊肿、骨肿瘤、上皮性肿瘤、软组织肿瘤、淋巴造血系统肿瘤等的病变。因此,口腔颌面部病变既有与全身其他部位病变的共性,如软组织病变、骨组织病变、恶性淋巴瘤等,又存在部位特异性的病变,如牙体及牙周病变、牙源性及颌骨病变、唾液腺病变等。由此可见,口腔颌面部病理是全身最具有多样性、复杂性及独特性的病理学科之一。

　　病理技术是病理诊断的基础,病理学的发展在很大程度上依赖于病理技术的发展。近年来,病理技术已经走向以常规苏木精-伊红染色法(hematoxylin-eosin staining,HE 染色)为基础,特殊染色、免疫组织化学、分子病理学、分子遗传学技术为重要辅助技术的多元化时代,为病理学的发展注入了新的动力,也为病理医师提供了更为可靠的诊断依据,使病理学从器官病理学、组织病理学进入分子病理学时代,同时为肿瘤的靶向治疗提供了理论基础。

　　(一) 口腔颌面部常用的病理诊断技术

　　1. **HE 染色技术**　HE 染色技术是病理学技术中最基本也是最重要的技术。其主要原理是将组织经过固定、脱水、透明等一系列处理后,利用细胞核和细胞浆等电点不同,从而与不同 pH 染料结合能力不同,使细胞核与碱性染料(苏木精)结合,细胞浆与酸性染料(伊红)结合,从而使细胞核呈蓝色,细胞浆呈粉红色。高质量的 HE 染色可以如实地呈现细胞核和细胞浆内的特点,如恶性黑色素瘤细胞核核仁的双嗜性、腺泡细胞癌细胞浆内嗜碱性颗粒,可以为诊断提供有价值的线索。

　　2. **特殊染色技术**　特殊染色技术是为显示组织中出现的正常或异常物质所选用的方法,可以显示组织内的脂类、糖类、淀粉样物质、病原微生物等。口腔颌面部病理中常用特殊染色技术可显示组织中的糖类物质和淀粉样物质,如唾液腺黏液表皮样癌中的黏液细胞可以用阿尔辛蓝染色(alcian blue,AB)、消化过碘酸希夫(periodic acid schiff,PAS)染色显示,唾液腺腺泡细胞癌胞浆中的酶原颗粒可用 PAS、消化 PAS 染色显示,牙源性钙化上皮瘤中淀粉样物质可用刚果红染色显示。对于在常规 HE 染色下难以辨别的具有特征性的细胞,特殊染色技术可以为病理医师提供有价值的诊断依据。

3. 免疫组织化学技术 免疫组织化学是应用已知抗体与抗原发生特异性结合,并通过化学反应使其显色,以确定组织细胞内抗原的存在。免疫组织化学可以从蛋白水平确定细胞内一些特定蛋白的表达,在肿瘤的诊断和鉴别诊断中起着非常重要的作用,在指导肿瘤的靶向治疗和预测肿瘤的生物学行为方面也有广阔的应用前景。口腔颌面部病理诊断中常用的免疫组织化学标记物包括:

(1) 广谱上皮标记物:CKpan、EMA;

(2) 鳞状上皮标记物:CKH、CK5/6、P63、P40;

(3) 腺上皮标记物:CK7、CK19、CAM5.2;

(4) 肌上皮标记物:P63、P40、Calponin、S-100、SMA;

(5) 广谱间叶性标记物:Vimtenin;

(6) 肌成纤维细胞标记物:SMA、MSA、Desmin、Calponin、ALK;

(7) 骨骼肌细胞标记物:Desmin、MyoD1、Myogenin;

(8) 神经源性细胞标记物:S-100、SOX-10、PGP9.5、CD57;

(9) 色素细胞标记物:S-100、SOX-10、MelanA、HMB45、Tyro;

(10) 朗格汉斯细胞标记物:CD1α、S-100、Langerin;

(11) 血管内皮细胞标记物:CD31、CD34、ERG;

(12) B 淋巴细胞标记物:CD20、CD79α、PAX5;

(13) T 淋巴细胞标记物:CD3、CD4、CD8。

需要强调的是,免疫组织化学只是一种辅助性手段,有其自身的局限性,上述所罗列的只是最经典、最常用的标记,实际应用中,相当一部分抗体在不同类型的肿瘤之间存在交叉反应或有异常表达,如黏膜鳞状细胞癌会有不同程度 CK7 表达;腺癌会出现不同程度 CKH 表达;标记上皮细胞的 CKpan 可以在一些不具上皮分化的软组织肿瘤(如炎性肌成纤维细胞性肿瘤)中表达;CD34 除标记内皮细胞外,在一些软组织肿瘤(如孤立性纤维性肿瘤、隆凸性皮肤纤维肉瘤)中表达。因此,免疫组织化学的应用还需基于传统的形态学特征及其他辅助性检查。

4. 分子病理学技术 分子病理学技术是利用聚合酶链反应(polymerase chain reaction,PCR)、杂交等技术检测目的细胞中有无特定基因的异常。肿瘤细胞中存在的分子遗传学异常不仅可以用在肿瘤的诊断上,而且在肿瘤的治疗和预测不同肿瘤的临床生物学行为上都有重要价值。

(1) 荧光原位杂交(fluorescence in situ hybridization,FISH):是应用荧光素标记的 DNA 特定探针与组织切片上的肿瘤组织杂交后,在荧光显微镜下观察探针所标记的基因是否存在易位、缺失和扩增。如唾液腺腺样囊性癌中存在 *MYB* 基因与 *NFIB* 基因易位、分泌癌中存在 *ETV6* 基因与 *NTRK* 基因易位、尤因肉瘤中存在 *EWSR1* 基因断裂、炎性肌成纤维细胞肿瘤中存在 *ALK* 基因与其他多种基因易位,这些特异性的基因改变不仅可以辅助肿瘤的诊断,在肿瘤的靶向治疗方面更是有着广阔的应用前景。

（2）发色性原位杂交（chromogenic in situ hybridization，CISH）：是与 FISH 原理相似的一种检测方法，将探针与肿瘤组织的细胞进行杂交后，通过化学显色的方法显示肿瘤组织中是否存在靶基因或有无靶基因的异常。颌面部肿瘤中常用 CISH 法检测肿瘤细胞中有无 EB 病毒或人乳头瘤病毒的感染。

（二）口腔颌面部病变诊断中病理和影像的关系

病理诊断的准确性离不开完整的临床资料和影像学资料的支持。唾液腺肿瘤中，部分肿瘤的肿瘤细胞构成相似，其良恶性区别主要在于肿瘤的生长方式，如多形性腺瘤和腺样囊性癌均由肌上皮/基底样细胞和腺上皮构成，腺样囊性癌中经典的形态学结构（如筛状结构、管状结构）在多形性腺瘤中均可见到。因此对于唾液腺肿瘤的活检病例，病理诊断时不能单纯地依据肿瘤细胞的构成和排列方式来判断良恶性，如显微镜下未见明确侵犯时，影像学资料可以在肿瘤生长方式、有无侵犯周围组织方面提供证据支持。

颌骨病变的病理诊断在很大程度上也依赖于影像学表现。如对于存在恶变潜能、病变范围较大时的纤维结构不良，影像学上骨皮质连续性中断、局灶软组织肿块累及周围组织可提示病变存在恶变可能，可以指导病理医师在取材时重点关注可能恶变的区域，以避免漏诊。在一些骨病变的活检病例中，有时对于判断病变是否为肿瘤性或肿瘤良恶性时存在一定的困难，而影像学上骨质硬化、骨膜成骨等表现提示病变为炎症性可能，日光放射状的骨膜反应则高度提示恶性肿瘤的可能。

鉴于病变的复杂性和多变性，在病理诊断时，病理医师应充分了解患者的影像学表现，而对一些非典型病变做出诊断时，病理和影像医师更需密切合作、充分沟通，力求做出准确的病理诊断，更好地服务患者和临床医师。

（张春叶 杨功鑫 董敏俊 朱凌 郑广宁 曹代荣 李江 陶晓峰）

━━━━━ 推荐阅读资料 ━━━━━

［1］赵士杰，皮昕. 口腔颌面部解剖学. 2 版. 北京：北京大学医学出版社，2013.

［2］马绪臣. 口腔颌面部医学影像诊断学. 6 版. 北京：北京大学医学出版社，2012.

第二章

牙与牙周疾病影像学诊断基础及临床应用

第一节 龋 病

【简介】

龋病(caries)是以致龋菌为主的多种因素作用下,牙体硬组织发生的慢性、进行性疾病,病变可导致牙体无机物脱矿、有机物崩解、完整性破坏,是口腔临床常见病、多发病之一。发生龋病的牙体在色、形、质各方面均有变化。

【病理基础】

龋病主要分为牙釉质龋、牙本质龋、牙骨质龋。牙釉质龋病变主要沿釉柱的排列方向进展,因此,在平滑面,常表现为顶部向釉牙本质界、基底部向釉质表面的三角形病损,而窝沟龋表现为顶部向釉质表面、基底部向釉牙本质界的三角形病损。牙本质龋的病变沿牙本质小管进展,常表现为顶指向牙髓腔、底指向釉牙本质界的三角形病损。牙骨质龋的病变由穿通纤维进入深层后,沿牙骨质的板层状结构向两侧扩展,造成牙骨质龋中牙骨质的板层状脱落。

【影像学表现】

有些龋损在临床检查时发现,但X线检查并无明显的影像学表现。这是因为当病变导致牙齿硬组织脱矿达40%以上时才能在根尖片上显示被肉眼识别的密度改变,所以龋病的检查必须结合临床。

1. **浅龋** 牙釉质龋或牙骨质龋患者临床常无明显的自觉症状,多在检查其他病变时偶然发现,应提示临床医生及早治疗,提高活髓保存率。

2. **中龋** 病变进入牙本质浅层,临床可出现冷、热激发痛,可见明显的龋洞。

3. **深龋** 牙本质深层龋,临床上可见明显的龋洞,冷、热、酸、甜都会引起激发痛,此时应注意龋髓关系,仔细观察是否穿髓。

4. **邻面龋** 指相邻两牙的牙面(近远中面)发生的龋损,多需要拍片检查才能发现,特别是位于触点以下,临床检查难以发现的病变。

5. **潜行龋** 由于牙冠𬌗面沟窝处釉柱排列向沟窝底部集中,发生龋损时形成口小底大的潜行龋,沟窝底部釉质薄,病变很快进入牙本质,沿釉-牙本质界扩展,实际病变范围较临床检查发现的区域更大。

6. **根面龋** 又称牙骨质龋,老年人多见,因牙龈退缩、牙槽骨骨质吸收使牙根暴露而发生在牙根的龋病,好发于下前牙、前磨牙的邻面、颊面,由于牙骨质、牙本质的矿化程度低于牙釉质,所以龋损的进展较釉质龋速度快,严重者可造成牙齿折断,是造成老人失牙的主要原因。

7. 继发龋 指龋病治疗充填后在充填物的底壁和边缘再发生的病变。

8. 猛性龋 指龋损累及多个牙齿、多个牙面,病变发展迅速。常见于颌面肿瘤患者接受放射治疗或全身系统疾病导致唾液分泌减少的患者,也可见于小儿的易感患者。

【典型病例】

病例1 患者,女,23 岁。右下后牙冷热敏感半个月。临床检查发现 46 𬌗面窝沟龋(图 2-1-1)。

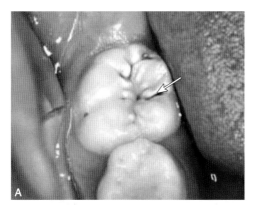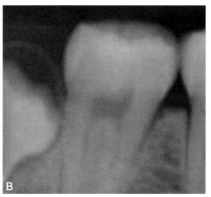

图 2-1-1 窝沟龋

A. 口内照片示 46 舌沟处见条状黑色龋损病变(箭头);B. 根尖片相同部位未见明显异常。

病例2 患者,女,19 岁。阻生牙拍片发现龋病(图 2-1-2)。

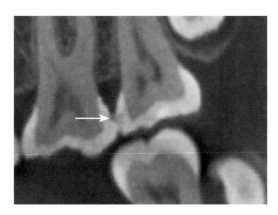

图 2-1-2 浅龋 CBCT

矢状位示 25、26 之间邻面牙釉质浅龋(箭头),未及牙本质。

病例3 患儿,男,3 岁。幼儿园牙防检查提示上颌乳中切牙异常。根尖片见图 2-1-3。

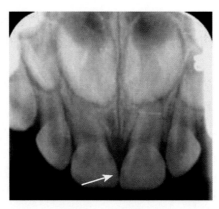

图2-1-3　浅龋根尖片
51、61之间邻面浅龋,未及牙本质(箭头)。

病例4　患者,女,16岁。体检时发现右上6龋坏,2日前感冷热刺激痛,求治。根尖片见图2-1-4。

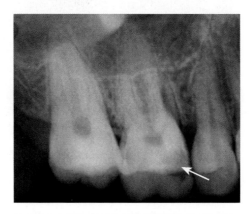

图2-1-4　中龋根尖片
16近中邻面龋损(箭头),达牙本质浅层。

病例5　患者,男,56岁。左上后牙出现冷热激发痛2月余,近期加重。根尖片和CBCT表现见图2-1-5。

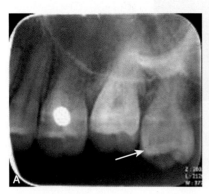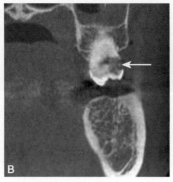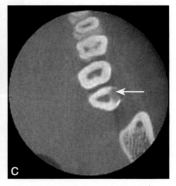

图2-1-5　深龋根尖片和CBCT表现
根尖片(A)示28伸长、牙冠密度降低(箭头);CBCT冠状位(B)、轴位(C)示龋损在牙冠颊侧且穿髓(箭头)。

病例6　患者,男,20岁。右下后牙烂2年余,近期出现食物嵌塞,冷热激发痛。根尖片见图2-1-6。

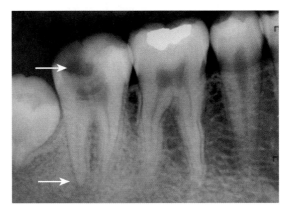

图2-1-6　深龋根尖片
47牙冠𬌗面远中大面积龋损且近髓腔,远中根尖区牙周膜间隙增宽(箭头)。

病例7　患儿,女,7岁。左下后牙1年前充填治疗,近期出现松动求治。根尖片见图2-1-7。

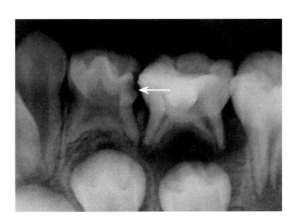

图2-1-7　乳牙邻面龋根尖片
74远中邻面龋(箭头),75牙冠见充填体影,根尖吸收,35牙囊骨壁不连续。

病例8　患者,女,43岁。上颌前牙牙间发黑半年求治。根尖片见图2-1-8。

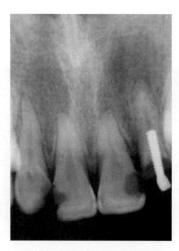

图 2-1-8 邻面龋根尖片

上中切牙 11、21 远中邻面龋损达牙本质深层,近中邻面浅龋。

病例 9 患者,男,33 岁。右上后牙吃酸敏感 1 周。根尖片和咬翼片见图 2-1-9。

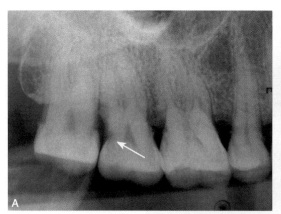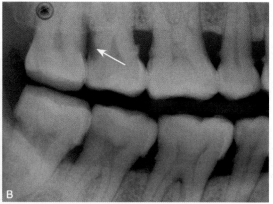

图 2-1-9 邻面龋根尖片和咬翼片

A. 根尖片示 17 牙颈部远中邻面龋(箭头);B. 咬翼片示病变较根尖片显示更清晰(箭头)。

病例 10 患者,男,66 岁。右下牙松动,疼痛 1 个月。根尖片见图 2-1-10。

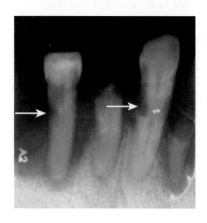

图 2-1-10 根面龋根尖片

43、45 远中根面呈凹形龋损,接近根管(箭头)。42、44 残根,42、45 根尖周骨质吸收、密度减低。

病例11　患者,男,63岁。多个牙齿缺失1年余,拟行修复,要求检查。曲面体层片见图2-1-11。

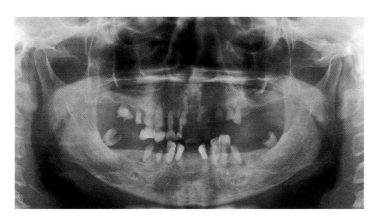

图2-1-11　根面龋曲面体层片
口内余留牙多个根面龋、残根。

病例12　患者,女,46岁。右下颌后牙2年前曾充填治疗,半个月来多次出现冷热刺激痛、夜间痛。根尖片见图2-1-12。

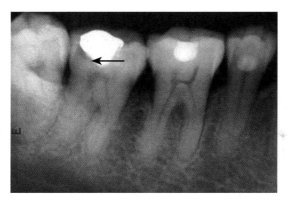

图2-1-12　继发龋根尖片
47牙𬌗面充填物底壁远中密度降低,边界不清晰(箭头),远中髓角变钝,提示可能穿髓。

病例13　患者,女,32岁。右下磨牙冷热敏感,偶有自发痛1周。根尖片见图2-1-13。

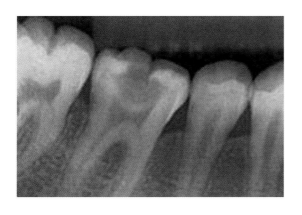

图2-1-13　潜行龋根尖片
46沟窝底部口小底大的潜行龋。

病例 14 患者,男,75 岁。患鼻咽癌放射治疗 3 年复查进行拍片。曲面体层片见图 2-1-14。

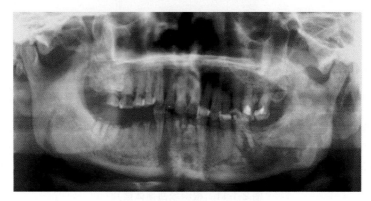

图 2-1-14 猛性龋曲面体层片
口内多数牙龋损,右下颌后牙残根,左下颌骨体及升支见放射性骨髓炎征象。

病例 15 患儿,男,6 岁。小学牙防普查时发现多个龋,建议拍片检查。曲面体层片见图 2-1-15。

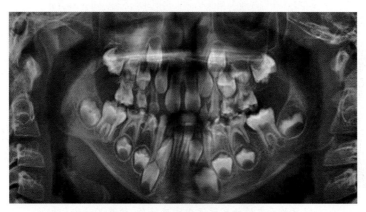

图 2-1-15 猛性龋曲面体层片
未替换的乳牙均患龋病,提示为易感个体,应注意及时治疗、口腔宣教和早期恒牙的防龋措施。

【诊断思路及鉴别诊断】

1. **影像学检查的意义** 多数龋病通过临床医师询问病史、视诊、探诊可以确诊。影像学检查的目的在于了解隐匿性病变的有无、观察病变的范围、明确病变的程度。对触点以下的邻面龋、充填物遮盖的继发龋、沿釉-牙本质界扩展的潜行龋多需要拍片检查才能正确诊断;潜行龋沿釉-牙本质界扩展,实际病变可能大于临床视诊、探诊检查的范围;穿髓的典型征象是髓室形态模糊,髓角低平、不清晰,虽然由于二维影像的局限,有时不能看到小的穿髓孔,但通过根尖周骨质的吸收可间接诊断穿髓,判定龋髓关系,有无穿髓必须与临床检查紧密结合,方能得出正确诊断。

2. **龋病的影像检查方法及优缺点** 根尖片是临床最常用的检查方法。可以完整显示牙冠、牙根,但由于投照难以标准化,不同个体、不同牙位存在个体差异,容易造成失真、变形。咬翼片由于胶片贴近牙面,近似平行投照,较根尖片更利于观察早期邻面龋。因为可以同时显示上、下颌磨牙的牙冠、部分牙根及牙槽嵴顶的影像,对后牙多发龋的检查可优先采用。曲面体层片可以同时显示全口牙列,便于双侧上、下颌同名牙对照,缺点是分辨率较差,细节显示不清晰,一般由于猛性龋或患者主诉不清时排查。CBCT 可从不同方向准确显示病变部位、范围、毗邻关系,避开影像重叠,往往能够发现一些隐匿性病变,但因为费用较贵,一般不用于龋病常规检查,有时在进行其他检查时偶然发现早期龋。

3. **鉴别诊断**　邻面龋需与牙颈部正常缩窄相鉴别:咬翼片可见后牙颈部正常的生理稀疏区(burnout),应与邻面龋的透射影鉴别,其鉴别点是同名牙的近、远中面形态基本对称,相邻牙齿的近、远中面基本相似;邻面龋则表现为与对侧牙颈部明显不同的透射区。

继发龋需与非阻射的充填、垫底材料相鉴别:瓷粉、甲基丙烯酸甲酯、氢氧化钙、硅酸盐类化合物等在 X 线片上显示透射影像,此时应与继发龋鉴别,其鉴别点是透射的充填物边缘与正常牙本质界限分明;继发龋损形态不规则、密度不均匀,呈"墨浸样"。

根面龋需与楔状缺损相鉴别:楔状缺损常由于不恰当的刷牙方法、机械损伤导致牙体缺损,好发于尖牙、第一前磨牙等牙冠突度较大的牙颈部唇(颊)面,边缘较光滑(图 2-1-16);而根面龋好发于老年人牙颈部,从邻面向唇(颊)面扩展,呈"浅碟样",严重者致牙齿折断。

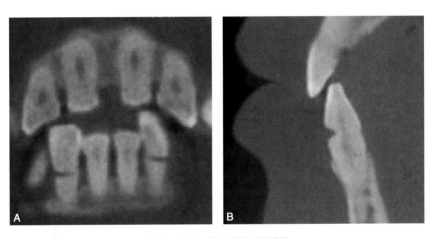

图 2-1-16　楔状缺损 CBCT
冠状位(A)、矢状位(B)见双下颌侧切牙缺失,尖牙颊侧颈部楔状缺损。

第二节　牙 髓 病 变

【简介】
　　牙髓病(pulposis)包括牙髓充血、牙髓急、慢性炎症和牙髓变性等疾病,因为牙髓富含神经、血管等密度较低的组织,虽然牙髓炎在临床上有明显的症状,但影像学无阳性征象,拍片只能看到牙髓变性导致的钙化和牙体吸收。

【病理基础】
　　1. **牙髓钙化**　牙髓钙化分为髓石和弥漫性钙化两种类型。髓石可附着或嵌入牙本质,或游离于髓腔内,除不规则钙化外,可含有牙本质小管。弥漫性钙化多位于根管内,表现为牙髓腔内细腻、纤维状、不规则的钙化物,常沿血管和神经沉积。

2. 牙体吸收 表现为正常的牙髓部分或全部被肉芽组织取代,腔面牙本质有不同程度的吸收,可见不规则凹陷,内可见破骨细胞。

【影像学表现】

1. 牙髓钙化 牙髓钙化是由于炎性、创伤等慢性刺激因素导致的牙髓组织营养不良或组织变性,形成大小不等的钙化团块。髓石指髓室或根管内的局限钙化,呈密度增高的团块或针状影像;弥散性钙化可使髓腔或根管影像消失。牙髓钙化一般没有自觉症状,个别病例会出现类似牙髓炎的疼痛,有些位于根管口的髓石在根管治疗时可能影响根管口的暴露(见本节"病例1~3")。

2. 牙体吸收

(1)内吸收:指牙髓组织被炎性肉芽组织替代,牙体硬组织从髓腔、根管内壁向表面的吸收,导致根管扩大、管壁变薄,重者可发生牙体纵裂,常伴慢性根尖周感染(见本节"病例4")。

(2)外吸收:指从牙体硬组织表面开始的吸收,好发于根尖,生理性吸收常见于替牙期恒牙萌出时乳牙根尖吸收(见本节"病例5");病理性吸收可见于慢性炎症、囊肿或肿瘤,有些正畸治疗后的前牙也可发生牙根吸收(见本节"病例6")。

【典型病例】

病例1 患者,男,40岁。左上磨牙痛半个月,咬合不适,偶有体位改变时自发痛。根尖片见图2-2-1。

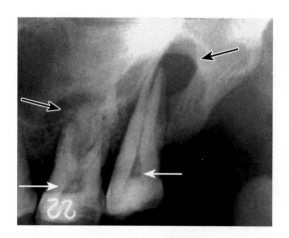

图2-2-1　髓石根尖片
26、27髓室内局限性钙化髓石影(白色箭头),伴有根尖周病变(黑色箭头),其中26根尖周病变形态不规则、密度不均匀;27根尖周硬板消失,病变区边界清晰、密度均匀透射呈囊腔样改变。

病例2 患者,男,27岁。后牙种植前CBCT偶然发现左上尖牙髓石。CBCT表现见图2-2-2。

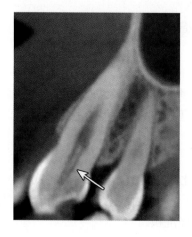

图2-2-2　髓石CBCT
矢状位示23根管内针状髓石(箭头)。

病例 3　患者,男,30 岁。外伤后 3h 为排除牙折进行 CBCT 检查。CBCT 表现见图 2-2-3。

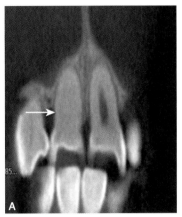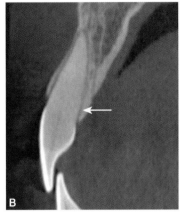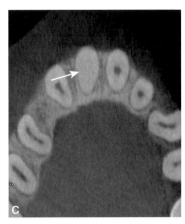

图 2-2-3　弥散性钙化 CBCT

冠状位(A)、矢状位(B)、轴位(C)示 11 髓腔、根管弥漫性钙化,髓腔正常形态消失,密度增高(箭头);
冠状位(A)、轴位(C)示 21 同名牙根管正常影像。

病例 4　患者,男,37 岁。2 年前右上门牙逐渐变色,3 天前进食时牙齿咬折、松动。CBCT 表现见图 2-2-4。

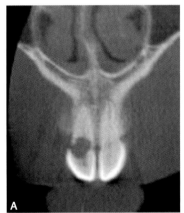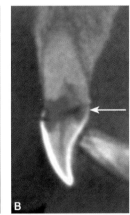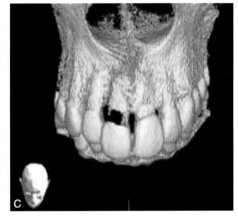

图 2-2-4　11 内吸收伴病理性牙折 CBCT

冠状位(A)、矢状位(B)、三维重建(C)示 11 牙内吸收,冠根交界处可见折线影(箭头)。

病例 5　患儿,女,4 岁,外伤 1h 后为排除牙折拍根尖片(图 2-2-5)。

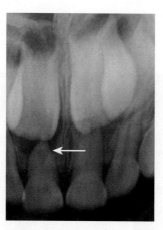

图 2-2-5　乳牙根尖生理吸收根尖片
51 根尖生理性吸收(箭头),未见牙折或牙槽突骨折。

病例 6　患者,女,25 岁。正畸治疗 3 年,上前牙松动半年。正畸 1、2 年曲面体层片见图 2-2-6、图 2-2-7,正畸 3 年根尖片见图 2-2-8。

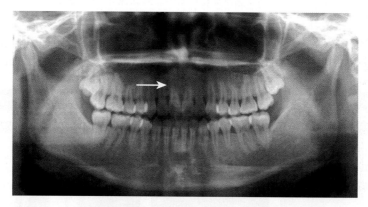

图 2-2-6　牙根吸收(正畸 1 年)曲面体层片
双侧上颌中切牙牙根变短、根尖变钝(箭头)。

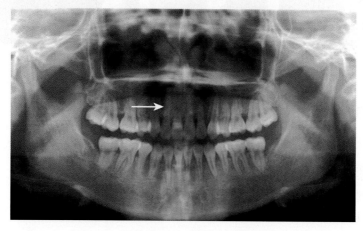

图 2-2-7　牙根吸收(正畸 2 年)曲面体层片
双侧上颌中切牙牙根明显吸收(箭头)。

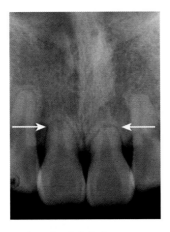

图 2-2-8　牙根吸收(正畸 3 年)根尖片
双侧上颌中切牙牙根吸收超过根长的 2/3(箭头)。

【诊断思路及鉴别诊断】

1. **牙髓病诊断思路**　由于牙髓系软组织病变时多无阳性的影像学表现,需要 X 线检查诊断的病变主要有牙髓钙化和牙体吸收(内吸收、外吸收)。影像特点:内吸收 X 线表现为髓腔、根管的不规则扩大,严重者可见根管壁穿通、形成根侧囊肿,甚至出现牙根纵裂、病理性牙折;牙髓钙化 X 线表现为髓腔内有局限的钙化物(髓石)或髓室、根管弥漫性钙化;外吸收指牙体硬组织从表面开始的吸收,分生理性和病理性。

2. **鉴别诊断**　髓石有时可引起类似牙髓炎的疼痛,需要与三叉神经痛鉴别:髓石引起的疼痛虽然有时可沿三叉神经分布区域放射,但无扳机点,其自发痛往往与体位有关,X 线检查可见病变牙髓腔有高密度影像,经牙髓治疗后,疼痛得以缓解。

弥散性钙化需要与先天性乳光牙本质鉴别:前者发生于个别牙,髓腔、根管形态消失,但牙冠外形没有改变,邻牙髓腔影像正常;后者见于多个牙,牙冠形态异常,有时伴全身系统性疾病。

第三节　根 尖 周 病

【简介】

根尖周病(periapical diseases)包括根尖周炎、致密性骨炎、牙骨质增生、牙骨质结构不良等。多数根尖周炎有明显的病源牙,临床检查可见深龋、残冠或残根、根管治疗后、牙冠修复体等;也可见于发育异常牙的根尖周,如畸形中央尖、牙内陷等;未见病源牙的根尖周炎可能与咬合创伤或无症状的牙外伤史有关。

【病理基础】

1. **大体检查**　可见根尖区附暗红色肉芽组织(可含脓液或不含脓液)或暗红色囊肿,囊内可含棕、褐色较浓稠物,可见散在点状油脂样物。

2. **镜下表现**　根尖周脓肿表现为根尖区软组织的化脓性炎,病变中央为大量中性粒细胞形成的脓液,周边为炎性肉芽组织,包括淋巴细胞、浆细胞、中性粒细胞、组织细胞及增生小血管,外周可见纤维结缔组织包绕(图 2-3-1A)。

根尖周肉芽肿表现为根尖区软组织的炎性肉芽组织,可见软组织内成纤维细胞、淋巴细胞、浆细胞、中性粒细胞浸润,小血管增生,周边可见纤维组织增生。部分病例肉芽组织中央可见增生上皮,但无囊腔形成。

根尖周囊肿是在根尖肉芽肿的基础上病变进一步发展所形成,可见囊腔内含有散在炎性细胞,囊腔内衬复层鳞状上皮,有时增生呈网状,囊壁内及上皮内可见淋巴细胞、浆细胞、中性粒细胞浸润,有时可见胆固醇结晶形成、含铁血黄素沉积,囊壁外周纤维组织增生,散在炎症细胞浸润(图 2-3-1B)。

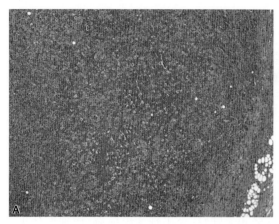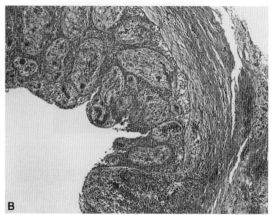

图 2-3-1　根尖周病理表现

A.根尖周脓肿表现为软组织内脓肿形成,周围绕以增生纤维组织(HE,×10);B.根尖周囊肿表现为内衬复层鳞状上皮的囊腔(HE,×10)。

【影像学表现】

1. **一般特点**　可有明显的自发性、持续性、搏动性疼痛,牙齿浮出、伸长等临床症状,但影像表现不明显,有时在影像清晰的根尖片上可以见到根尖区牙周膜间隙的增宽(见本节"病例 1")。

2. **表现形式**　有慢性根尖周脓肿、根尖周肉芽肿、根尖周囊肿三种表现形式。常累及根尖周的牙周膜、骨硬板、牙槽骨和牙骨质,典型征象各有特点。但是由于机体抵抗力、病源毒力强度、是否治疗等因素作用三种病变相互转化,所以当病变很小或处于变化过程时,三种慢性根尖周炎单凭影像不易鉴别。

(1) 慢性根尖周脓肿:根尖周脓肿常由于急性炎症未得到彻底治疗或根尖肉芽肿在一定条件下转化而来,影像特点是在病源牙的根尖周见形态不规则、边界模糊、密度不均匀的低密度区,有时可见根尖吸收。牙周膜间隙增宽、骨硬板不连续、根尖周牙槽骨骨质吸收、根尖牙骨质不光滑、连续(见本节"病例 2、3")。

(2) 根尖周肉芽肿:根尖周肉芽肿表现为病源牙根尖周局限的半圆形密度减低区,边界清晰似帽状,病变范围较小,密度较均匀,有时可在患牙拔除时带出质韧的肉芽组织(见本节"病例 4")。

(3) 根尖周囊肿:根尖周囊肿表现为病源牙根尖周形态规则、边界清晰、中心密度透射均匀的低密度透射影像。在三种慢性根尖周炎中范围最大,由于囊肿发展缓慢,边缘常见致密、锐利的线状致密影,又称骨白线,邻牙可见推挤、推移,偶有根尖吸收(见本节"病例 5")。

3. **致密性骨炎**　致密性骨炎指病源牙根尖周的牙槽骨受到轻微、和缓、持续的低毒性刺激后发生的骨质增生硬化,是正常骨组织对炎性刺激的防御性反应,青壮年常见。特点:包绕患牙根尖周的带状致密影,病变区骨髓腔变小、骨小梁增粗、骨质密度增高,与正常骨边界不清晰(见本节"病例 6")。

4. **牙骨质增生**　牙骨质增生是由于炎症、创伤或其他不明原因的刺激导致根周牙骨质的过度沉积,影像表现为患牙牙根肥大,有时与牙槽骨粘连使其不能正常萌出,称下沉牙(见本节"病例 7、8")。

5. 牙骨质结构不良　牙骨质结构不良又称假性牙骨质瘤,常见于下前牙,表现为多个牙根尖周的骨质结构改变(见本节"病例 9")。

(1) 早期　出现骨质溶解破坏,根尖片上见多个牙的根尖周有大小不等、边界不清、形态不规则的低密度透射区,病变牙根尖周骨硬板和牙周膜间隙消失,与慢性根尖周炎容易混淆,但没有明显的病源牙,牙髓活力测试正常。

(2) 牙骨质小体形成期　随着病变发展,在低密度区内出现点状、团片状的致密影像,即牙骨质小体、骨样组织和骨组织的沉积,所以又称牙骨质小体形成期。

(3) 钙化成熟期　病变区钙化成分逐步增多,点、片状的牙骨质小体融合聚集,周围骨质密度有增高,根尖周可见类似骨硬板、牙周膜间隙的影像。

【典型病例】

病例 1　患者,女,32 岁。右下后牙变色、嵌食物半年,1 天前出现咬合痛、感觉患牙伸长。诊断为急性根尖周炎,根尖片见图 2-3-2。

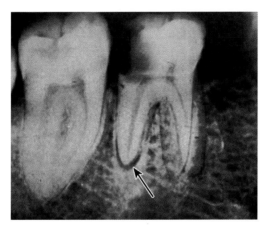

图 2-3-2　急性根尖周炎根尖片
46 远中龋损,远中根尖牙周膜间隙增宽(箭头)。

病例 2　患者,男,24 岁。右下后牙钝痛、咬合不适 2 月余,已在外院开髓。诊断为慢性根尖周脓肿,根尖片见图 2-3-3。

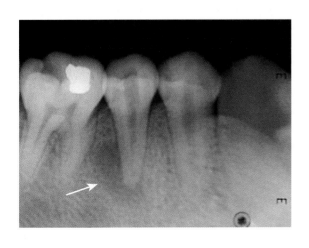

图 2-3-3　慢性根尖周脓肿根尖片
45 𬌗面已开髓,根尖周骨质密度降低,病变边缘不锐利、密度不均匀(箭头)。46 𬌗面见充填物,根尖周牙周膜间隙清晰。

病例3 患者,男,31岁。左下后牙"蛀牙"1年,间歇疼痛,时好时坏半年多。诊断为慢性根尖周脓肿伴牙骨质增生,根尖片见图2-3-4。

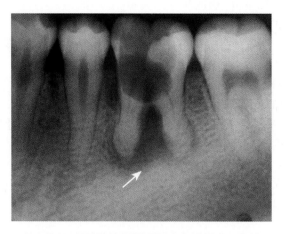

图2-3-4 慢性根尖周脓肿伴牙骨质增生根尖片
36牙冠深龋残冠,髓室底穿,牙根肥大,近、远中根尖周见骨质吸收、累及根分叉,边界模糊、密度不均(箭头)。

病例4 患者,女,57岁。右下前牙牙齿变色,时有疼痛不适1年余。诊断为根尖周肉芽肿,根尖片见图2-3-5。

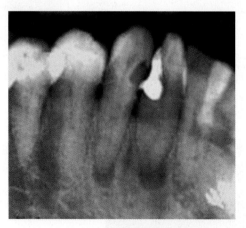

图2-3-5 根尖周肉芽肿根尖片
42、43邻面龋、42见高密度充填物,根尖周见半圆形透射影,形态规则、边界清晰、范围较小、病变区密度均匀。

病例 5 患者,男,49 岁。近 2 个月来自觉下前牙根端膨隆。诊断为根尖周囊肿,根尖片见图 2-3-6。

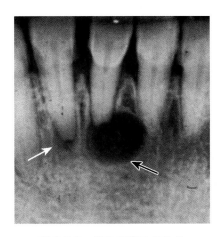

图 2-3-6 根尖周囊肿根尖片
41 根尖周见轮廓鲜明、边界清晰、形态规则的低密度区,病变呈类圆形、中心密度透射均匀、周缘见致密锐利的"骨白线"、直径约 1cm,41 根尖吸收呈斜面形(黑色箭头);42 根尖周见肉芽肿改变(白色箭头)。

病例 6 患者,男,22 岁。体检时发现左下磨牙龋坏,无明显自觉症状。诊断为致密性骨炎,根尖片见图 2-3-7。

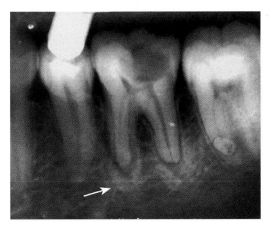

图 2-3-7 致密性骨炎根尖片
36 深龋穿髓,根尖周骨质增生硬化,骨小梁增粗、紊乱,与正常骨边界不清,局部骨质呈带状密度增高(箭头),根尖区牙周膜间隙增宽,根尖轻度吸收。

病例 7 患者,男,52 岁。左上牙龋损治疗 1 年后要求摄片复查,无明显自觉症状。诊断为牙骨质增生,根尖片见图 2-3-8。

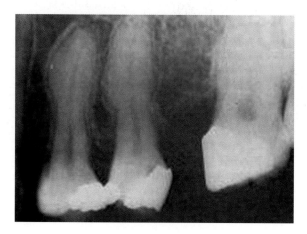

图 2-3-8 牙骨质增生根尖片
24、25 牙根变粗肥大,呈球状增生,骨硬板影像可见,牙周膜间隙缩窄。

病例 8 患者,女,21 岁。因牙列不齐、左侧咀嚼不得力要求正畸。诊断为牙骨质增生(36 下沉牙),曲面体层片见图 2-3-9。

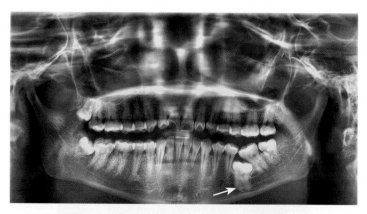

图 2-3-9 牙骨质增生(36 下沉牙)曲面体层片
36 牙根增粗,牙周膜间隙及骨硬板结构不清晰,牙根与牙槽窝粘连,未萌出到正常位置(下沉牙,箭头所指),35、37 向缺隙倾斜移位。

病例 9 患者,女,40 岁。多年前因体检发现下前牙根尖区骨质密度减低,遵医嘱定期摄根尖片随诊复查,见图 2-3-10。

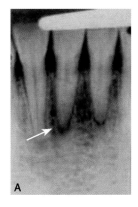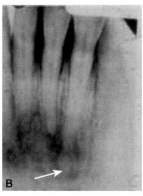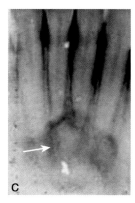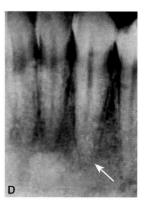

图 2-3-10　牙骨质结构不良

A.骨质溶解破坏期:根尖周骨质密度降低,牙周膜间隙增宽、硬板影像消失(箭头);B.牙骨质小体形成:在骨质密度减低区出现点、片状的钙化影像(箭头);C.钙化成熟期:点、片状的致密影融合成较大团块(箭头);D.病变区骨组织开始修复,根尖区牙周膜间隙、骨硬板的影像逐渐恢复正常(箭头)。

【诊断思路及鉴别诊断】

1. **有典型影像表现的根尖周病变**　根尖周炎、致密性骨炎、牙骨质增生、牙骨质结构不良等。慢性根尖周炎由于不同时期、不同的病理变化影像表现不同,可分为慢性根尖周脓肿、根尖周肉芽肿、根尖周囊肿。范围较小或处于转化中的病变在影像上难以区分。

2. **典型的三种慢性根尖周炎的表现**　在根尖片上可通过形态、范围、边界、密度鉴别:慢性根尖脓肿的病变区边界不清,形态不规则,病变区骨质密度不均匀、越近根尖密度越低;根尖周肉芽肿的特点为形态规则、似帽状位于病源牙的根尖区、范围较小、直径常不超过1cm、边界清晰、中心密度均匀、较囊肿稍高;根尖周囊肿因病程迁延、内含囊液,所以形态最规则、边界最清晰、范围较大,常呈圆形或类圆形,密度最低、均匀透射,周缘可见致密锐利的骨白线。较小的根尖周囊肿在根尖片上显示的透射影像与根尖周肉芽肿难以区别。

3. **如何在根尖片上鉴别牙骨质结构不良与真性牙骨质瘤、致密性骨炎与牙骨质增生**

(1) 牙骨质结构不良:牙骨质结构不良又称假性牙骨质瘤,常多发,可累及多个牙的根尖周或双侧上、下颌4个象限同时发病。病变的不同时期影像表现不同;真性牙骨质瘤常单发,下颌后牙区多见,边界清晰、可见完整的包膜,影像表现较为恒定、呈高密度包块影,常包绕牙根。

(2) 致密性骨炎:病变部位是根尖周的松质骨,表现为骨小梁密度增高呈带状;牙骨质增生病变部位是牙根表面,表现为牙根肥大,有时可与牙槽骨粘连导致患牙不能正常萌出(称下沉牙)。

【临床应用】

1. **目的**　根管治疗是目前国内外公认的牙髓及根尖周病最有效、最彻底的治疗方法,根管治疗术的质量是提高患牙保存率的重要保证。X线检查是唯一能够记存的、贯穿根管治疗术始终的、直观的影像学资料。影像学检查可以明确患牙病变,了解根管数目、走行、弯曲情况,测量根管的工作长度,评估根管预备、充填的质量及术后治疗效果,为临床医生明确诊断、医患沟通、术前选择正确的方法路径提供依据。

2. **拍片数目**　规范的根管治疗全过程应拍5张以上的根尖片:①术前片(明确病变牙,了解病因、根尖周感染的部位和范围);②初尖片(了解根管的数目、方向、走行、弯曲情况,测量根管的工作长度;当后牙多个根管排列有时与中心射线的方向一致时,还要加拍偏移方向的照片);③主尖片(评估根管预备的质量,是否方向偏移,形成台阶、侧穿);④充填片(评估根管充填的质量,是否到达根尖及恰填,如未到根尖孔即欠填,超出根尖孔即超填);⑤追踪片(评价根管治疗的效果,根尖周病变部位骨质密度是否增高、病变区牙周膜间隙及骨硬板结构是否恢复),临床上如无明显的自觉症状,一般 2~6 个月可见根尖周病变区骨质的修复。

    3. CBCT 在根管治疗中的应用 CBCT 作为三维影像检查方法可以有效地避开影像重叠,清晰显示复杂根管及邻近解剖关系,准确判断病变部位,在现代根管治疗技术中发挥着重要作用。由于它可以了解复杂根管系统的解剖变异,有效防范医源性意外,对于疑难病例、根尖片影像有争议、或根管再治疗的患牙建议选择 CBCT 检查。

    【典型病例】

    病例 10 患者,男,73 岁。曾在院外治疗左下磨牙,时好时坏 1 余年,肿痛加重 2 天,诊断为慢性根尖周炎急发作。根管治疗过程根尖片见图 2-3-11。

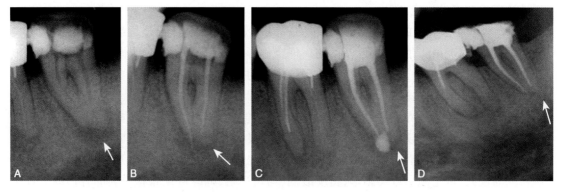

图 2-3-11 根管治疗过程根尖片

A. 术前片示 37 牙冠不规则充填物,根尖周见透射影,为慢性根尖周炎;B. 主尖片示近中根超出,远中根到位(箭头);C. 充填片示调整主尖长度后完成充填,恰填(箭头);D. 追踪片示根管治疗术后 2 个月复诊拟做冠修复前拍片,见根尖周病变骨质密度增高,提示有修复愈合。

    病例 11 患者,男,45 岁。右上磨牙牙髓炎行根管治疗。复杂根管根尖片和 CBCT 表现见图 2-3-12。

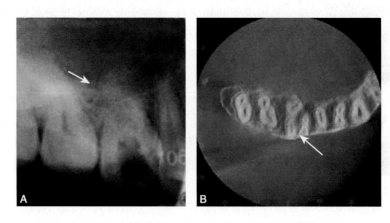

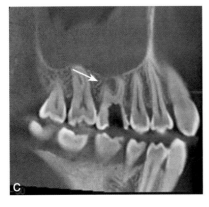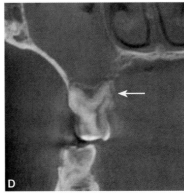

图 2-3-12　复杂根管 CBCT
A.根尖片 16 根管影像不清晰(箭头);B.CBCT 轴位见 3 根管、6 根管(箭头);C.CBCT 矢状位见颊侧近、远中根短、弯曲(箭头);D. CBCT 冠状位见颊、腭根倾斜(箭头)。

病例 12　患者,男,22 岁。阻生牙拍片。CBCT 的根管表现见图 2-3-13。

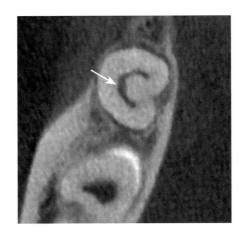

图 2-3-13　CBCT 轴位示右下颌 47 C 型根管(箭头)

病例 13　患者,男,43 岁。院外根管治疗失败转来再治疗。根管欠填、充填物偏离根管根尖片见图 2-3-14。

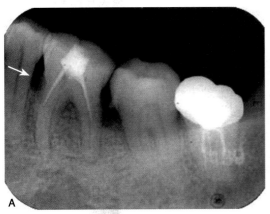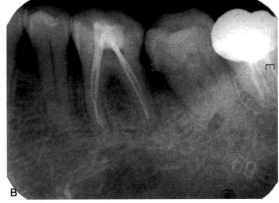

图 2-3-14　根管欠填、充填物偏离根管根尖片
A.36 牙近、远中根管内充填物未达根尖、提示欠填,近中充填物偏离根管、提示侧穿可能(箭头);B.根管再治疗后重新充填达根尖、提示恰填。

病例 14 患者,男,47 岁。根管预备术中拍片。根管预备时侧壁穿根尖片见图 2-3-15。

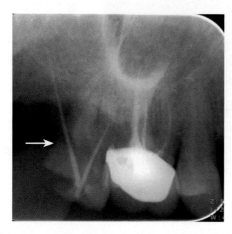

图 2-3-15　根管预备时侧壁穿孔根尖片
可见 17 远中示踪牙胶尖从侧壁穿出(箭头),
提示 17 牙远中侧壁穿孔。

病例 15 患者,女,43 岁。右上牙院外根管治疗后不适就诊。根管治疗超填根尖片见图 2-3-16。

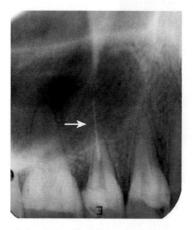

图 2-3-16　根管治疗超填根尖片
可见 15 牙胶尖超出根尖孔(箭头),提示超填。

病例 16 患者,男,38 岁。根管治疗后要求做烤瓷冠修复。根管漏填 CBCT 见图 2-3-17。

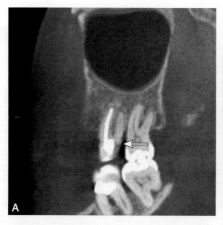
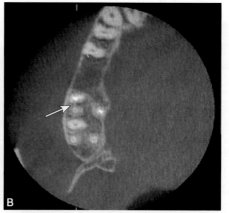

图 2-3-17　根管漏填 CBCT
A.矢状位见 16 牙近中根管充填物达根尖,提示恰填;远中未见根管内充填物,提示漏填
(箭头);B.轴位见近中颊根、腭根管内见高密度充填物,远中颊根未见,提示远中颊根漏
填(箭头)。

病例 17　患者,女,46 岁。右上后牙根管治疗后疼痛求治。根管治疗时器械分离 CBCT 见图 2-3-18。

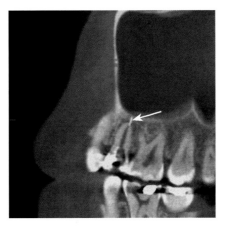

图 2-3-18　根管治疗时器械分离 CBCT

矢状位示 15 牙已开髓,根尖孔上份见遗留的高密度针状影(箭头),提示器械分离。

第四节　牙发育异常

【简介】

牙在生长、发育、矿化过程中,由于遗传、感染、全身性疾病或某些局部因素导致其形态、结构、数目、体积、位置等异常统称为牙发育异常(dental dysplasia)。

1. 形态异常　包括畸形中央尖、牙内陷、牛牙症、结合牙、融合牙、牙根弯曲等。

(1) 畸形中央尖:指病变牙𬌗面颊舌尖之间突起的额外锥形牙尖。

(2) 牙内陷:指牙发育时成釉器在某些因素影响下出现内陷或突出,造成有釉质覆盖的牙冠或牙根表面出现凹陷。

(3) 牛牙症:是以髓腔异常扩大、牙颈部缩窄不明显、牙根短小弯曲为特点的形态异常。

(4) 结合牙、融合牙、双生牙:结合牙可以发生在两个正常的牙胚,也可见于正常牙和额外牙。两个牙沿根面经牙骨质结合,牙本质不融合;融合牙为两个分别发育的牙胚联合,两个牙的牙本质相连,牙列中牙齿数目减少;双生牙为两个单个牙胚未完全分裂,有两个牙冠共用一个牙根。

(5) 牙根异常:牙根异常包括牙根弯曲、走行异常、根管数目异常、牙根数目异常及根尖分歧等,如根管预备、充填时不了解这些变异可能导致侧穿、底穿、根管漏填等医源性事故,影响根管治疗的效果。

2. 结构异常　常见的结构不良有釉质发育不良、先天性乳光牙本质。

(1) 釉质发育不良:指牙发育期间由于全身或局部因素的影响使釉质基质形成或矿化障碍。

(2) 先天性乳光牙本质:又称牙本质发育不全,多为遗传性,但一些影响钙的代谢、钙化的环境或全身因素也可导致异常牙本质形成。

3. 数目异常 牙齿数目异常指多于正常牙列数目的额外牙(多生牙)、少于正常牙列数目的先天失牙(少牙)。

4. 其他异常 包括巨牙、小牙和早萌、迟萌等。巨牙、小牙分别指牙的体积超过或小于正常的同名牙。早萌可能与牙胚位置表浅、乳牙过早脱落有关,某些内分泌疾病、营养缺乏、染色体异常等可以导致牙齿迟萌,牙胚的特发性移位、创伤性移位等有时也可导致牙齿延迟萌出。

【影像学表现】

1. 畸形中央尖 畸形中央尖好发于第二或第一前磨牙,有时可对称性发生,在患牙殆面颊舌尖之间见额外的锥形牙尖,如咬合关系正常易早期磨穿,导致牙髓暴露,影响牙根发育,造成根尖周慢性感染,此时即使看不到高耸的畸形牙尖,也可根据牙根较同名牙短,根尖孔未闭合呈喇叭口样,常伴慢性根尖周感染做出诊断;如患牙颊舌向错位、对颌牙排列异常没有殆接触,则可见畸形牙尖,不影响牙根发育或根尖孔形成,但由于咬殆关系不正常,存在和缓的咬殆创伤,可伴发根尖周慢性炎症(见本节"病例1~3")。

2. 牙内陷 牙内陷多发生于上颌侧切牙,但也可见于其他牙位,如切牙、尖牙等,由于含牙髓组织的牙体向内包裹、牙冠可呈圆锥状,根据内陷的程度可分为畸形舌侧窝、畸形根面沟、畸形舌侧尖和牙中牙(牙内陷)。因口内致病菌可沿内陷通道进入根尖周,所以患牙根尖周常伴慢性炎症(见本节"病例4~6")。

3. 牛牙症 牛牙症影像特点是髓腔高度增加、髓底向根方移动、牙颈部缩窄不明显、牙根短小,恒牙或乳牙都可发生。磨牙多见、也可见于前磨牙,可左右侧、上下颌同时发生,所以一旦发现应检查其他部位的同名牙齿(见本节"病例7")。

4. 结合牙、融合牙、双生牙 结合牙可发生在正常牙之间,也可见正常牙和多生牙结合,有独立的牙冠和牙根,通过牙骨质结合,牙本质不融合(见本节"病例8、9");融合牙表现为两个牙冠独立、牙根增粗、牙本质融合(见本节"病例10");双生牙似正常牙冠的多余牙尖或多生的小牙冠,牙根形态正常(见本节"病例11")。

5. 牙根异常 牙根异常可表现为牙根弯曲(见本节"病例12、13")、向近(远)中偏移、根管数目异常(见本节"病例14")、牙根数目异常及根尖分歧(见本节"病例15、16")等。

6. 牙釉质发育不良 釉质形成障碍影像表现可见多数牙釉质缺损(或见重度磨耗),牙本质和髓腔根管影像正常;矿化障碍见釉质在萌出时厚度正常,但釉质很软、易磨耗,仅遗留颈部牙釉质,牙冠短、牙本质暴露,常有牙本质过敏症,易患龋损(见本节"病例17")。

7. 先天性乳光牙本质 先天性乳光牙本质影像表现特点是牙冠短小、形态异常,釉质易脱落,矿化不良的牙本质基质代偿性异常增殖,髓腔消失(见本节"病例18")。

8. 多生牙 多生牙可见于任何部位、前牙区多见,可正常萌出或扭转、错位,也可埋伏阻生于颌骨内。常见的并发症有牙列不齐、阻碍正常牙萌出、邻牙根吸收或囊肿等(见本节"病例19、20");先天失牙有少牙或无牙:少牙是一个牙或数个牙缺失,无牙指单颌或双颌牙列完全缺失,后者少见,可见于全身发育性疾病(见本节"病例21")。影像表现可见牙齿排列稀疏,牙齿之间无触点,单颌或双颌无牙。

9. 牙齿体积大小的异常 牙齿体积大小的异常实际上与正常牙齿体积的界限不明确,可与同名牙、邻牙相比较,过大称巨牙(见本节"病例22"),过小称小牙,提前或延迟于正常萌出时间的称早萌或迟萌。多数牙的替换异常与全身性疾病有关,如甲状腺功能减退、钙代谢异常等。

【典型病例】

病例 1 患者,男,23 岁。左下颌牙排列不齐、咬合不适求治。诊断为畸形中央尖,根尖片见图 2-4-1。

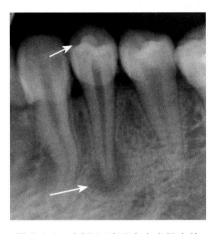

图 2-4-1　病例 1,畸形中央尖根尖片
左下颌 34 颊舌尖之间见畸形中央尖(短箭头),牙根长度、根尖形态正常,根尖周见类圆形低密度影,似根尖周肉芽肿(长箭头),35 牙扭转。

病例 2 患儿,女,12 岁。牙防普查发现牙齿形态异常。诊断为畸形中央尖,根尖片见图 2-4-2。

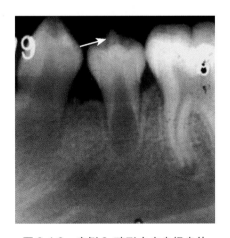

图 2-4-2　病例 2,畸形中央尖根尖片
35 年轻恒牙未完全萌出,牙冠中心见高耸的畸形中央尖(箭头),根尖未发育完成,根尖孔呈喇叭口样,牙囊骨壁完整连续。

病例3 患者,女,26岁。发现右下牙时有疼痛不适1月余。诊断为畸形中央尖,根尖片见图2-4-3。

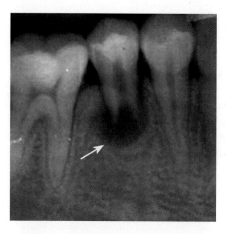

图2-4-3 病例3,畸形中央尖根尖片
45牙根短,根尖孔未形成呈喇叭口样,根尖周骨硬板不连续,见类圆形低密度影像,似根尖周囊肿(箭头),秴面未见畸形中央尖。

病例4 患儿,女,12岁。正畸治疗前拍曲面体层片。诊断为牙内陷,曲面体层片见图2-4-4。

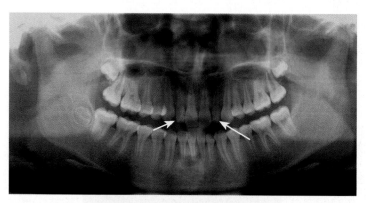

图2-4-4 牙内陷曲面体层片
双上颌侧切牙呈锥形,12畸形根面沟(短箭头)、22畸形舌侧窝(长箭头)。11、12、21、22邻面龋损。

病例5 患者,女,31岁。种植术前检查,偶然发现左上切牙异常。诊断为牙内陷,CBCT表现见图2-4-5。

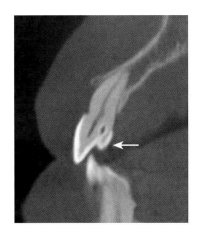

图 2-4-5　牙内陷 CBCT

矢状位示 22 畸形舌侧尖(箭头)。

病例 6　患者,男,30 岁,外伤 1h 拍片。诊断为牙内陷,根尖片见图 2-4-6。

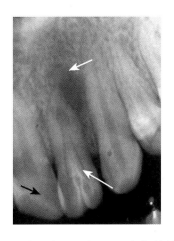

图 2-4-6　牙内陷根尖片

22 牙中牙(白色长箭头)、根尖周慢性炎变(白色短箭头)。21 牙冠折、近中切角缺损(黑色箭头)。

病例 7　患儿,女,16 岁。正畸术前拍片发现磨牙形态异常。诊断为牛牙症,根尖片见图 2-4-7。

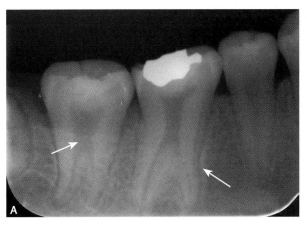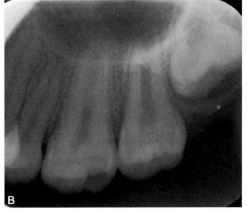

图 2-4-7　牛牙症根尖片

A.46、47 髓腔高度增加,根分叉向根方移动,根短、弯曲(箭头),46 𬌗面高密度充填物;B. 26、27 髓室底向根方移动,根分叉向远端移行,26 远中𬌗面龋损。

51

病例8　患儿,男,6岁。因左下前牙未替换、与对侧同名牙不对称就诊。诊断为乳牙结合牙,口内照片和根尖片见图2-4-8。

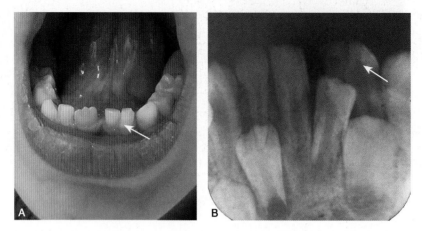

图2-4-8　乳牙结合牙口内照片和根尖片

A.口内照片见左下颌乳中切牙、侧切牙结合(箭头);B.根尖片见71、72结合牙(箭头),有独立的牙冠、牙根,阻碍31正常萌出。

病例9　患者,女,23岁。因牙列不齐要求正畸。诊断为恒牙结合牙,曲面体层片见图2-4-9。

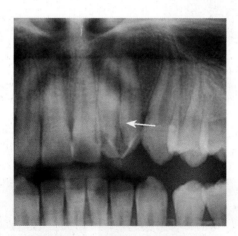

图2-4-9　恒牙结合牙曲面体层片

22与多生牙结合,牙冠、牙根独立、完整,牙骨质、牙釉质粘连(箭头)。

病例10　患者,女,21岁。因左下前牙形态不佳就诊。诊断为融合牙,根尖片和CBCT表现见图2-4-10。

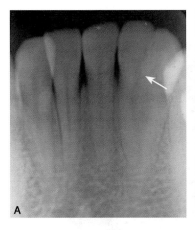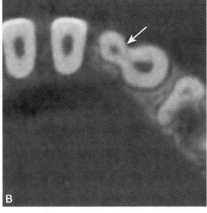

图 2-4-10　融合牙根尖片和 CBCT
A.根尖片示 22、23 呈融合状，2 个牙冠独立，牙根、牙本质相连，似共用一个粗磨牙根（箭头）；B. CBCT 轴位示 22、23 融合牙（箭头）。

病例 11　患者,女,53 岁。因牙周病拍曲面体层片、CBCT,见 38 牙冠形态异常,见图 2-4-11。

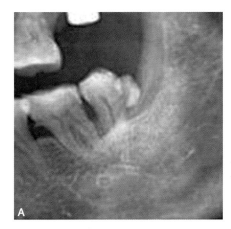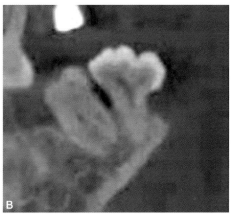

图 2-4-11　双生牙曲面体层片和 CBCT
A.曲面体层片局部见 38 远中有一小牙冠,牙根为融合根,形态正常;B. CBCT 矢状位示同一部位的 38 牙冠呈双生牙。

病例 12　患者,女,50 岁。左上颌磨牙区牙周手术前接受 CBCT 检查,见图 2-4-12。

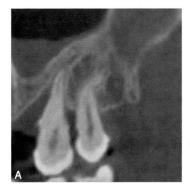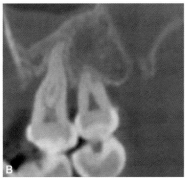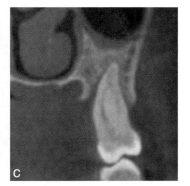

图 2-4-12　根尖弯曲、"Y"形根管 CBCT
矢状位(A)示 28 根尖向远中弯曲,27 近中牙槽骨楔形吸收,牙颈部见牙结石;矢状位(B)、冠状位(C)见 27"Y"形根管。

病例 13　患者,女,31 岁。正畸治疗前拍 CBCT,见图 2-4-13。

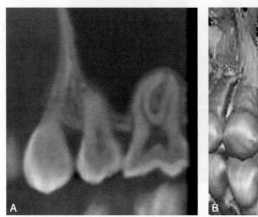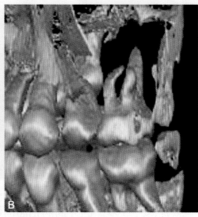

图 2-4-13　牙根弯曲 CBCT
A.矢状位见 26 近中颊根远中向弯曲;B.三维重建示 26 近中颊根弯曲后倾。

病例 14　患者,男,27 岁。牙列不齐正畸术前检查,下前牙多发双根管 CBCT 见图 2-4-14。

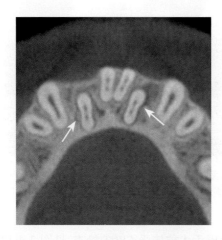

图 2-4-14　下前牙多发双根管 CBCT
轴位见 42、41、31、32 为双根管(箭头)。

病例 15　患者,女,26 岁。46 根管治疗充填后拍片,见图 2-4-15。

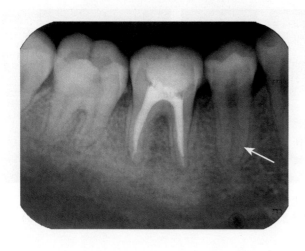

图 2-4-15　牙根变异根尖片
右下颌 45 根中份近、远中向分叉(箭头)。46
根管充填恰填。

病例16　离体牙实验 Micro-CT 扫描见图2-4-16。

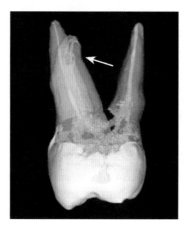

图2-4-16　根尖分歧 Micro-CT 扫描

右上颌16离体牙见近中颊根根尖分歧呈网状(箭头)。

病例17　患儿,男,16岁。以牙冠短、咀嚼不得力多年就诊。诊断为牙釉质发育不良,见图2-4-17。

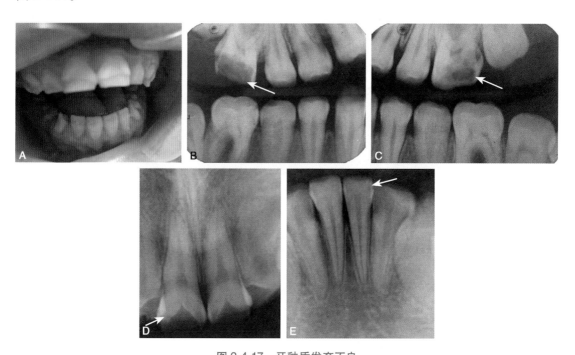

图2-4-17　牙釉质发育不良

口内拍片(A)见全口牙齿切缘或牙尖釉质缺损,牙本质暴露;咬翼片(B、C)见双侧后牙牙尖釉质薄、有缺损,16、26深龋残冠(箭头);上、下颌前牙根尖片(D、E)见牙冠短、切缘形态异常(箭头)。

病例18　患者,男,21岁。因牙齿形态不正就医。诊断为先天性乳光牙本质,根尖片见图2-4-18。

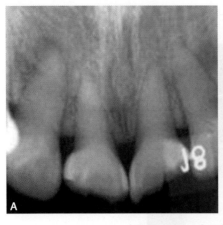
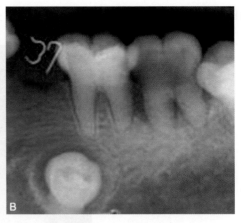

图 2-4-18 先天性乳光牙本质根尖片
A. 上前牙 11、12、21、22 根管影像消失,牙冠短小,11、21 牙冠缺损,12 根尖周见慢性炎症;
B. 左下颌牙齿形态异常,牙冠釉质可见,髓室及根管影像消失,35 埋伏阻生。

病例 19 患儿,男,10 岁。正畸术前检查,额外牙、早萌曲面体层片见图 2-4-19。

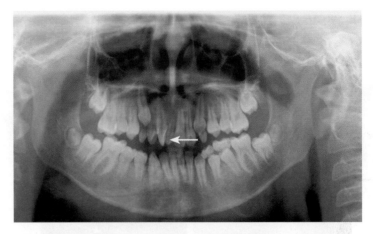

图 2-4-19 额外牙、早萌曲面体层片
双上中切牙之间见一额外牙(箭头),11 扭转移位。双上颌、右下颌前
磨牙已萌出,属于早萌。

病例 20 患儿,女,7 岁。乳牙缺失后半年恒牙未萌,额外牙根尖片见图 2-4-20。

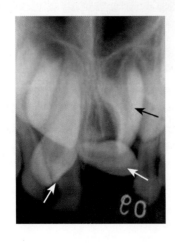

图 2-4-20 额外牙根尖片
双上中切牙区 2 枚额外牙(白色箭头),11、21
因额外牙阻碍迟萌,21 扭转(黑色箭头)。

病例21　患儿,男,13 岁。牙列稀疏求治。诊断为先天性缺失牙,曲面体层片见图 2-4-21。

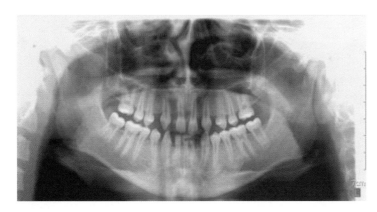

图 2-4-21　先天性缺失牙曲面体层片

双上侧切牙、第二磨牙、左下侧切牙缺失,颌骨内未见牙胚。上、下颌牙齿排列稀疏。

病例22　患者,女,22 岁。牙齿排列不齐,要求正牙,诊断为巨牙,见图 2-4-22。

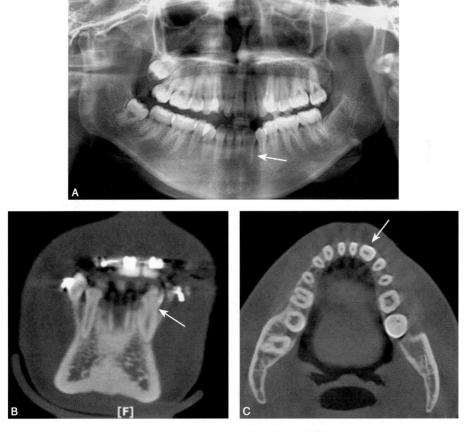

图 2-4-22　巨牙曲面体层片和 CBCT

曲面体层片(A)示左下颌尖牙较对侧同名牙大,为巨牙(箭头),双上颌尖牙区牙列拥挤,双下颌侧切牙缺失;CBCT 冠状位(B)、轴位(C)见 33 巨牙(箭头)。

病例 23　患者,女,21 岁。拔牙前摄片检查发现过小牙,见图 2-4-23。

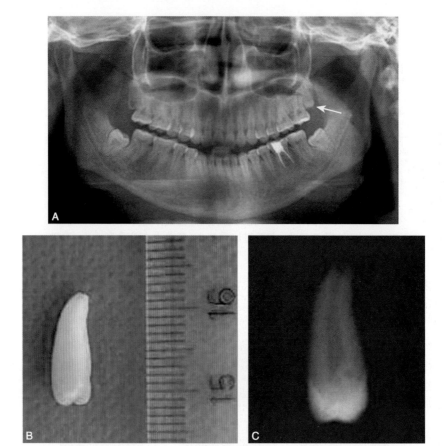

图 2-4-23　过小牙

A. 曲面体层片示 28 阻生、牙体过小(箭头);B. 拔出后的离体牙,长度约 1.1cm;
C. 离体牙 X 线片。

病例 24　患儿,男,16 岁。多枚乳牙未替换。迟萌、先天失牙曲面体层片见图 2-4-24。

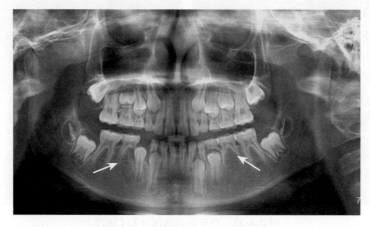

图 2-4-24　迟萌、先天失牙曲面体层片

仅上、下颌切牙替换,16 岁属迟萌。双下颌无 35、45 恒牙胚(箭头),少
牙,第二乳磨牙滞留。

病例25　患儿,男,11岁。甲状腺功能减退,因乳牙未替换就诊,迟萌、先天失牙见图2-4-25。

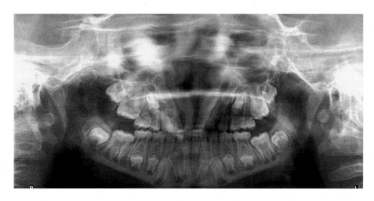

图 2-4-25　迟萌、先天失牙曲面体层片
六龄牙部分萌出,所有乳牙未替换,属于迟萌。

【临床应用】

在根管治疗术前了解牙根、根管的变异有重要临床意义。

1. 牙根弯曲指根尖向近、远中、颊、舌侧倾斜,提示根管预备时应提前预弯,避免形成台阶,导致侧壁穿孔或器械分离。

2. 下颌第二前磨牙可出现颊舌向2根,近、远中向分根少见,相似异常还有下颌第一磨牙远中舌根等。术前了解异常牙根变异可以在根管治疗中避免漏填。

3. 下前牙多为扁根、单根管,根管数目变异常见的还有上颌第一磨牙的MB2,出现根管数目变异时应注意在根管治疗中避免漏填。

4. 牙根在根分叉处是2根,在根尖又融合成1根,称"Y"形根管(2-1型),相似的复杂根管走行还有"1-2""2-2""1-2-1"型等。

5. 根尖分歧的根尖片、CBCT不易发现,但它可能影响根管系统的严密封闭,导致根尖感染难于控制。

【诊断思路及鉴别诊断】

1. 先天性乳光牙本质的影像表现特点　全口牙齿形态异常、短杵。髓腔或根管影像消失,可有厚度正常的釉质覆盖。

2. 与弥散性髓房钙化的鉴别　先天性乳光牙本质属于牙齿发育,病变累及多个牙;髓房钙化是牙髓变性疾病,表现为个别牙的髓腔、根管消失,牙冠、牙根形态、体积正常。

3. 诊断牙齿数目异常应该注意的问题　替牙期注意鉴别乳牙、新生恒牙,只有熟悉正常牙的形态、数目,才能正确判别异常的额外牙。

第五节　阻　生　牙

【简介】

阻生牙(impacted tooth)指牙齿超出了正常应该完全萌出的时间后仍留在颌骨内未萌出或异位于其他部位或仅仅部分萌出。阻生牙可单发、多发或对称性多发。好发牙是下颌第三恒磨牙、上颌尖牙、下颌前磨牙等。阻生牙可见于正常牙列,也可见于额外牙,额外牙常以阻生状态埋伏于颌骨内。病因有牙胚的位置异常,牙萌出时颌骨相应部位位置不够,额外牙的阻碍,萌出过程中牙骨质增生与牙槽窝粘连,伴发于颌骨囊肿、肿瘤。阻生牙在临床上引起的并发症最常见的是智齿冠周炎,邻牙的龋损,对颌牙的伸长移位使触点异常引起食物嵌塞,以及导致邻牙牙根吸收。牙齿的正常萌出、咬合关系建立还可以刺激颌骨的正常生长发育,所以多数牙齿的阻生有时可导致颌骨的发育异常。

【影像学表现】

根据阻生牙与第二磨牙长轴的关系,下颌第三磨牙阻生可分为前倾、水平、垂直、倒置、异位阻生。

阻生牙影像学诊断的目的:①了解阻生牙的数目、位置、方向;②与邻牙的关系,是否导致邻牙牙根吸收,邻牙龋损;③与下齿槽神经管的关系;④阻生牙自身状态,是融合根还是多根,分根方向如何,有无弯曲,有无病变;⑤有无伴发疾病,如囊肿、肿瘤;⑥是否有对颌牙伸长移位;⑦有无颌骨发育异常等。

【典型病例】

病例1 患者,女,23岁。左下磨牙痛,后至咬合无力、松动3年。发现为前倾阻生牙,见图2-5-1。

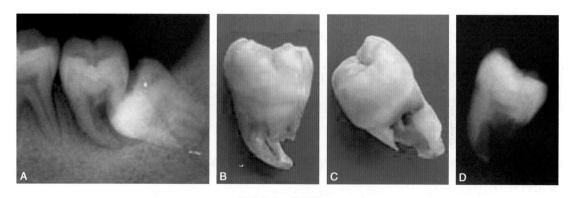

图2-5-1 前倾阻生

A. 根尖片见38前倾阻生,37远中牙根吸收、根分叉骨质吸收密度降低;B. 37拔除后颊面观;C. 37拔除后舌面观;D. 37离体牙X线片。

病例2 患者,男,29岁。右下磨牙龋坏,治疗中拍片见尽头牙阻生,根尖片见图2-5-2。

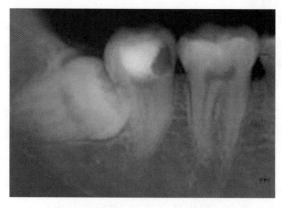

图2-5-2 病例2,水平阻生根尖片

48水平向阻生,47殆面见高密度封物。

病例3 患者,男,32岁。右下后牙区肿痛不适1个月就诊。发现为水平阻生牙,根尖片见图2-5-3。

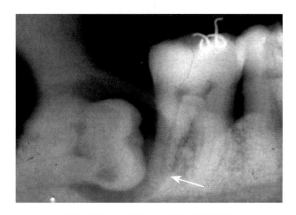

图2-5-3 病例3,水平阻生根尖片
48水平向低位阻生、冠周见囊肿(箭头)。

病例4 患者,男,27岁。正畸术前检查。曲面体层片见图2-5-4。

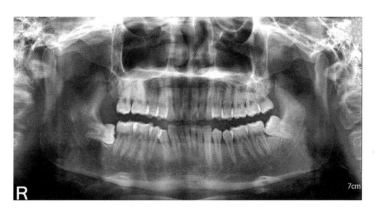

图2-5-4 多个牙阻生曲面体层片
48水平阻生、38前倾阻生、44及45、34及35阻生,28伸长。

病例5 患者,女,21岁。右上颌乳牙滞留,要求检查。曲面体层片见图2-5-5。

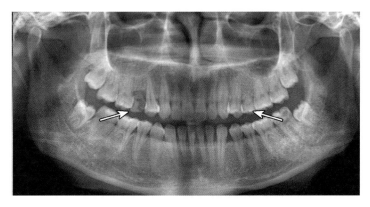

图2-5-5 垂直阻生、先天失牙曲面体层片
18、28、38、48垂直阻生。15、25牙缺失,55、65滞留(箭头),37远中深龋。

病例6　患者,女,24岁。右下颌智齿未萌拍片,见图2-5-6。

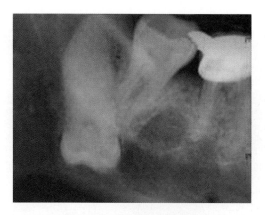

图2-5-6　倒置阻生根尖片
48倒置阻生,牙冠朝向4根方。

病例7　患者,男,41岁。36牙半切术后复查。曲面体层片见图2-5-7。

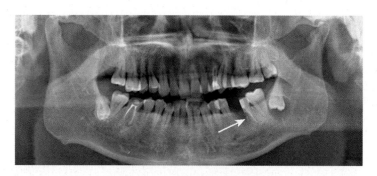

图2-5-7　倒置阻生曲面体层片
38、48倒置阻生,38伴含牙囊肿。36牙半切术后(箭头)。

病例8　患者,男,21岁。刷牙时牙龈出血1个月,发现左下磨牙松动1周。根尖片见图2-5-8。

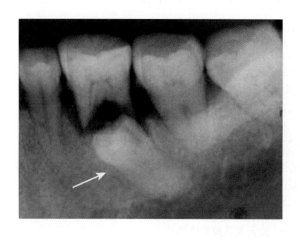

图2-5-8　异位阻生根尖片
36根尖下方一异位阻生的前磨牙(箭头)导致36牙根吸收,35~37牙槽骨水平吸收,牙石(+)。

病例9　患者,男,25 岁。右下颌磨牙偶有进食出血,拍片发现 46、47 之间异位阻生的前磨牙。根尖片见图 2-5-9。

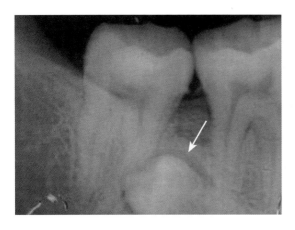

图 2-5-9　异位阻生根尖片
46、47 之间牙冠颈部见牙结石,根方见一异位阻生的前磨牙(箭头)。

病例10　患儿,男,12 岁。牙列不齐、正畸前拍片检查,见图 2-5-10。

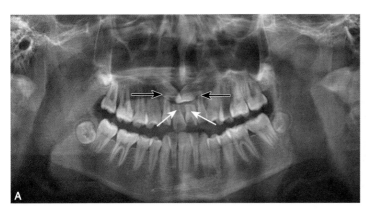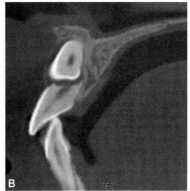

图 2-5-10　对称性异位阻生曲面体层片和 CBCT
A. 曲面体层片示双上颌尖牙异位阻生(黑色箭头),致切牙根吸收(白色箭头);B. CBCT 矢状位示 21 牙根吸收。

病例11　患儿,男,15 岁。发现右上前牙区膨隆 1 个月,检查发现尖牙阻生。术前和术后根尖片见图 2-5-11。

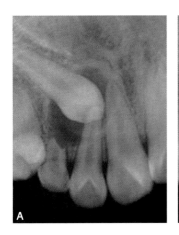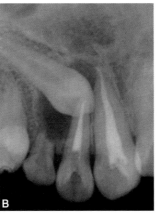

图 2-5-11　尖牙阻生根尖片
A. 13 阻生伴囊肿,53 滞留;B. 11、12 根管治疗术后。

病例 12　患者,女,26 岁。双下颌"尽头牙"拔除 1 年后,上颌牙伸长移位。曲面体层片见图 2-5-12。

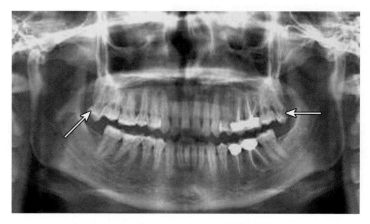

图 2-5-12　无对𬌗伸长曲面体层片
18、28 向𬌗方伸长(箭头),28 远中邻面龋损,38、48 缺失。

病例 13　患儿,男,15 岁。因双侧面部不对称,牙列不齐就诊。发现多个牙阻生致颌骨发育障碍,曲面体层片见图 2-5-13。

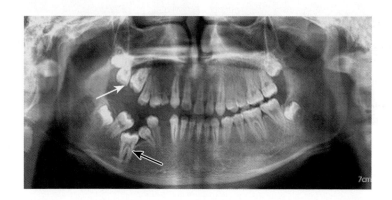

图 2-5-13　多个牙阻生致颌骨发育障碍曲面体层片
46 阻生(黑色箭头)、相邻牙齿倾斜移位,右下颌骨发育不足;右上颌 16、17 阻生,右上颌骨发育不足(白色箭头),12 缺失,13 异位,53 滞留。双上、下颌第三磨牙阻生。

病例 14　患者,女,20 岁。因牙列不齐就诊。发现多个牙阻生、额外牙。曲面体层片见图 2-5-14。

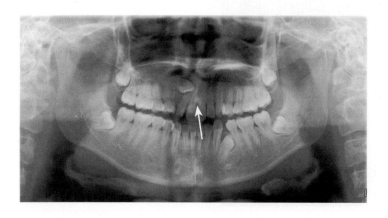

图 2-5-14　多个牙阻生、额外牙曲面体层片
13、18、28、34、38、48 阻生。双上中切牙之间一额外牙(箭头)。

病例 15 患儿,男,5 岁。因门牙间隙就医。发现额外牙致中切牙阻生。曲面体层片见图 2-5-15。

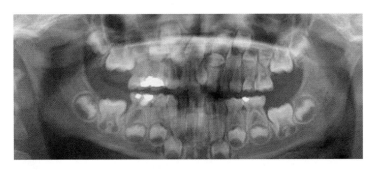

图 2-5-15 额外牙致中切牙阻生曲面体层片
上中切牙之间 2 枚额外牙,51、61 之间牙间隙,11、21 不能正常萌出。

病例 16 患儿,女,12 岁。正畸前检查。曲面体层片见图 2-5-16。

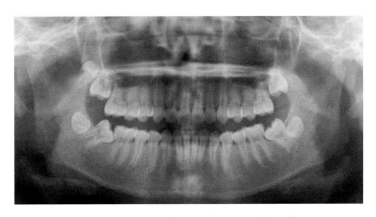

图 2-5-16 多个磨牙对称阻生曲面体层片
17、18、27、37、38、47、48 同时阻生,28 缺失。

病例 17 患儿,女,16 岁。因右上门牙未萌出就医。根尖片和 CBCT 表现见图 2-5-17。

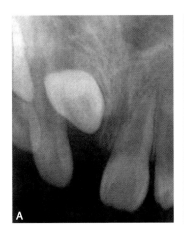
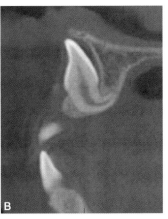

图 2-5-17 右中切牙形态异常阻生根尖片和 CBCT
A.根尖片示 11 阻生,牙冠向上;
B.CBCT 矢状位清晰显示阻生牙根弯曲呈"蝌蚪样",牙冠向唇侧上方。

病例 18　患儿,女,13 岁。左下后牙未替换,间隙性疼痛半年。颊舌向阻生牙,见图 2-5-18。

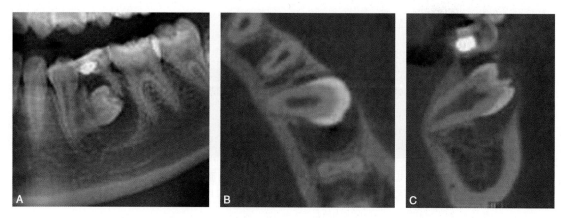

图 2-5-18　颊舌向阻生牙曲面体层片和 CBCT

曲面体层片(A)局部见 75 滞留、牙根吸收,35 阻生,牙冠向远中伴冠周囊肿;CBCT 轴位(B)、冠状位(C)示阻生牙冠向远中颊侧、根尖向近中舌侧,囊肿偏远中颊侧。

病例 19　患者,男,18 岁。右下磨牙肿痛 3 天。曲面体层片和 CBCT 见图 2-5-19。

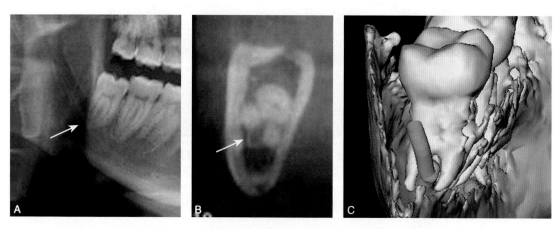

图 2-5-19　阻生牙与下齿槽神经管曲面体层片和 CBCT

A. 曲面体层片局部见 48 垂直阻生(箭头),根尖似进入下齿槽神经管;B. CBCT 冠状位示下齿槽神经管在颊、舌侧 2 个根之间(箭头);C. CBCT 第三方软件三维重建显示阻生牙的颊、舌根骑跨下齿槽神经管。

病例 20　患者,男,21 岁。正畸拍片发现上中切牙区额外牙。CBCT 表现见图 2-5-20。

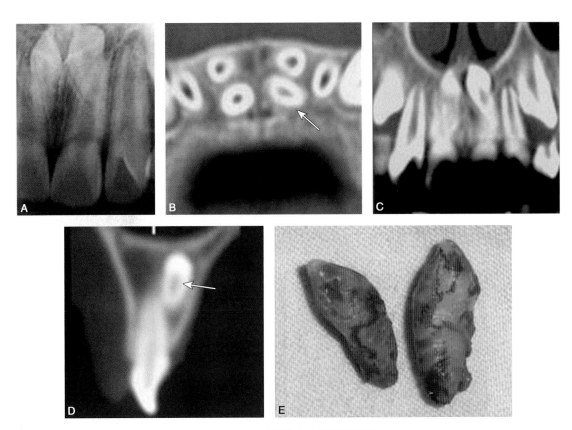

图 2-5-20 CBCT 定位腭侧额外牙

根尖片(A)见 11、21 区 2 枚额外牙;CBCT 轴位(B)、冠状位(C)、矢状位(D)见额外牙位于 11、21 的腭侧(箭头);术后拔除的额外牙(E)。

病例 21 患者,男,21 岁。牙列不齐,因正畸治疗拍片,发现阻生牙、额外牙伴牙瘤,见图 2-5-21。

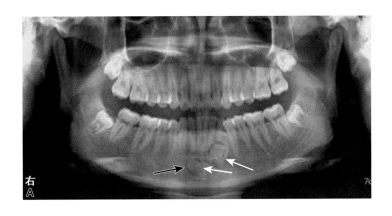

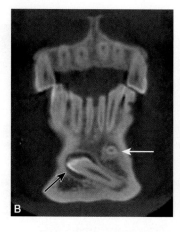
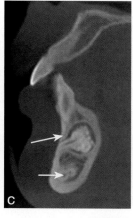

图 2-5-21　阻生牙、额外牙伴牙瘤曲面体层片和 CBCT
A.曲面体层片(黑色箭头)示 33 异位阻生至下颌颏部,73 滞留、根尖区见一额外牙阻生伴牙瘤(白色箭头);B.CBCT 冠状位示 33 阻生牙(黑色箭头)及额外牙根(白色箭头);C.CBCT 矢状位见额外牙及牙瘤(长箭头),33 阻生牙根有 2 个根管(短箭头)。

病例 22　患者,男,26 岁。左下阻生牙拔出时断根。CBCT 表现见图 2-5-22。

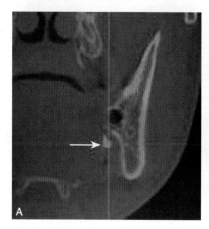
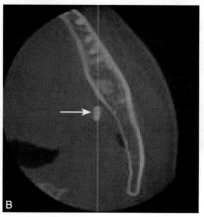

图 2-5-22　CBCT 检查拔牙意外
冠状位(A)、轴位(B)见 38 拔除时断根移位至下颌骨舌侧(箭头)。

【临床应用】

1. **阻生牙 X 线检查的目的**　了解阻生牙的有无、数目、形态、方向、位置、有无龋损、与邻牙关系、与下齿槽神经管或上颌窦的关系。额外牙常以阻生的形式埋伏于颌骨内,多数阻生牙需要拔除,在拔牙术前详尽了解阻生牙及周围的解剖结构,有助于制订正确的手术方案、减少创伤、防范意外。

2. **阻生牙的影像学表现特点**　阻生牙可以单发,也可以多发。好发牙是下颌及上颌第三恒磨牙、上颌尖牙、下颌前磨牙等。根据阻生牙与第二磨牙长轴的关系分前倾、水平、垂直、倒置、异位阻生等。多数牙齿的阻生有时可导致颌骨的发育异常。阻生牙引起的常见并发症是智齿冠周炎、邻牙的龋损、牙体吸收、对颌牙的伸长移位等。

3. **CBCT 检查阻生牙的优势**　CBCT 三维影像可有效避免二维影像的重叠、变形、失真,可以清晰定位阻生牙(额外牙)的位置、方向及与邻牙的关系,更清晰显示与邻牙牙根关系,提示有无早期牙根吸收;明确显示与下齿槽神经管或上颌窦的位置关系,有利于防范和诊断拔牙意外;判断额外牙的具体位置,对拔除路径的设计提供指导,并对伴发病变的诊断提供依据。

　　阻生牙的临床表现具有多样性,X 线检查对明确阻生牙的有无、位置、方向、有无伴发病变、与邻近重要解剖结构的关系等有重要意义,但对复杂病例应选择 CBCT 检查,可以有效防范拔牙术中可能出现的医源性意外。

第六节　牙　周　病

【简介】

牙周病(periodontal diseases)指发生在牙的支持组织的炎症性、破坏性疾病,病变发生时牙周膜、牙槽骨、根周的牙骨质均发生相应的改变。临床上可由牙龈炎症逐渐发展至牙周袋形成、牙槽骨骨质吸收,直至牙齿的松动、移位、脱落。

【影像学表现】

牙周病导致牙槽骨骨质吸收的形式常见的有3种:

1. **水平吸收**　水平吸收指多数牙或一组牙的牙槽骨从牙槽嵴顶向根尖呈水平方向吸收,吸收程度根据剩余牙槽骨与相邻牙根的长度比值来描述,如吸收至根长的 1/3、1/2、2/3 等,或分为轻、中、重度(见本节"病例1、2")。水平吸收的患者临床上常出现牙龈出血、牙颈部见牙结石,病变区可探及浅而宽的骨上袋。

2. **垂直吸收**　垂直吸收指个别牙的牙槽骨的某一个侧壁从牙槽嵴顶向根尖退缩,早期仅见牙周膜间隙的增宽、骨硬板消失,随病程进展牙槽骨骨质吸收呈角形、斜形或楔形,患牙根周牙骨质也可吸收不光滑(见本节"病例3"),如病变包绕牙根累及两个以上根侧面可见弧形吸收(见本节"病例4、5")。垂直吸收的患者多由于咬𬌗创伤引起,临床检查可探及窄而深的骨下袋。

3. **混合吸收**　在水平吸收的基础上伴发个别牙或多数牙的牙槽骨垂直吸收称混合吸收;也可先出现创伤𬌗、再发生慢性牙周炎,常见于牙周炎晚期(见本节"病例6")。

4. **牙槽间隔的骨质吸收**　见于邻面充填体、修复体的悬突刺激导致两牙之间的牙槽骨骨质吸收(见本节"病例7")。

5. **CBCT 检查**　CBCT 可以发现骨质吸收的部位是颊侧还是舌侧、了解根分叉病变及前牙区牙龈唇侧骨壁形态、厚度,为牙周手术提供参考依据(见本节"病例8")。

【典型病例】

病例1　患者,女,43岁。牙齿咀嚼无力,伴有牙龈出血半年余。根尖片见图 2-6-1。

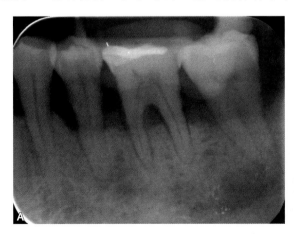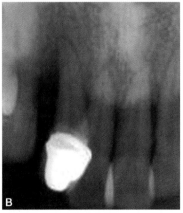

图 2-6-1　水平吸收根尖片

A.34~37区牙槽骨水平吸收至根中 1/3;B.上前牙区见 13~22 区牙槽骨水平吸收至根尖 1/3,12 牙冠见修复体、远中伴垂直吸收(混合吸收)。

病例2 患者,男,33岁。口腔异味、牙龈出血1年余。水平吸收咬翼片见图2-6-2。

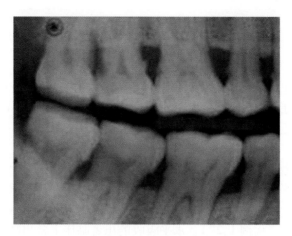

图2-6-2　水平吸收咬翼片
右侧上、下颌牙槽骨轻度水平型吸收,牙齿邻面见结石影。

病例3 患者,女,38岁。左下磨牙咬合痛半年。垂直吸收根尖片见图2-6-3。

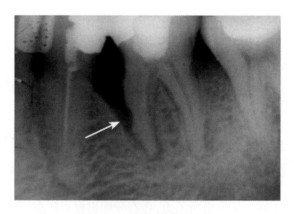

图2-6-3　垂直吸收根尖片
36近中根周牙槽骨垂直吸收呈斜形,根面牙骨质也有吸收(箭头)。

病例4 患者,女,36岁。右下磨牙咬合不得力半年。根尖片见图2-6-4。

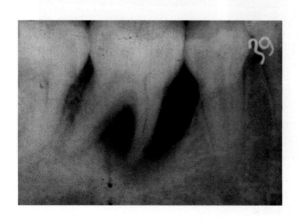

图2-6-4　弧形吸收根尖片
46近中根的牙槽骨骨质吸收呈弧形,病变累及根分叉。

病例5　患者,男,60岁。左下后牙治疗后出现咬合痛多年。根尖片见图2-6-5。

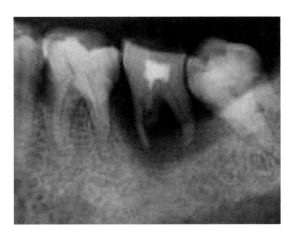

图2-6-5　弧形吸收伴根外吸收根尖片
37根周牙槽骨弧形吸收,近中根远中侧见不规则吸收。

病例6　患者,男,40岁。口腔异味、牙龈肿痛、后牙无力1年余。曲面体层片见图2-6-6。

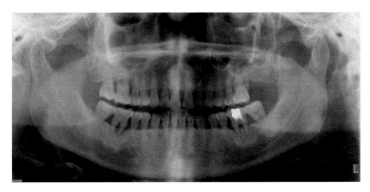

图2-6-6　混合吸收曲面体层片
双上、下颌牙槽骨水平吸收中至重度,16、26、36、46区伴垂直吸收,牙结石(+)。

病例7　患者,女,36岁。右下磨牙补牙后牙龈红肿、不能咀嚼。根尖片见图2-6-7。

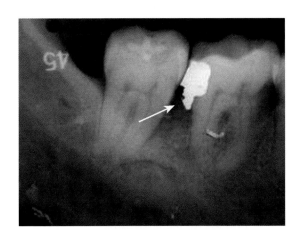

图2-6-7　牙槽间隔骨质吸收根尖片
示46、47之间悬突充填,牙槽间隔骨质吸收(箭头)。

病例 8　患者,女,37 岁。左下牙咀嚼无力、下前牙松动半个月。CBCT 表现见图 2-6-8。

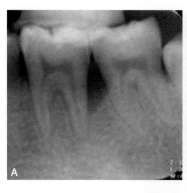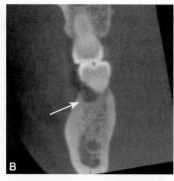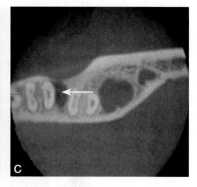

图 2-6-8　CBCT 诊断垂直吸收

根尖片(A)示 36 远中牙槽骨垂直吸收;CBCT 冠状位(B)、轴位(C)见 36 牙槽骨骨质吸收的位置偏舌侧(箭头)。

病例 9　患者,女,37 岁。口内多数牙咀嚼无力、下前牙松动半个月。追踪观察根尖片见图 2-6-9。

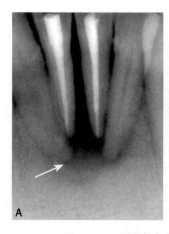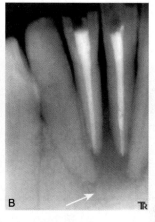

图 2-6-9　牙周病治疗后根尖片追踪观察

A. 32~42 根尖周无骨质支持(箭头),31、41 已行根管治疗,牙髓-牙周联合治疗后即刻拍片;B. 治疗 5 个月后复查示 32~42 根尖周骨质有修复(箭头),临床检查牙齿松动有改善。

病例 10　患者,男,48 岁。发现口内异味、牙齿咀嚼无力 3 个月、门牙松动 1 周就诊。诊断为牙周病,治疗复诊曲面体层片见图 2-6-10。

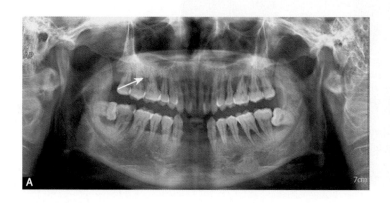

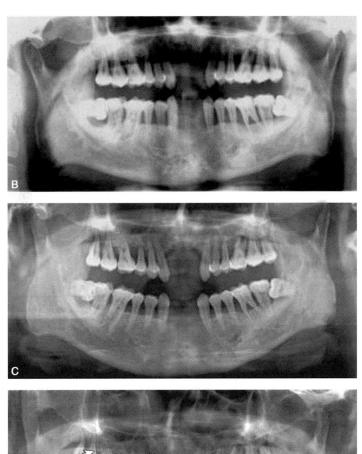

图 2-6-10　牙周病维持期治疗追踪复诊曲面体层片

A.初诊时患者全口牙槽骨中重度水平吸收,牙石(+),右上颌 16 区远中牙槽骨硬板不清晰、牙槽间隔骨质稀疏(箭头)。32~42 缺失,12~22 区牙槽骨吸收至根尖周、临床检查Ⅲ度松动;B.牙周系统治疗后 1 年复诊见 12~22 拔除,牙结石(-);C.维持期治疗 2 年后复诊见牙周清洁、骨质吸收未加重;D.3 年后复诊见全口牙槽突骨质密度增高,右上颌 16 区远中与初诊片对照骨硬板与牙槽间隔骨质清晰、致密(箭头)。

【临床应用】

1. 牙周病影像表现有哪些? 常见牙槽骨的吸收分为水平吸收、垂直吸收、混合吸收。根尖片还可检查由于充填物、修复体悬突导致的牙槽间隔吸收、根分叉病变等,病变累及根分叉时明显影响牙周炎的治疗效果。牙周病的维护期治疗需要长期观察,影像检查是追踪疗效的辅助方法。

2. 牙周病的影像检查方法有哪些? 牙周病的影像学方法主要有根尖片、咬翼片、曲面体层片、CBCT,但各自的特点有所不同。根尖片可以观察牙周病变的范围、程度,是否波及根尖,有无牙体病变。咬翼片可以观察上、下颌牙槽嵴顶,适用于发现早期病变。缺点是不能显示根尖周。曲面体层片可以观察全口牙周的病变,缺点是局部清晰度较差,不能替代根尖片。CBCT 可以观察牙槽骨骨质吸收的准确部位、范围,是颊侧还是舌侧,有利于牙周手术治疗方案的制订。上前牙区牙槽骨的形态、厚度观察可以辅助临床医生的牙龈生物型分析,为牙周炎患者前牙区美学修复提供依据。

3. 怎样认识正常牙周组织的影像? 高度:正常牙槽嵴顶应距釉-牙骨质界 2mm 以内;形态:前牙呈尖顶形,后牙呈倒梯形,边缘可见致密的骨壁与骨硬板相连。当牙周炎导致牙槽骨骨质吸收时,前牙的尖顶形变平,后牙的倒梯形呈凹陷状。牙周膜间隙是否清晰、骨硬板是否锐利、连续是提示有无病变的重要征象。及时、规范、持续地治疗可控制牙槽骨的吸收,有效缓解临床症状,延长患牙的寿命。

第七节　牙　外　伤

【简介】

牙外伤(teeth trauma)指牙齿受到机械外力作用引起牙体、牙周组织的急性损伤。牙外伤包括牙震荡、牙脱位、牙折。牙震荡是指牙周膜的轻度损伤,牙体组织通常无缺损,牙无松动移位,临床检查叩诊敏感,X 线检查一般无阳性征象,有时在 CBCT 图像可见牙周膜增宽。影像检查可以诊断牙脱位、牙折及伴发的牙槽突骨折、颌骨骨折。由于前牙暴露,牙外伤较后牙常见。

【影像学表现】

1. 牙脱位　牙脱位分部分脱位、嵌入性脱位、完全脱出 3 种;部分脱位表现为外伤后牙齿向𬌗方移位、根尖周牙周膜间隙增宽、骨硬板连续(见本节"病例 1");嵌入性脱位表现为牙齿向根方移位、牙周膜间隙消失(见本节"病例 2、3");牙齿完全脱出表现为牙槽窝空虚、硬板连续,结合外伤病史可以诊断。

2. 牙折　根据发病部位牙折可分为冠折、根折、冠根折(复杂牙折);依折线的走行又可分为横折、斜折、纵折。

冠折时牙体的完整性破坏、牙冠缺损或连续性中断(见本节"病例 4、5")、有不规则的线状透射影;根折表现为牙根连续性中断、骨硬板和牙周膜间隙不连续或错位,可伴牙槽骨骨折(见本节"病例 6~9"),甚至颌骨骨折。

【典型病例】

病例 1　患者,男,19 岁。打架受伤 1h 要求检查,发现牙脱位(部分脱出),根尖片见图 2-7-1。

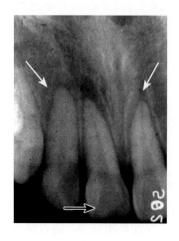

图 2-7-1　牙脱位(部分脱出)根尖片
11 及 12、21 根尖周牙周膜间隙增宽、骨硬板连续(白色箭头),切缘超出𬌗平面。11 冠折、近中切缘缺损(黑色箭头)。

病例 2　患者,女,29 岁。骑车不慎摔倒 2h。曲面体层片示嵌入性牙脱位,见图 2-7-2。

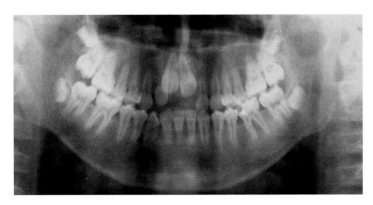

图 2-7-2　病例 2,嵌入性牙脱位曲面体层片
11、21 向根方移位,牙冠低于殆平面,根尖周牙周膜间隙消失。

病例 3　患儿,男,4 岁。不慎摔伤 1h。曲面体层片示嵌入性牙脱位,见图 2-7-3。

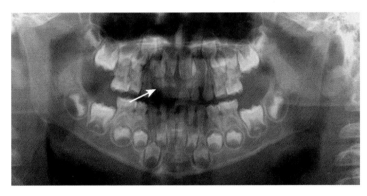

图 2-7-3　病例 3,嵌入性牙脱位曲面体层片
右上乳中切牙、侧切牙向根方移位(箭头)。

病例 4　患儿,男,7 岁。前牙碰伤 1h。根尖片示牙冠折,见图 2-7-4。

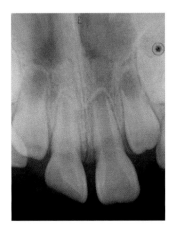

图 2-7-4　牙冠折根尖片
11 牙冠远中切缘缺损。

75

病例5　患者,女,41岁。不慎摔伤3天。根尖片示牙冠横折,见图2-7-5。

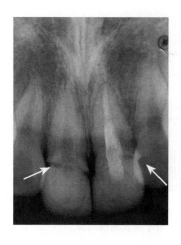

图2-7-5　牙冠横折根尖片
11、21牙冠颈部见横折线(箭头),21根管内见充填物。

病例6　患者,男,21岁。踢球撞伤4h。根尖片示根折,见图2-7-6。

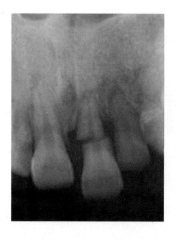

图2-7-6　根折根尖片
21牙根近颈部横行折线,断端错位。

病例7　患者,女,34岁。外伤后不愿拔牙,1年后觉左上前牙松动。根尖片示根折后牙根吸收,见图2-7-7。

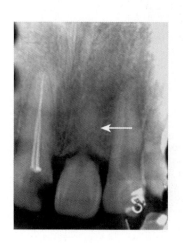

图2-7-7　病例7,根折后牙根吸收根尖片
21牙冠、牙根相对的部位牙根吸收,牙冠悬浮、牙槽骨内见余留部分牙根(箭头);11近中邻面深龋,根管内见充填物。

病例8　患者,女,28岁。外伤后不愿拔牙,3年复查拍片。根尖片示根折后牙根吸收,见图2-7-8。

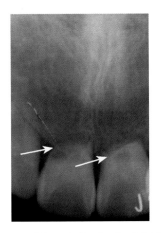

图 2-7-8　病例8,根折后牙根吸收根尖片
11、21 牙根吸收、牙冠断面光滑(箭头),牙槽骨内未见残余牙根。

病例9　患者,男,27岁。不慎摔倒3h,门牙错位、松动。CBCT 示 21 根横折伴牙槽突骨折,见图2-7-9。

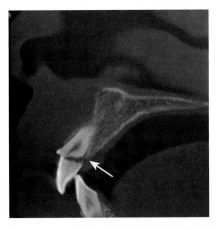

图 2-7-9　21 根横折伴牙槽突骨折 CBCT
矢状位示21 牙颈部横行折线、断端错位,腭侧牙槽突骨折(箭头)。

【临床应用】

1. 牙外伤时影像检查的目的是什么? 初诊时明确有无牙折或脱位、是否伴有牙槽突或颌骨骨折;对乳牙、年轻恒牙还要注意根方替继恒牙的状态,注意牙根发育情况、根尖孔是否形成。对年轻恒牙的处理要慎重,尽量保存活髓;随访中注意观察牙外伤有无引起根尖周炎症、根管内吸收、钙化、牙外吸收等。

2. 牙外伤影像表现的典型征象有哪些? 牙脱位(部分脱位、嵌入性脱位、完全脱位)。牙折分冠折、根折,有时可伴发牙槽突骨折,甚至颌骨骨折。

3. CBCT 检查的优势是什么? 由于三维影像避开影像重叠,可以发现根尖片不易发现的病变,如近、远中向的折线,可以观察牙根的侧方移位,在牙折伴牙槽突骨折时,可以观察向唇

（颊）侧移位的碎片。

第八节　牙根折裂

【简介】

牙根折裂或牙根纵裂是一种病理性的根折,指牙齿组织在某些刺激因素长期、和缓的持续作用下发生的牙根完整性破坏。临床特点是无明显的外伤史,有时可见非根尖区的瘘管。病因包括创伤性咬𬌗力、牙槽骨骨质吸收或牙内吸收、医源性意外等。好发部位为颊(唇)舌径大于近远中径的扁根,一般不累及牙冠。由于病变部位常未累及牙冠、早期诊断比较困难,CBCT 的检查有重要意义(见本节"病例 1~5")。

牙隐裂(cracked tooth)与牙根折裂一样属病理性牙折,不同点是始发于牙冠,临床特点是可出现定点性咬合痛,当病情进展累及牙髓时可出现似牙髓炎、根尖周炎的症状。病因可能与𬌗力过大、去龋备洞时健康组织去除过多、牙冠自身解剖薄弱沟裂过深、死髓牙牙体脆性过大等有关。牙隐裂好发牙是上颌第一磨牙,下颌磨牙、上颌前磨牙也可发生。由于折线常为近远中向,所以二维影像(根尖片、曲面体层片)常不易发现(见本节"病例 6、7")。

【影像学表现】

下颌第一磨牙近中根常见,上颌磨牙及上、下颌前磨牙也可发生。病变牙根可见根管内径扩大、折裂线对应的牙槽骨常见骨质吸收、CBCT 轴位见根管壁不连续,严重者折片向远端移位伴牙根周围牙槽骨骨质吸收。牙根折裂可单发,也可发生于多颗牙。严重者可出现根分叉、根尖区牙槽骨的骨质吸收。

【典型病例】

病例 1　患者,女,31 岁。左下磨牙咬合痛 1 个月。根尖片示牙根折裂,见图 2-8-1。

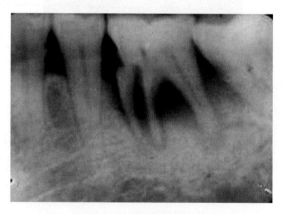

图 2-8-1　牙根折裂根尖片

36 近中根纵行折裂,折片向近中移位,近、远中根尖
周及根分叉牙槽骨骨质吸收,骨硬板消失。

病例 2　患者,男,45 岁。左下颌磨牙缺失后未镶牙,1 周前感咀嚼痛。CBCT 见双下颌磨牙 36、46、47 折裂,且非主诉侧裂线比症状侧明显,见图 2-8-2。

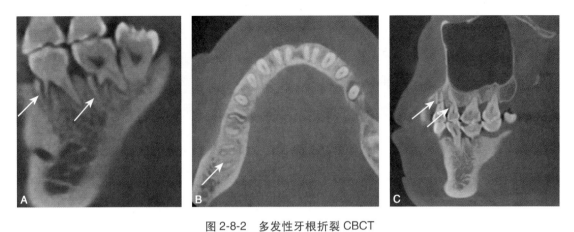

图 2-8-2　多发性牙根折裂 CBCT

A.矢状位见右下颌 46、47 近中根折裂,折片有移位(箭头);B.轴位见右下颌 46、47 近中根纵行裂线,断端分离移位(箭头);C.矢状位见同一患者右上颌 14、15 根折裂(箭头),提示多发牙根折裂。

　　病例 3　患者,女,59 岁。右上牙咬合不适、时有疼痛半年。诊断为牙根折裂,见图 2-8-3。

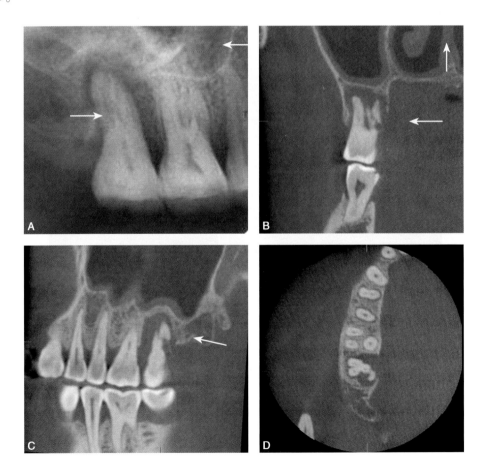

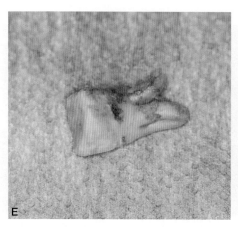
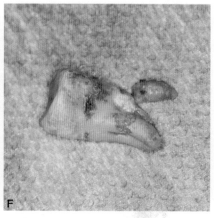

图 2-8-3 CBCT 诊断牙根折裂

根尖片（A）见 17 根尖周牙槽骨弧形吸收，远中疑似根折（箭头）；CBCT 冠状位（B）、矢状位（C）、轴位（D）见 17 腭根折，折片向远中、腭侧移位（箭头）；患牙拔除后，离体牙照片牙根折裂情况舌侧观（E）、颊侧观（F）与影像学检查一致。

病例 4　患者，男，36 岁。2 年前因右上颌牙自发痛、夜间痛在院外接受根管治疗，3 天前出现患牙咬合痛。曲面体层片和根尖片见图 2-8-4。

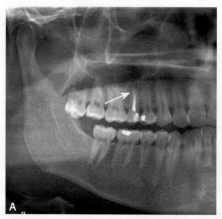
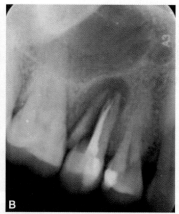

图 2-8-4　根管治疗后牙根折裂曲面体层片和根尖片

A. 曲面体层片局部见 45 牙冠近中见充填物，根管治疗后见远中根充物有偏移（箭头）；B. 2 年后根尖片见 45 远中根折裂、折片向远中移位，根周牙槽骨骨质吸收、骨硬板不连续。

病例 5　患者，男，61 岁。右下磨牙痛、不敢咬合 1 周，发现根折，患者不愿拔牙，试做截根术保留患牙。牙根折裂截根治疗后 CBCT 表现见图 2-8-5。

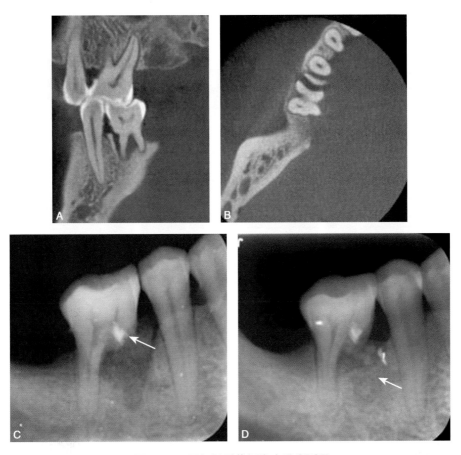

图2-8-5 牙根折裂截根治疗后CBCT

矢状位(A)、轴位(B)示46近中根折裂,折片向近中分离、移位;根尖片(C)示47近中根折截根术后,断面见倒充填影像(箭头);15个月后,46原近中根牙槽窝骨质密度增高(箭头;D),提示有骨质修复,患牙临床无自觉症状。

病例6 患者,女,35岁。左上磨牙出现定点咬合痛1周,不咬到患牙无痛。诊断为牙隐裂,见图2-8-6。

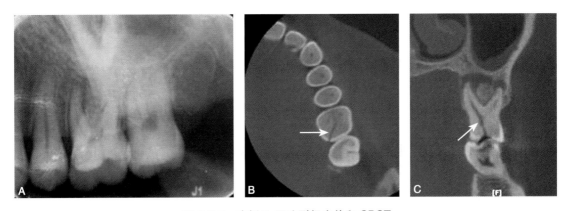

图2-8-6 病例6,牙隐裂根尖片和CBCT

根尖片(A)仅见26近中根尖周牙周膜间隙似有增宽;CBCT轴位(B)、冠状位(C)示26牙冠折线从远中腭侧向25、26之间近触点区,移位不明显(箭头),折线未累及的牙根、腭根及远中颊根尖区见透射影像。

病例 7　患者,男,40 岁。进食时被小骨头咯了以后接触痛、不敢咬合 1 天。诊断为牙隐裂,见图 2-8-7。

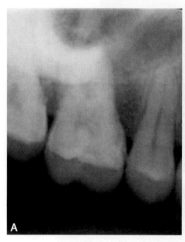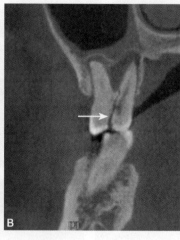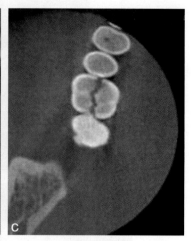

图 2-8-7　病例 7,牙隐裂根尖片和 CBCT

根尖片(A)未见明显折线;CBCT 冠状位(B)、轴位(C)示 16 牙冠近远中向横行折线延至牙根分叉,折线对应区及近中根、腭根根尖周见透射影像(箭头)。

【诊断思路及鉴别诊断】

牙根折裂、牙隐裂都是常见病理性的根折,区别点是根折裂先累及牙根,隐裂先累及牙冠,且好发牙和折线的方向不同。由于治疗前明确诊断关乎患牙的保留与否,对于疑似病例应首选 CBCT 明确诊断。

【临床应用】

牙根折裂是临床导致拔牙的主要病因之一。由于缺乏特征性的临床征象,早期诊断比较困难,但是牙根折裂的确诊直接关乎患牙的存留。误诊可能导致对已经折裂的患牙继续进行根管治疗、甚至做冠修复体。因此本病受到临床医生及影像诊断医生越来越多的关注。影像学检查是重要的辅助方法。

对临床上本病好发牙出现不明原因的咀嚼不适、疼痛、非根尖区的瘘管形成、牙冠完好但出现类似牙髓炎症状等怀疑有牙根折裂的患者应该及时进行影像学检查。

根尖片由于二维影像的重叠早期阳性征象不明显,对于好发牙、好发根管影像出现根管内径的增宽、根尖孔扩大、牙根周围见牙槽骨吸收时,应该高度警惕折裂的可能,应及时选择 CBCT 进一步检查。牙根折裂的典型征象是出现颊舌向纵行裂线、断端分离、折片向远端移位。

CBCT 轴位见牙根颊舌侧根管壁不连续,裂隙对应的牙槽骨吸收是牙根折裂比较明确的诊断依据。虽然较根尖片明显提高了检出率,但是当裂纹宽度低于 50μm 时,CBCT 诊断的准确性明显降低。部分患牙早期的牙根折裂 CBCT 影像表现依然显示阴性,所以牙根折裂的早期诊断必须结合临床。

练习题

1. 名词解释

（1）潜行龋

（2）下沉牙

（3）结合牙

2. 选择题

（1）双上、下颌磨牙多发邻面龋首选的放射检查方法是

    A. 根尖片　　　B. 咬合片　　　C. 咬翼片　　　D. 全景片　　　E. CBCT

（2）患者,男,47岁,右下后牙咀嚼疼痛半个月,晨起口腔有异味,根尖片示46、47牙冠无异常,47近中牙槽骨骨质吸收从牙槽嵴顶向根尖区呈角形,根面牙骨质不光滑。最可能的印象诊断是

    A. 47近中牙根折裂　　　B. 47近中牙槽骨垂直吸收　　　C. 47牙槽骨混合吸收

    D. 47慢性根尖周炎　　　E. 46、47区牙槽间隔吸收

（3）畸形中央尖好发牙位是

    A. 下颌中切牙　　　B. 上颌中切牙　　　C. 下颌侧切牙

    D. 上颌侧切牙　　　E. 下颌前磨牙

（4）阻生牙好发牙位是

    A. 上颌单尖牙　　　B. 下颌第三磨牙　　　C. 上颌侧切牙

    D. 下颌第一磨牙　　　E. 下颌中切牙

3. 问答题

（1）如何从影像上鉴别典型的三类慢性根尖周炎?

（2）请简述根尖脓肿、根尖肉芽肿、根尖周囊肿镜下表现的不同点。

选择题答案:（1）C　（2）B　（3）E　（4）B

（郑广宁　张春叶　李　江）

推荐阅读资料

［1］马绪臣. 口腔颌面医学影像诊断学. 6版. 北京:人民卫生出版社,2012:72-94.

［2］王铁梅,余强. 口腔医学:口腔颌面影像科分册. 2版. 北京:人民卫生出版社,2015:1-54.

［3］于世凤. 口腔组织病理学. 7版. 北京:人民卫生出版社,2012:138-223.

［4］王虎,郑广宁. 口腔临床CBCT影像诊断学. 北京:人民卫生出版社,2014:16-67.

［5］郑广宁,李继遥. 牙根折裂的影像诊断. 华西口腔医学杂志,2016:34(1):1-5.

［6］李江,田臻. 口腔颌面肿瘤病理学. 上海:上海世界图书出版公司,2013:143-172.

［7］NEVILLE BW,DAMM DD,ALLEN CM,et al. 口腔颌面病理学. 3版. 李江,译. 北京:人民卫生出版社,2013:104-130.

第 三 章

颌面骨骨折影像学诊断基础

第一节　下颌骨骨折

【简介】

下颌骨是颌面部位置最突出的骨骼,因此是颌面部骨折的好发部位,发生率仅次于鼻骨骨折。下颌骨骨折好发于颏部与体部等解剖结构薄弱区域,其次是下颌角与髁突。骨折若累及下颌管,可引起下齿槽神经及血管受损。下颌骨骨折最常见的临床表现是局部软组织肿胀、疼痛、皮下出血、皮肤撕裂、口腔出血,部分可出现语言障碍、吞咽与咀嚼障碍、咬合错乱。由于咀嚼肌的牵拉,骨折后常发生移位,可产生面部畸形,若伴有齿槽神经损伤,则同侧下唇麻木。

【影像学表现】

下颌骨骨折可单发、多发,也可为粉碎性骨折。根据各部位的骨折影像学表现分别描述如下:

1. **颏部骨折**　颏部骨折亦称正中联合部骨折。单发时骨折断端移位不明显或无移位(见本节"病例1"),若出现粉碎性骨折,骨折因附着于颏棘的肌肉牵引向后下移位或双侧碎骨片受下颌舌骨肌牵拉向中线移位,显示下牙弓变窄。正中联合部骨折如发生于双侧,中份骨折片因受颏舌骨肌牵拉常向后移位,侧位片上易于显示。但单发的正中线形骨折,常无明显移位,仅能根据低密度骨折线的显示才能确定诊断。正中颏部骨折可伴一侧或双侧髁突的间接骨折(见本节"病例2")。

2. **颏孔区骨折**　颏孔区骨折发生在下颌骨体部前磨牙区。单发者,骨折线可斜行或纵行(见本节"病例3"),也可为粉碎性骨折。完全性颏孔区骨折,正、侧位片上常可见前部骨折片受双侧降颌肌群牵拉向下、后方移位,后部骨折片受患侧升颌肌群牵拉向上方内侧移位。也可分为长骨折段及短骨折段。长骨折段主要受双侧降颌肌群牵引向下内移位,短骨折段主要受升颌肌群牵引向上前方并稍偏内侧移位,前牙出现开颌。一侧颏孔区骨折常伴有对侧下颌角部、升支或髁突的间接骨折。

3. **下颌角部骨折**　下颌角部骨折发生在下颌骨体部第三磨牙的正中侧。骨折线一般由前斜向后下至下颌角,或由后上至前下方。骨折线位于一侧下颌角时,因骨折线两侧有咬肌和翼内肌附着,骨折端可不发生移位(见本节"病例4");若骨折线发生于咬肌和翼内肌附着之前,骨折端移位与颏孔区骨折类似。

4. **髁突骨折**　髁突骨折为从下颌乙状切迹水平向后至下颌升支后缘以上任何部位的骨折。多发生在髁突颈部,对儿童面部生长发育影响较大,存在发生真性颞下颌关节强直的潜在危险。可单侧骨折,亦可双侧发生,双侧髁突骨折伴移位,下颌升支被拉向上方,后牙早接触,前牙呈开合状态。下颌支骨折在侧位上易于显示,要注意观察骨折线是否通过下颌管。发生髁突颈部完全性骨折时,受翼外肌牵拉髁突常移向内前方。髁突骨折分为4类:

（1）一般规律类:骨折后髁突位于关节窝内,断端可移位或无移位,移位者断端向下呈重叠移位(见本节"病例5")。

（2）髁突内弯移位类:发生于髁颈部,骨折后内弯移位,断端成角畸形(见本节"病例5")。

（3）前脱帽类:髁突头部小部分骨折,折断小骨片被翼外肌牵拉向前上内移位(见本节"病例6")。

（4）髁突骨折伴前脱臼类:多发生于髁颈部,骨折后髁突脱位至关节结节下方或前上方。骨折断端高时,断端较短,处于前脱位状态可以回到关节窝内,反之不易回到关节窝内。

【典型病例】

病例1　患者,男,43岁。外伤致左面部及左颈部肿痛1天。诊断为下颌骨颏部骨折,见图3-1-1。

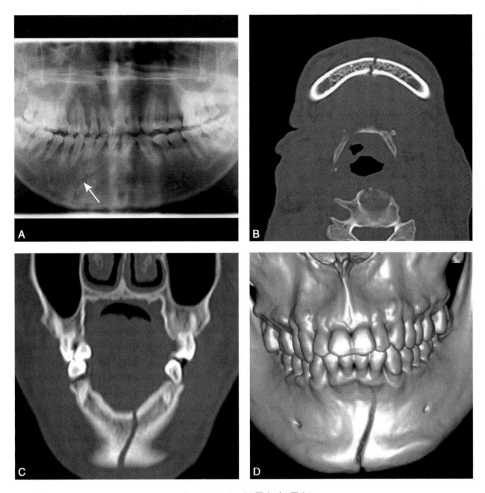

图 3-1-1　下颌骨颏部骨折

曲面体层片(A)示骨质连续性中断,见一斜行骨折线(箭头);CT 轴位(B)、冠状位 MPR(C)及三维重建(D)显示下颌骨颏部一斜形骨质连续性中断,断端无移位。

病例 2　患者,女,46 岁。外伤后张口困难。诊断为下颌骨颏部骨折伴髁突骨折,见图 3-1-2。

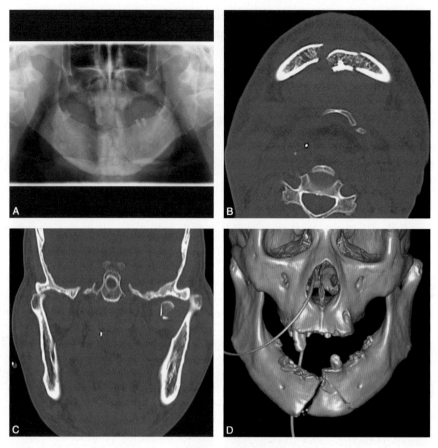

图 3-1-2　下颌骨颏部骨折伴髁突骨折
张口位(A)、CT 轴位(B)、冠状位 MPR(C)及三维重建(D)显示下颌骨颏部多发骨质连续性中断,见斜性骨折线,周围见少许骨碎片,断端轻度移位;左侧下颌骨髁突骨质连续性中断,左侧颞下颌关节脱位。

病例 3　患者,女,53 岁。外伤后下颌肿痛。诊断为下颌骨体部骨折累及颏孔,见图 3-1-3。

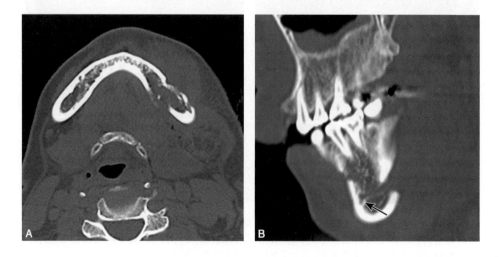

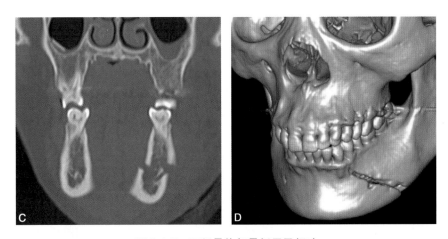

图 3-1-3　下颌骨体部骨折累及颏孔

轴位(A)、矢状位及冠状位 MPR(B、C)、三维重建(D)显示下颌骨体部偏左侧骨质不连续,见一斜形骨折线,骨折线经过颏孔(箭头)。

病例 4　患者,男,28 岁。外伤 4h 以上。诊断为下颌角部骨折,见图 3-1-4。

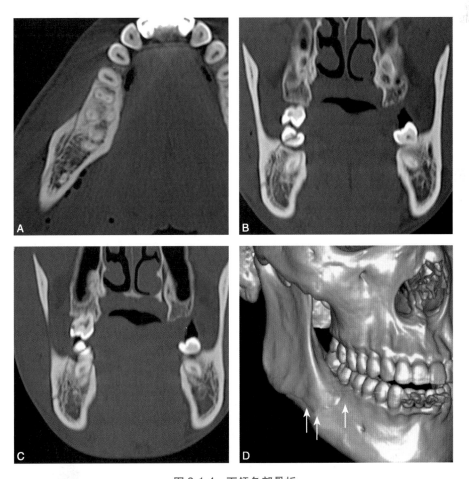

图 3-1-4　下颌角部骨折

轴位(A)、冠状位 MPR(B、C)及三维重建(D)显示右侧下颌角骨质不连续,见一斜行骨折线(箭头),骨折端无移位,断端经过牙冠,周围软组织肿胀积气。

病例 5　患者,女,31 岁。外伤致张口困难、咬合错乱伴疼痛 2 天。诊断为下颌髁突骨折伴内弯移位,见图 3-1-5。

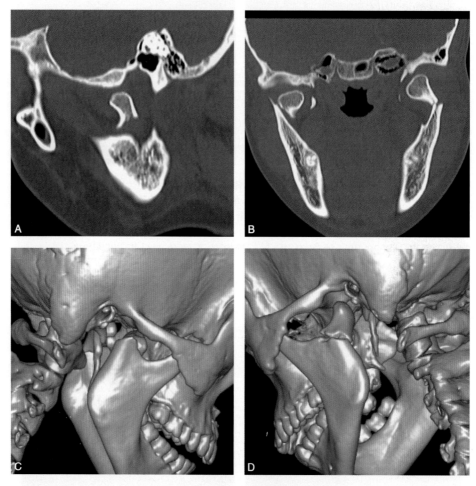

图 3-1-5　下颌髁突骨折伴内弯移位
矢状位及冠状位 MPR(A、B)、三维重建(C、D)显示双侧下颌骨髁突脱出于下颌窝。左侧下颌髁颈见一骨质不连,断端向内弯移位,断端成角畸形。右侧下颌头见一斜行骨折线,断端骨碎片向内下移位。

病例 6　患者,男,47 岁。外伤致右面部疼痛 4 天。诊断为下颌髁突骨折(前脱帽类),见图 3-1-6。

【诊断思路及诊断要点】

由于下颌骨在颌面部位置较突出,骨折的发生率高。下颌骨正中颏部的骨折常合并髁突的骨折,一侧颏孔区骨折常伴有对侧下颌角部、升支或髁突的间接骨折,因此对于下颌骨骨折的观察应当全面,不可漏诊。下颌骨骨折形态各异,若只是轴位观察,难以明确移位情况,因此 MPR 及 VR 的三维重建是必须的,特别是髁突与关节窝的关系应当准确描述,对于临床具有重要意义。

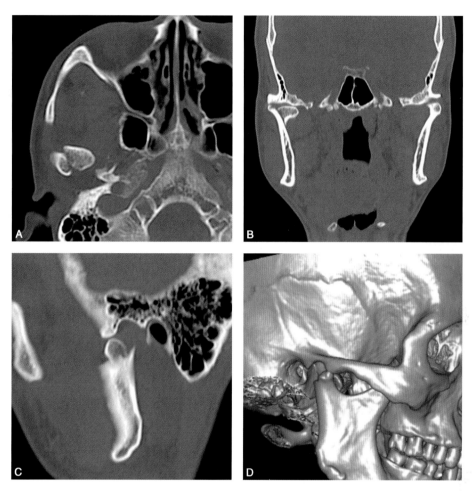

图 3-1-6 下颌髁突骨折(前脱帽类)

轴位(A)、冠状位及矢状位 MPR(B、C)、三维重建(D)显示右侧下颌骨髁突头部一斜形骨质连续性中断,折断小骨片被翼外肌牵拉向前上内移位。

第二节 上颌骨骨折

【简介】

上颌骨是一个多腔隙,凹凸不一,厚薄不匀的中空骨架,因其菲薄,导致受到外力后容易骨折。其骨折发生率较下颌骨低,好发于上颌-额骨缝、上颌-鼻骨缝和上颌-颧骨缝附近,其损伤程度较下颌骨复杂,常伴有额骨、鼻骨、颧骨、眼眶、筛窦、前颅底等骨的骨折,常合并其他部位损伤,如颅脑损伤。

临床上常见症状包括面部肿胀、皮下淤血、眶下神经分布区(同侧上唇、鼻翼、眶下部)麻木、咬合错乱、眼球突出或向下移位出现复视和视力障碍;颅底骨折可见口腔、耳部、鼻腔出血或脑脊液鼻漏、耳漏;颅脑损伤引起头痛、恶心、呕吐、昏迷及神经功能障碍等。

【影像学表现】

上颌骨骨折可以单侧或双侧,骨折线可以为各种方向,由于上颌骨被表情肌附着,骨折后移位较下颌骨轻。单侧上颌骨骨折一般向后内或后外移位,双侧骨折向后下移位;嵌入骨折向后内移位,上颌骨骨折若仅是裂缝骨折,则不发生移位。

上颌骨骨折按好发部位,将 X 线表现分为 3 型。

1. Le Fort Ⅰ型骨折 该类型为上颌骨低位骨折,发生于上颌骨下部。骨折线从梨状孔下部,经牙槽突基底部,向后至上颌结节呈水平方向延伸至翼突,为一条密度减低裂隙影。可显示上颌窦内侧壁及牙的损伤,牙槽突与上颌骨其余部分分离(见本节"病例 1")。

2. Le Fort Ⅱ型骨折 该类型为上颌骨中位骨折。骨折线越过鼻骨,行向外下方,经眼眶内壁至下壁,然后经上颌颧骨缝和颧骨下方,向后达翼突。可累及颧骨、鼻骨、泪骨等,甚至累及颅底(见本节"病例 2")。

3. Le Fort Ⅲ型骨折 该类型骨折线位置最高,横过鼻骨、眼眶内外壁、颧骨上方和颧骨额骨缝,向后达翼突,可导致颅颌面骨分离,常伴有颅脑损伤及颅底骨折(见本节"病例 3")。

【典型病例】

病例 1 患者,男,42 岁。高处坠落全身多处疼痛 5h。诊断为 Le Fort Ⅰ型骨折,见图 3-2-1。

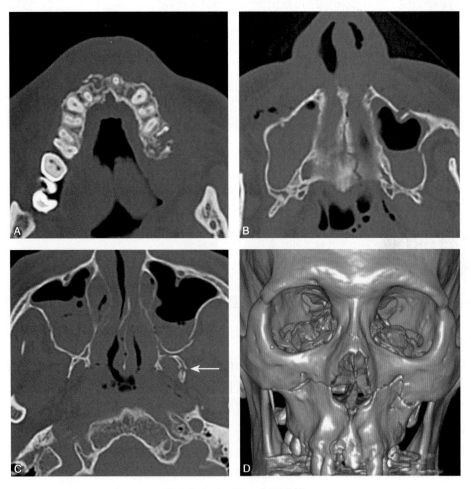

图 3-2-1 Le Fort Ⅰ型骨折

轴位(A、B、C)及三维重建(D)显示右侧上颌牙槽骨、双侧上颌窦壁、左侧翼突外板(箭头;C)多发骨折。

病例2　患者,女,37岁。高处坠落4h。诊断为 Le Fort Ⅱ型骨折,见图3-2-2。

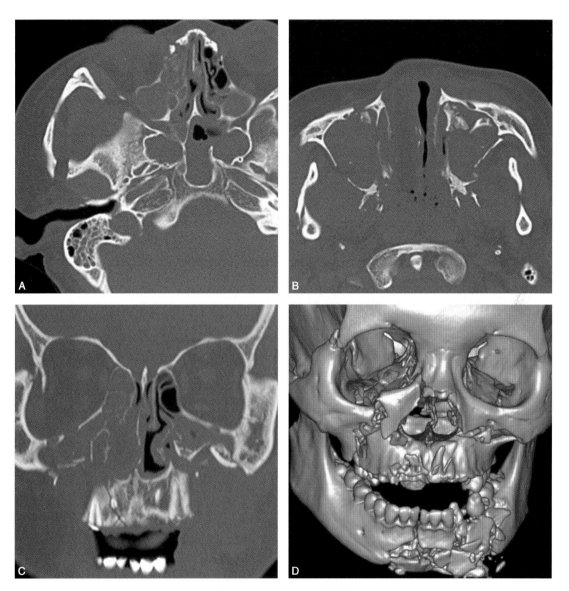

图 3-2-2　Le Fort Ⅱ型骨折

轴位(A、B)、冠状位 MPR(C)及三维重建(D)显示双侧上颌骨、下颌骨、右侧颧骨、右侧眼眶下壁、外侧壁、双侧上颌窦各壁、鼻骨、鼻中隔、双侧翼突内外板多发骨质连续性中断。

病例3　患者,男,48岁。外伤致左侧额部、眼部疼痛伴出血12h。诊断为Le Fort Ⅲ型骨折,见图3-2-3。

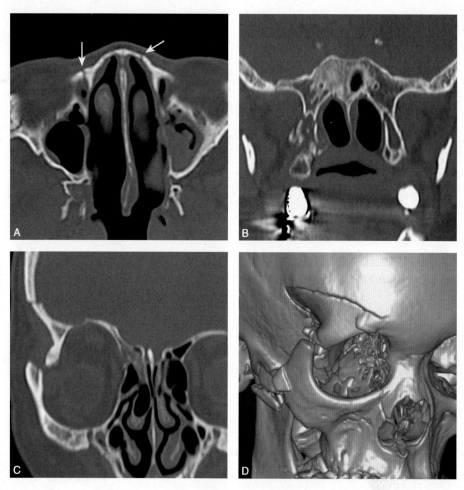

图 3-2-3　Le Fort Ⅲ型骨折

轴位(A)、冠状位 MPR(B、C)及三维重建(D)显示右侧上颌骨额突、左侧鼻颌缝(箭头)、右侧翼突内外板、左侧翼突内板、右侧眼眶内侧壁、外侧壁及额骨、右侧颧弓见多发骨质连续性中断。

【诊断思路及诊断要点】

上颌骨骨折好发于牙槽突、上颌窦及骨缝等,容易累及其周围比较薄弱的骨质,如额骨、筛骨、蝶骨、鼻骨、泪骨及犁骨等,而同时发生骨折。在阅片时不可满足于发现上颌骨的骨折,而遗漏其他薄弱骨的骨折;更重要的是不要遗漏颅脑的损伤。上颌骨骨折不是简单地划分为 Le Fort Ⅰ型、Ⅱ型、Ⅲ型骨折,而是常呈现一种非典型性骨折或粉碎性骨折,具有一定的复杂性。

第三节　颧 骨 骨 折

【简介】

颧骨在面中部,对面部宽度、突度及面中部高度起重要作用,位置突出,易发生骨折,颧骨骨折易造成颧面部塌陷畸形,表现为患侧面部增宽及颧突下移、双侧面部明显不对称、张口受限等,严重影响面部外观及口腔功能。在颧骨骨折的治疗过程中,需要对颧骨及周围软硬组织进行详细地临床评估和影像学检查,避免发生继发畸形和减少再次手术的可能。眶-上颌-颧骨(orbital maxillary zygoma,OMZ)、颧骨颧弓骨折可出现局部肿胀疼痛、面部畸形。颧上颌骨骨折表现为颧区肿胀、皮下淤血、颊部变形、眼球内陷或突出、复视、张口困难等。

【影像学表现】

颧骨骨折好发于颧骨连接体部,分为单纯颧骨骨折、颧骨颧弓骨折、上颌骨颧骨联合骨折、颧骨多发骨折等。受颧骨自身重量、咬肌收缩力等可造成多种颧骨骨折,主要分为3型。

Ⅰ型:无移位骨折,仅见一线样骨折或骨缝裂开。

Ⅱ型:颧弓骨折,表现为一线骨折(见本节"病例1")、二线骨折、三线骨折。

Ⅲ型:复杂型骨折,表现为颧骨内陷、内外旋转移位、OMZ骨折(见本节"病例2"),一侧或两侧Le Fort Ⅱ型、Ⅲ型骨折。

颧骨骨折有多种分类,其中Zingg分类法较常用,具体如下。

A型:不完全颧骨骨折,进一步细分为单纯性颧骨骨折、眶外侧壁骨折(见本节"病例2")、眶下缘骨折(见本节"病例2")。

B型:完全性单发颧骨骨折,整块颧骨体从颅面骨完全移位。

C型:多发性颧骨骨折,在B型的基础上颧骨多段骨折(见本节"病例2")。

【典型病例】

病例1　患者,男,48岁。外伤后左侧面部肿胀。诊断为颧弓单发骨折,见图3-3-1。

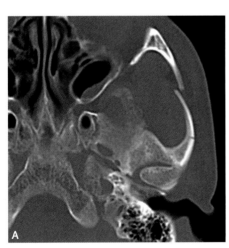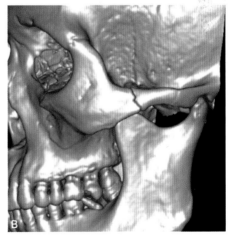

图3-3-1　颧弓单发骨折CT表现

轴位(A)及三维重建(B)显示左侧颧弓一线样骨折线,局部错位。

病例2　患者,男,66岁。外伤20余天。诊断为OMZ骨折,见图3-3-2。

【诊断思路及诊断要点】

颧骨骨折的诊断关键是诊断出多骨的骨折,包括颧骨与颧弓骨折、上颌骨颧骨联合骨折、颧骨多发骨折等。

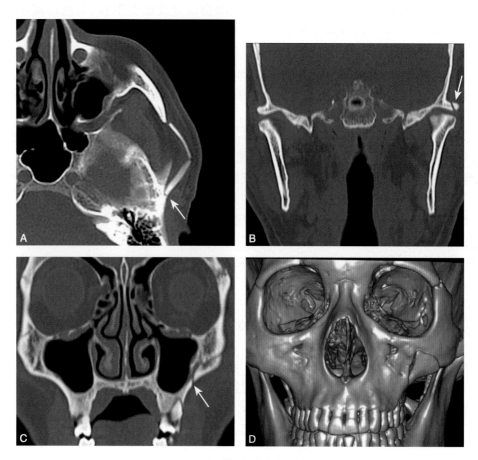

图 3-3-2　眶-上颌-颧骨骨折

轴位(A)、冠状位 MPR(B、C)及三维重建(D)显示眶-上颌-颧骨骨折。左侧颧弓多发骨质连续性中断,局部错位;左侧颧骨见骨折线,断端稍移位(箭头;B);左侧上颌窦前壁、外侧壁,眼眶下壁、外侧壁(箭头;C)、左侧上颌骨-颧骨连接处多发骨质连续性中断。

第四节　鼻骨骨折

【简介】

　　鼻骨为菲薄的小骨片,位于颌面部突出的部位,鼻骨骨折占面部外伤骨折的59.3%,发生率占颌面部骨折的第一位。鼻骨骨折的诊断在法医学鉴定及面部整容中有重要意义。鼻骨骨折临床主要表现为鼻背部肿胀、疼痛、鼻腔出血、鼻部塌陷,伴有额骨和前颅窝底骨折时,发生脑脊液鼻漏。

【影像学表现】

　　鼻骨骨折可发生于一侧、双侧或与面中部骨折同时发生。骨折线可为横形、斜形,亦可呈纵行、凹陷或粉碎性骨折。骨折线出现在正常骨缝以外,呈裂隙状(见本节"病例1"),且锐利、不规则,可有错位、重叠、塌陷,常伴邻近黏膜及软组织肿胀,常累及鼻骨中下段。此外,骨缝区为骨质薄弱区,外力作用下易发生分离、错位。鼻上颌缝分离(见本节"病例2")表现为鼻上颌缝增宽,两侧不对称。鼻骨骨折多合并有鼻中隔骨折(见本节"病例 3、4"),部分患者在鼻外伤的同时合并存在鼻中隔偏曲,鼻骨骨折合并鼻中隔骨折后亦会加重鼻中隔偏曲,进而导致鼻中隔黏膜裂伤或鼻中隔血肿等。鼻骨骨折常合并上颌骨额突骨折。

【典型病例】

病例 1　患儿,男,14 岁。外伤后鼻部肿胀。诊断为鼻骨骨折,见图 3-4-1。

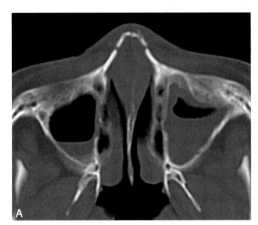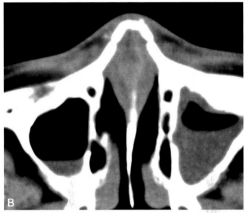

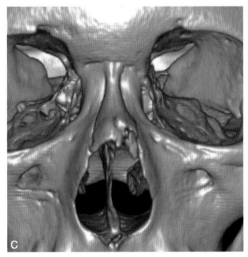

图 3-4-1　鼻骨骨折

轴位(A、B)及三维重建(C)示左侧鼻骨骨质连续性中断,呈裂隙状,边缘毛糙,周围软组织肿胀。双侧鼻上颌缝未见增宽。

病例 2　患者,男,17 岁。外伤后鼻部肿胀。诊断为鼻上颌缝分离,见图 3-4-2。

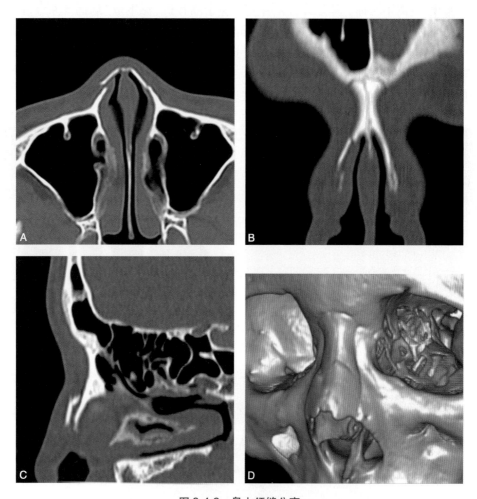

图 3-4-2　鼻上颌缝分离

轴位(A)、冠状位及矢状位 MPR(B、C)、三维重建(D)示右侧鼻上颌缝分离并错位。

病例 3　患者,男,57 岁。鼻外伤 1 天。诊断为鼻骨、鼻中隔骨折,见图 3-4-3。

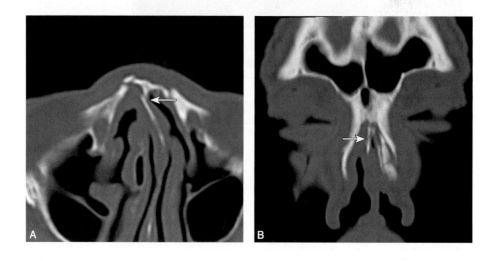

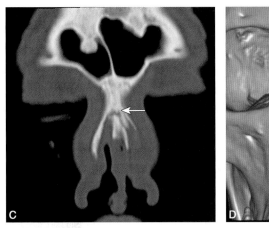
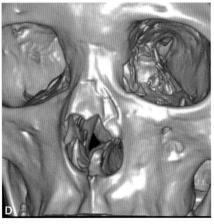

图 3-4-3 病例 3,鼻骨、鼻中隔骨折

轴位(A)、冠状位 MPR(B、C)及三维重建(D)示双侧鼻骨、鼻中隔多处骨质连续性中断,鼻中隔断端错位(箭头;C)。

病例 4 患者,女,48 岁。外伤致鼻挫裂伤数小时。诊断为鼻骨、鼻中隔骨折,见图 3-4-4。

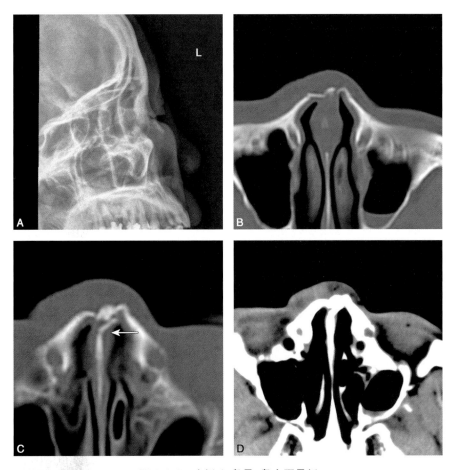

图 3-4-4 病例 4,鼻骨、鼻中隔骨折

X 线平片(A)、CT 轴位骨窗(B、C)、软组织窗(D)显示双侧鼻骨、鼻中隔多处骨质连续性中断,鼻骨呈凹陷性改变,鼻中隔断端偏曲错位(箭头;C)。

【诊断思路及诊断要点】

鼻骨 CT 诊断时应注意骨折线与正常骨缝的鉴别,特别是鼻骨孔、鼻间缝、鼻颌缝、鼻额缝、缝间骨、额骨下缘中线的鼻棘,不要误诊为骨折。

第五节 颌面骨骨折影像学诊断思路

1. **诊断思路** 颌面骨骨折的诊断目前临床已广泛应用 HRCT,结合薄层 CT(骨窗、软组织窗)、MPR 及 VR 共同观察判断,重点观察如下:①判断有无骨折;②判断有无合并其他骨折;③确定骨折的类型、移位情况;④判定有无并发邻近的软组织损伤。

2. **鉴别诊断思路** 颌面骨骨折应与正常的骨缝相鉴别,鉴别点如下:①骨缝有固定的位置,而骨折没有;②骨缝两侧对称,而骨折没有对称关系;③骨缝边缘光滑,而骨折边缘锐利。

报告书写规范要求

(1) 描述颌骨骨折的部位、类型、骨折线形态、断端错位情况、有无缝的分离错位。

(2) 描述周围软组织情况,颅底骨折应注意是否引起脑脊液漏及颅脑损伤。

举例:下颌骨体部骨折。

影像描述:下颌骨体部偏左侧见骨质不连,见一斜行透亮骨折线,骨折线经过左侧颏孔。

影像学诊断:下颌骨体部骨折累及颏孔。

━━━ 练习题 ━━━

1. **名词解释**

OMZ 骨折

2. **选择题**

(1) 上颌骨 Le Fort Ⅱ型骨折属于

  A. 高位骨折   B. 粉碎性骨折   C. 低位骨折

  D. 中位骨折   E. 骨折伴脱位

(2) 颧骨骨折 X 线检查首选的方法是

  A. 华特位   B. 颧弓位   C. 下颌骨后前位

  D. 下颌骨咬合位   E. 柯氏位

(3) 颌面骨中骨折发生率最高的是

  A. 鼻骨   B. 上颌骨   C. 下颌骨   D. 颧骨   E. 腭骨

3. **简答题**

试述上颌骨骨折的 Le Fort 分型。

选择题答案:(1) D (2) A (3) A

(刘　颖　吕建成　曹代荣)

===== 推荐阅读资料 =====

［1］马绪臣.口腔颌面医学影像诊断学.6 版.北京:人民卫生出版社,2012:152-170.

［2］侯开渝,肖德贵,王锡增,等.鼻骨细微解剖结构和鼻骨骨折的高分辨率 CT 研究.中华放射学杂志,2005,39(5):527-530.

［3］冯志强,贺洋,刘筱菁,等.计算机导航辅助矫治单侧陈旧性颧骨骨折的疗效对比研究.中华口腔医学杂志,2012,47(7):414-418.

［4］王铁梅,余强.口腔医学:口腔颌面影像科分册.北京:人民卫生出版社,2015:55-70.

［5］LEVINE J P,PATEL A,SAADEH P B,et al. Computer-aided design and manufacturing in craniomaxillofacial surgery:The new state of the art. J Craniofac Surg,2012,23(1):288-293.

［6］MORRIS C,BEBEAU N P,BROCKHOFF H,et al. Mandibular fractures:an analysis of the epidemiology and patterns of injury in 4,143 fractures. J Oral Maxillofac Surg,2015,73(5):951. e1-951. e12.

［7］GUTTA R,TRACY K,JOHNSON C,et al. Outcomes of mandible fracture treatment at an academic tertiary hospital:a 5-year analysis. J Oral Maxillofac Surg,201472(3):550-558.

［8］MORROW B T,SAMSON T D,SCHUBERT W,et al. Evidence based medicine:mandible fractures. Plast Reconstr Surg,2014,134(6):1381-1390.

［9］DREIZIN D,NAM A J,TIRADA N,et al. Multidetector CT of mandibular fractures,reductions,and complications:a clinically relevant primer for the radiologist. Radiographics,2016,36(5):1539-1564.

［10］DAVID D,NAM A J,SILVIU C,et al. Multidetector CT of midfacial fractures:classification systems, principles of reduction, and common complications. Radiographics, 2018, 38 (1):248-274.

第四章

颌面骨炎症影像学诊断和病理基础

第一节 牙源性化脓性颌骨骨髓炎

【简介】

颌骨化脓性骨髓炎(suppurative osteomyelitis)是口腔颌面外科的一种常见病,临床上以牙源性感染最为多见,多由于根尖周感染和智齿冠周炎未及时正确处理所致,病原菌主要是金黄色葡萄球菌,其次病因为血源性。临床根据发病部位将骨髓炎分为中心性骨髓炎、边缘性骨髓炎。化脓性骨髓炎分为急性期和慢性期,急性化脓性骨髓炎在患病初期,主要表现为骨髓炎性浸润,随着病情的进展还会累及骨皮质、骨密质、骨松质、骨髓组织等多种结构,引起骨膜下脓肿、骨膜破坏、局部骨髓腔坏死等,甚至形成死骨。

【病理基础】

急性期病变常表现为骨髓腔急性炎症改变同时伴有死骨形成,可见大量中性粒细胞形成的脓液,骨外周和哈弗氏小管内可见坏死碎片和中性粒细胞浸润。病变进入慢性期后,除可见死骨片和脓肿形成外,病变周边小梁间可见慢性或亚急性纤维结缔组织。

【影像学表现】

本病多发生于青壮年,男性多于女性,下颌骨的发生率大于上颌骨,边缘性骨髓炎远多于中心性骨髓炎,其原因是由于下颌第三磨牙冠周炎好发,以及上、下颌骨在解剖、血供上的差异造成。

X线表现:中心性骨髓炎在炎症初期可无明显表现,仅表现为病变区骨质密度稍有降低(见本节"病例1")。随着病程进展,X线上可出现骨质弥散破坏,死骨形成、病灶局限及死骨分离、骨质修复等。边缘性骨髓炎病变中心多在下颌第3磨牙周围,表现为在密质骨外有骨质增生,少数表现为骨质破坏(见本节"病例1、2")。

CT表现:影像特征与X线相近,但与X线相比,CT具有更好的空间分辨率,并可以发现较早的病理变化,包括早期的骨质破坏、骨膜反应,同时可以观察软组织肿胀情况。

MRI表现:通常不是诊断颌骨骨髓炎的首选检查,但是在急性炎症期病变骨髓水肿,在 T_2WI 上可呈高信号改变。同时可以通过观察周围软组织肿胀情况,与颌面肿瘤进行鉴别。

【典型病例】

病例1 患者,男,52岁。左下颌后牙区肿痛伴麻木5个月,流脓2个月。诊断为左下颌骨化脓性骨髓炎,见图4-1-1。

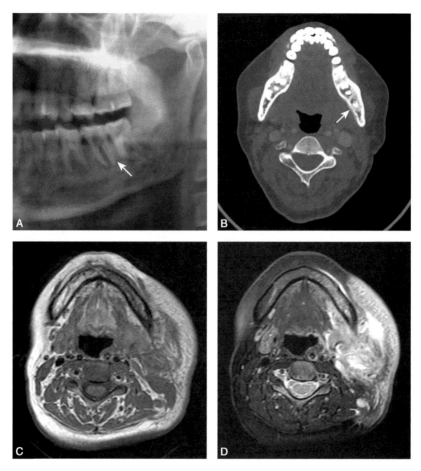

图 4-1-1　左下颌骨化脓性骨髓炎

全景片提示左下 7 牙根周围骨质密度降低(箭头;A),CT 骨窗显示左下颌骨体部舌侧层状骨膜反应(箭头;B)。MRI 显示左侧下颌骨骨髓腔信号改变,T_1WI 呈稍低信号(C),脂肪抑制 T_2WI 呈不均匀高信号,周围软组织明显肿胀(D)。

病例 2　患者,女,28 岁。右下颌骨疼痛流脓 1 个月。诊断为右下颌骨化脓性骨髓炎,见图 4-1-2。

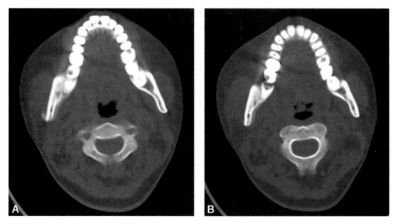

图 4-1-2　右下颌骨化脓性骨髓炎

轴位连续层面示右下 7 龋坏,牙根周颌骨破坏,可见不规则层状骨膜反应。

【诊断思路及诊断要点】

牙源性化脓性骨髓炎是由于病原牙未得到及时处理而继发引起的颌骨炎症。推荐影像学检查包括 X 线、CT 及 MRI。其中 X 线是首选检查。颌骨中心性骨髓炎呈渐进性骨质破坏表现，表现为骨质密度降低，随着病程进展呈斑点状破坏，最后呈较大骨质破坏，同时伴有骨质增生及死骨形成，伴有病理性骨折。边缘性骨髓炎早期仅表现为少许骨膜反应，难以通过 X 线检查发现，因此早期诊断以 CT 检查为主；边缘性骨髓炎常伴相邻颌面间隙软组织炎症甚至脓肿形成，故亦可行 MR 检查，以同时观察颌骨及软组织病变。

第二节　婴幼儿颌骨骨髓炎

【简介】

婴幼儿颌骨骨髓炎（osteomyelitis）是一种非牙源性化脓性炎症，较为少见，与成年患者不同的是，其感染途径主要由远处化脓性病灶经血源性感染所致。因此多发生于血运丰富的上颌骨，由此可累及周围软组织，从而导致眶下软组织蜂窝织炎。

【病理基础】

婴幼儿颌骨骨髓炎主要表现为急性化脓性颌骨骨髓炎，骨髓腔内大量中性粒细胞浸润，伴脓肿形成，同时骨组织由于缺血而形成死骨。

【影像学表现】

病变早期 X 线可为阴性表现，CT 检查可见早期骨膜反应及骨质破坏区域，超声可显示上颌骨邻近软组织肿胀，脂肪间隙模糊。MRI 可进一步观察软组织表现，邻近软组织肿胀，脂肪间隙呈蜂窝状改变，并在 T_1WI 呈等低信号，脂肪抑制 T_2WI 呈不均匀高信号，增强呈不均匀强化。病变晚期可表现为骨质广泛破坏，CT 和 X 线表现为骨质密度减低、层状骨膜反应伴死骨形成、牙胚移位及缺失（见本节"病例"）。

【典型病例】

病例　患儿，男，4 岁。双侧下颌反复肿痛 3 个月，张口受限 1 周。诊断为双侧下颌骨婴幼儿颌骨骨髓炎，见图 4-2-1。

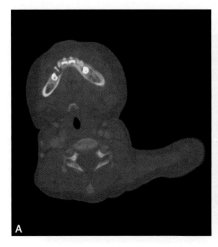
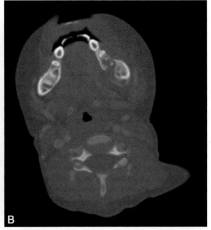

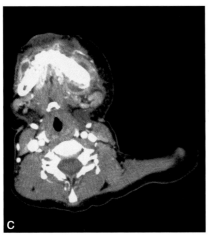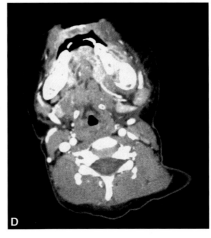

图 4-2-1　双侧下颌骨婴幼儿颌骨骨髓炎

轴位骨窗 CT(A、B)显示双侧下颌骨弥漫骨质破坏,可见层状骨膜反应,髓腔密度不均匀降低。轴位软组织窗 CT(C、D)显示双侧下颌骨体周围软组织明显肿胀,呈片状、环形强化改变。

【诊断思路及诊断要点】

婴幼儿颌骨骨髓炎由血源性感染引起,因此无病原牙,但可伴有其他骨髓炎症。早期诊断主要依靠临床表现,后期可发现颌骨广泛的骨质破坏及骨膜反应,但无明确的病原牙。

第三节　硬化性骨髓炎

【简介】

硬化性骨髓炎(sclerosing osteomyelitis)又称加雷骨髓炎(Garré's osteomyelitis),是一种少见的、非化脓性骨髓炎。其特点是骨膜成骨,不形成脓肿,无坏死骨发生。该病好发于儿童和青少年,是一种自身免疫性疾病。常见病因为根尖周感染,多与第一磨牙龋齿有关;也可来自

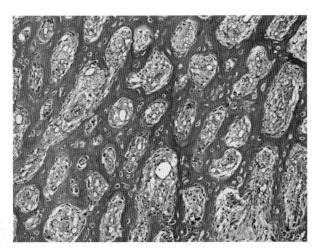

图 4-3-1　硬化性骨髓炎病理表现

可见平行排列的编织骨,表面可见成骨细胞围绕(HE,×20)

冠周炎或牙滤泡;少数无明确病原牙,可能为血源性感染。临床表现为局部肿胀、疼痛、颌骨膨隆及张口受限。

【病理基础】

硬化性骨髓炎镜下表现为骨膜下平行排列的反应性编织骨,编织骨表面较多成骨细胞围绕(图4-3-1),编织骨的骨小梁排列与骨表面垂直,有时也可互相连接呈网状,类似于纤维结构不良,小梁间的纤维结缔组织内可见散在炎性细胞浸润。

【影像学表现】

硬化性骨髓炎的发病原因分为牙源性和非牙源性。好发于单侧下颌角下缘及升支。X线及CT显示患侧骨质密度增高,骨质破坏较少或局限,主要为骨皮质硬化及大量骨膜成骨形成(见本节"病例"),新生骨多包绕原骨质形成"铠甲样"改变,周围软组织可有肿胀。

【典型病例】

病例　患者,男,20岁。右下颌骨肿痛6个月,张口受限1个月。诊断为右侧下颌骨硬化性骨髓炎,见图4-3-2。

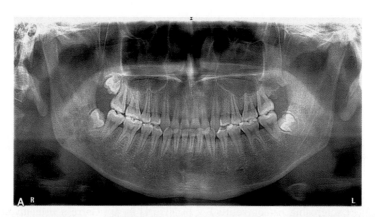

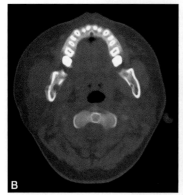 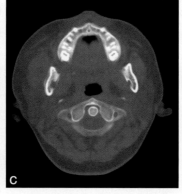 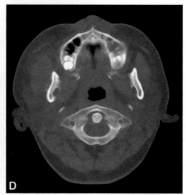

图4-3-2　右侧下颌骨硬化性骨髓炎

全景片(A)显示右下颌骨角部、升支骨质密度降低区域,各牙列形态及密度未见明显异常。CT(B~D)发现右下颌骨骨质破坏,可见层状骨膜反应。

【诊断思路及诊断要点】

硬化性骨髓炎最常见病因为根尖周感染、冠周炎,少数为血源性感染,无固定的病变中心。X线和CT表现上硬化性骨髓炎以骨质增生硬化为主,可有大量的骨膜成骨形成。牙源性边缘性骨髓炎病因可与硬化性骨髓炎类似,但X线和CT表现以骨质破坏为主。

第四节 特异性颌骨骨髓炎:结核

【简介】

颌骨骨结核(skeletal tuberculosis)是由结核杆菌引起的慢性特异性颌骨炎症,较为少见,多发生于颌骨及颧骨。感染途径多为血源性感染,结核杆菌通常原发于体内其他脏器,结核杆菌亦可通过创面直接侵犯骨组织,但较为少见。

【病理基础】

1. 大体检查 病灶区表现为黄色、干酪样的坏死区。

2. 镜下表现 镜下病变区表现为干酪样肉芽肿,肉芽肿中央为坏死,坏死周边见上皮样组织细胞、朗汉斯巨细胞及散在炎性细胞,周围见纤维结缔组织增生,周边骨组织可表现为不同程度的炎症,有时可见死骨。

【影像学表现】

结核性颌骨骨髓炎以骨质破坏为主,在 X 线和 CT 上表现为不规则密度减低区域,边界可清晰或不清晰。病灶较大并累及骨膜时可形成骨膜反应。骨质破坏后会有死骨形成,与化脓性骨髓炎不同的是,结核性颌骨骨髓炎形成的死骨较为细小。儿童结核性骨髓炎的骨质可有膨隆性的改变。口腔软组织的结核蔓延至颌骨者,可表现为局部骨质破坏,其死骨形态较为细小。

【诊断思路及诊断要点】

颌骨结核影像学表现以骨质破坏为主,X 线及 CT 上表现为局部密度减低区域,病变边界可清晰或不清晰,所形成的死骨形态较为细小,当病变累及骨膜时可引起骨膜反应。儿童的颌骨结核可有骨质膨隆改变。

第五节 化学性骨髓炎:双膦酸盐相关性颌骨坏死

【简介】

药物性骨坏死(medicated osteonecrosis)主要是由于药物机制导致颌骨坏死,并引起相关

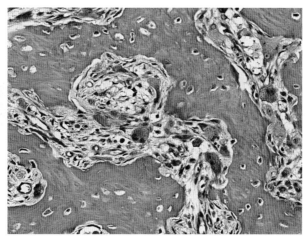

图 4-5-1 双膦酸盐相关骨坏死病理表现

粗细不一的骨小梁间可见多核巨细胞(HE,×40)。

骨髓炎的病理过程。本节主要介绍双膦酸盐相关骨坏死,是与双膦酸盐治疗相关的重要并发症。其机制尚不明确,主要认为双膦酸盐可诱导破骨细胞凋亡,抑制破骨细胞对骨的重吸收,从而抑制破骨细胞介导的骨转化和骨吸收。下颌骨发病率高于上颌骨。本病好发因素包括拔牙、手术、活检和修复体压力过大等。

【病理基础】

由于双膦酸盐相关性骨坏死是由于骨重建出现异常,故镜下骨小梁的改变与佩吉特病类似,骨小梁粗细不均,周围可见增大和不规则的破骨细胞(图 4-5-1),胞质内可见许多空泡,坏死区骨呈板层样小梁骨,并伴菌落形成。

【影像学表现】

影像表现分为双膦酸盐相关的骨改变和继发颌骨感染的影像学表现。骨改变包括骨质硬化、下颌神经管壁增厚,在 X 线和 CT 上均可见条状高密度影(见本节"病例"),下颌骨双侧均有累及;若继发颌骨感染则表现为骨质破坏,死骨形成,有时可有病理性骨折。

【典型病例】

病例 患者,女,62 岁。乳腺癌治疗后 3 年,左上后牙区不适 1 年。诊断为左上颌骨双膦酸盐相关骨坏死,见图 4-5-2。

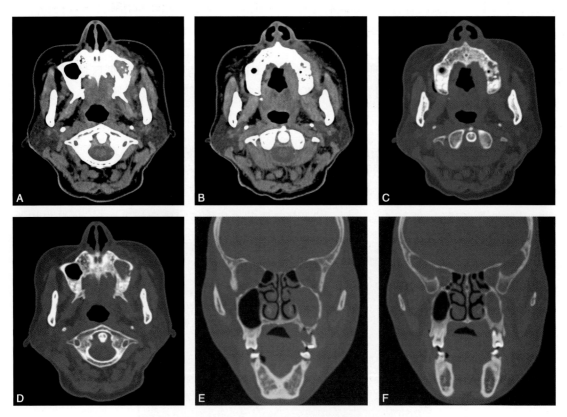

图 4-5-2 左上颌骨双膦酸盐相关骨坏死

轴位 CT 软组织窗(A、B)示左上颌骨颊侧软组织不规则增厚,局部颊间隙模糊。轴位 CT 骨窗(C、D)示左上颌骨骨质吸收破坏,且无明显骨膜反应。冠状位 CT 骨窗(E、F)能够进一步观察骨质破坏范围,该病例左上颌骨骨质破坏,但上颌窦底壁完整。

【诊断思路及诊断要点】

双膦酸盐相关骨坏死的诊断关键在于患者必须有明确的药物接触史。其影像表现无明显特异性,与牙源性骨髓炎、放射性骨坏死较难鉴别,影像学的主要鉴别点在于早期出现骨硬化的表现,以及骨沉积导致的颌骨膨隆性改变。

第六节　颌骨放射性骨坏死

【简介】

放射性骨坏死(osteoradionecrosis)是口腔颌面部放射治疗严重的并发症,同时还伴有软组织损伤及牙齿的放射性龋。颌骨放射性骨坏死是由放射性照射导致的、不能愈合的、细胞缺氧性损伤,而非受照射骨的真性骨髓炎。受照射部位及血供影响,下颌骨的发病率高于上颌骨,下颌骨后部的发病率高于前部。放射性骨坏死的发生与术后放射剂量、拔牙情况有关。

【病理基础】

放射性骨坏死镜下主要表现为骨组织的变性和坏死而非炎症,可表现为板层骨纹理不清、着色不均,小梁骨萎缩,可见骨微裂,病变严重时骨陷窝空虚,呈坏死改变。骨髓腔内可见不同程度的纤维化,继发感染时可见炎症细胞浸润(图4-6-1)。有时可见血管改变,如小动脉内膜、内弹力层消失,肌层纤维化,外膜增厚等。

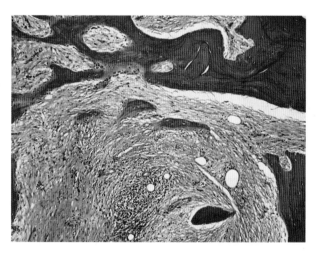

图 4-6-1　颌骨放射性骨坏死病理表现
骨小梁间以纤维组织增生为主,见炎性细胞局灶浸润(HE,×10)。

【影像学表现】

X 线及 CT 表现特点:病变早期表现为局限性的骨质破坏(见本节"病例"),髓腔密度不均匀,可见小斑片状低密度影,形态不规则,边界不清晰。随着病程的进展,骨质破坏范围会逐渐增大,并形成死骨,较大范围的破坏可致病理性骨折。病变区域很少见到层状骨膜反应,因为骨膜对于放射线高度敏感,这一表现不同于化脓性骨髓炎表现。

【典型病例】

病例　患者,男,45 岁。右侧鼻咽癌放射治疗后 4 年,右上颌骨疼痛 3 个月。诊断为右侧上颌骨放射性骨坏死,见图4-6-2。

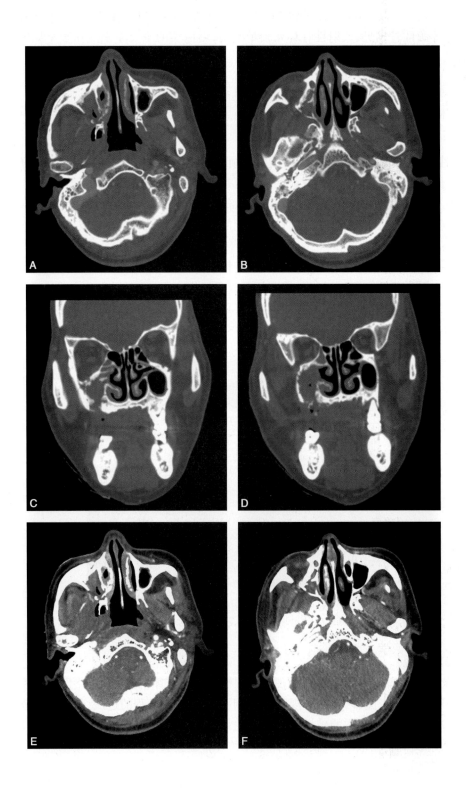

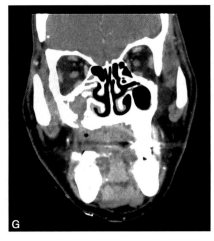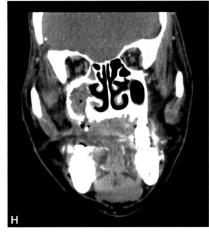

图 4-6-2　右侧上颌骨放射性骨坏死

轴位 CT 骨窗(A、B)示右侧上颌骨外侧壁、后壁骨质破坏,冠状位 CT 骨窗(C、D)进一步明确右上颌窦顶壁及底壁骨质破坏,均未见明显骨膜反应。轴位和冠状位 CT 软组织窗(E～H)示右上颌窦、翼腭窝及咀嚼肌间隙软组织弥漫增厚,脂肪间隙消失。

【诊断思路及诊断要点】

首先必须明确是否具有明确的放射治疗史。放射性骨坏死中有牙齿时与牙源性骨髓炎较难鉴别,影像学上均可表现为骨质破坏及死骨形成,但是放射性骨坏死通常无明显层状骨膜反应。

第七节　颌面骨炎症影像学诊断思路

1. 诊断思路

（1）明确临床病史:除红、肿、热、痛的炎症表现外,必须明确患者年龄、拔牙史、药物接触史、放射治疗史等,从而进行进一步诊断。

（2）定位:明确病变发生部位、毗邻牙结构情况、骨质破坏范围、邻近软组织受累情况。

（3）定性:不同种类骨髓炎的鉴别,牙源性化脓性骨髓炎的特点在于有明确病原牙;颌骨结核的特点在于死骨较为细小,且儿童颌骨结核可有骨质膨胀性改变;放射性骨坏死的影像学特点在于较少具有骨膜反应。

2. 鉴别诊断思路

（1）初步判断:明确临床病史后能够对于颌骨炎症种类作出初步判断,并根据不同的判断选择相应的影像学诊断方法。

（2）鉴别诊断:对于骨质破坏明显并累及软组织的病变需要与恶性肿瘤进行鉴别,通常可通过死骨、层状骨膜反应等骨髓炎特异性征象进行鉴别诊断。

报告书写规范要求

（1）描述颌骨病变的发生部位,骨质破坏区的大小、形态、边界及累及范围等。

（2）全面观察,注意病变始发因素的描写,由病变主体开始描述,注意周围邻近组织情况,如有无骨膜反应,邻近软组织有无肿胀,病变骨质邻近牙体结构情况(是否有病原牙),颈部淋巴结情况,下颌神经管情况。

例如:化脓性骨髓炎

影像描述:全景片示左下 7 牙根周围骨质破坏,密度降低。CT 示左下颌骨体部舌侧层状骨膜反应。MRI 示左侧下颌骨骨髓腔信号异常,T_1WI 呈稍低信号,脂肪抑制 T_2WI 呈不均匀高信号,周围软组织明显肿胀,见片状 T_1WI 低信号、T_2WI 高信号,边界不清。

影像学诊断:左下颌骨化脓性骨髓炎。

===== 练习题 =====

1. 名词解释

硬化性骨髓炎

放射性骨坏死

2. 选择题

(1) 下列有关化脓性骨髓炎影像表现的叙述,错误的是

A. 急性骨髓炎早期 X 线可发现广泛骨质破坏

B. 骨质破坏在 X 线上呈不规则密度减低区

C. 随着病变进展,病灶内部可见高密度死骨

D. 可见线样或层状骨膜反应

E. 磁共振 T_2WI 急性炎症区域呈高信号改变

(2) 下列骨髓炎症无明显骨膜反应的是

A. 牙源性中心性骨髓炎 　　B. 牙源性边缘性骨髓炎

C. 放射性骨坏死 　　D. 硬化性骨髓炎

E. 药物性骨坏死

3. 简答题

试述化脓性骨髓炎的分型及各型影像学特征。

选择题答案:(1) A　(2) C

(唐为卿　张春叶　李　江)

===== 推荐阅读资料 =====

[1] 马绪臣. 口腔颌面医学影像学. 6 版. 北京:人民卫生出版社,2012:120-133.

[2] 王铁梅,余强. 口腔医学:口腔颌面影像科分册. 北京:人民卫生出版社,2015:161-196.

[3] 李传亭,杨振贞,沈天真,等. CT 和 MR 在颌骨骨髓炎中的应用价值. 医学影像学杂志,2002,12(1):44-46.

[4] 董杰,陈业强,于洪存,等. 婴幼儿型骨髓炎临床影像学分析. 医学影像学杂志,2007,17(2):110.

［5］　NEVILLE BW,DAMM DD,ALLEN CM,et al. 口腔颌面病理学. 3 版. 李江,译. 北京：人民卫生出版社,2013:104-130,249-286.

［6］　SPINNATO G,AGNIHOTRI N,ZICCARDI V B. Garré′s osteomyelitis in a patient with chromosome 22q11. 2 syndrome:a case report. J Oral Maxillofac Surg,2011,69(6):e75-e77.

［7］　SCHWARTZ H C,KAGAN A R. Osteoradionecrosis of the mandible:scientific basis for clinical staging. Am J Clin Oncol,2002,25(2):168-171.

第五章

颌面骨囊肿影像学诊断和病理基础

由于残余上皮及牙源性上皮的存在,使得颌骨囊肿的发生率明显高于其他骨骼,同时其类型繁多。在 2017 年 WHO 头颈部肿瘤分类中,颌面骨的囊肿被分为感染源性牙源性囊肿、牙源性和非牙源性发育囊肿、巨细胞病变和单纯性骨囊肿三大类。感染源性牙源性囊肿包括根尖周囊肿和感染性附属囊肿。牙源性和非牙源性发育性囊肿包括含牙囊肿、牙源性角化囊肿、牙周侧囊肿和牙源性葡萄状囊肿、牙龈囊肿、腺牙源性囊肿、牙源性钙化囊肿、牙源性正角化囊肿和鼻腭管囊肿。巨细胞病变和单纯性骨囊肿包括中心性巨细胞肉芽肿、外周性巨细胞肉芽肿、巨颌症、动脉瘤样骨囊肿和单纯性骨囊肿。

第一节　牙源性角化囊肿

【简介】

根据 2017 年 WHO 牙源性和颌面骨肿瘤分类,牙源性角化囊肿(odontogenic keratocyst,OKC)被定义为是一种牙源性囊肿,之前被称为牙源性角化囊性瘤,被认为是一种牙源性肿瘤。该病年龄分布较广,但有两个高峰期:20~30 岁和 50 岁年龄,男性较女性多见,最主要的临床特点是具有潜在的侵袭性、复发率高及多发性的倾向性。由于本病主要沿颌骨长轴方向生长,而且膨胀的方向多向舌侧,因此临床上多数患者无明显症状;部分 OKC 可因感染而出现局部疼痛、肿胀,甚至瘘管形成等症状。一般术前要确定是全部囊性,还是有实性成分,如果全部囊性即行开窗处理,如果有实性成分,就需进行其他治疗。多发的 OKC 往往是基底细胞痣综合征的表现之一。

【病理基础】

1. **大体检查**　囊壁菲薄光滑,呈灰白色,继发感染时可呈灰红或灰黄色,囊腔内常含黄白色角化物(图 5-1-1A)。

2. **镜下表现**　镜下见衬里上皮为 5~8 层细胞的复层鳞状上皮,表层呈波浪状不全角化,基底层为立方或柱状细胞,细胞核呈栅栏状排列,囊壁为较薄的纤维组织,一般炎症细胞较少(图 5-1-1B)。继发感染时,衬里上皮和囊壁均失去其特征性的表现,衬里上皮可显著增生,囊壁内大量炎性细胞浸润。

【影像学表现】

OKC 好发于下颌骨第三磨牙区,下颌骨较上颌骨多见。下颌骨磨牙区病灶可向前延伸至下颌骨体部甚至对侧区域,向后可累及下颌骨升支;上颌骨病灶多位于上颌骨后部,病灶大时可累及整个上颌窦甚至眼眶底部;约 10% 的患者可有多发病灶。单囊型病灶较多囊型常见。

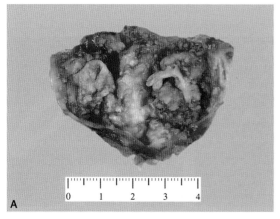
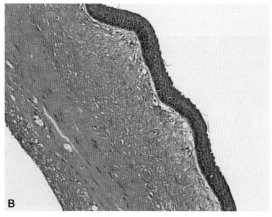

图 5-1-1 牙源性角化囊肿病理表现

A.大体检查见囊肿囊壁菲薄,内含灰白色角化物;B.镜下见衬里上皮表层不全角化,呈波浪状,基底层
细胞排列呈栅栏状(HE,×20)。

该病有一般颌骨囊肿的特点:膨胀性生长、境界清楚、边缘光滑、有硬化边。下颌骨病灶常沿颌
骨长轴方向生长是其重要的特点之一(见本节"病例1"),颌骨的膨胀性改变不如其他颌骨囊
肿或良性牙源性肿瘤明显,膨胀的方向多向舌侧。

1. CT 表现 CT平扫可表现为水样或软组织样密度(见本节"病例2"),部分病灶内因富
含角化物而表现为更高密度(见本节"病例3");增强呈薄壁环形强化,合并感染时囊壁稍增
厚且强化明显。

2. MRI 表现 平扫 T_1WI 呈等或稍低信号,T_2WI 呈高信号;增强可见囊性病变不强化,而
病灶边缘可有强化,如合并感染则边缘强化更明显。

3. 其他表现 OKC可造成邻近牙受压移位和病变区牙根的吸收,牙根的吸收部位常呈斜面
状;下颌骨的病灶常位于下颌神经管的上方,可造成下颌神经管向下或向外侧移位。基底细胞痣
综合征中65%~75%的患者有多发性颌骨OKC,另部分患者合并有骨骼发育异常(如叉状肋、颈
肋、脊椎骨畸形等)(见本节"病例4")及钙磷代谢异常(如脑幕或脑镰钙化、蝶鞍韧带钙化等)。

【典型病例】

病例1 患者,男,40岁。右下颌肿胀伴疼痛8天。诊断为右下颌骨OKC,见图5-1-2。

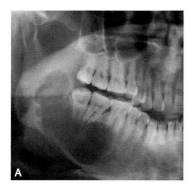
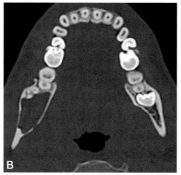
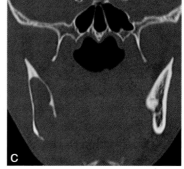

图 5-1-2 右下颌骨牙源性角化囊肿

口腔曲面体层片(A)示右下颌后磨牙区局限性透亮影,境界清楚,病灶向后上方累及右下颌升支;CT
(B、C)清楚显示病灶沿颌骨的长轴生长,境界清楚,边缘光滑,局部骨质略呈膨胀性改变。

病例2　患者,女,65岁。左下颌拔牙后流脓1月余。诊断为左下颌骨OKC,见图5-1-3。

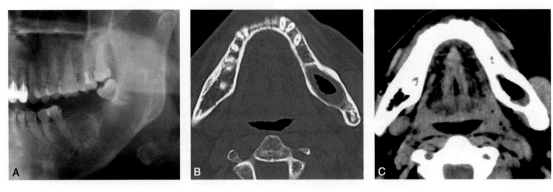

图5-1-3　左下颌骨牙源性角化囊肿

口腔曲面体层片(A)示左下颌后磨牙区局限性透亮影,境界清楚,边缘光滑,可见硬化边;CT(B、C)示左下颌病灶边界清楚,局部颌骨略膨胀,病灶内可见气体影,病灶周围无异常软组织肿块。

病例3　患者,女,47岁。无意中发现左鼻旁肿大2月余。诊断为左上颌骨OKC,见图5-1-4。

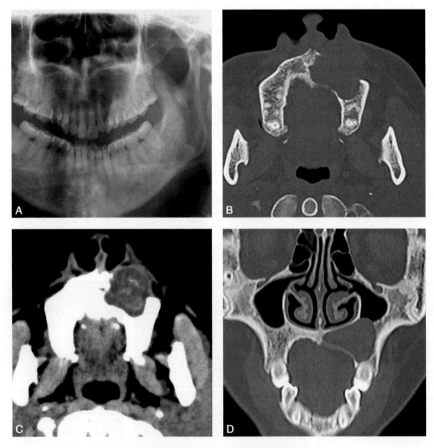

图5-1-4　左上颌骨牙源性角化囊肿

CT平扫轴位骨窗(B)可清楚地显示病灶的范围,同时可见病灶向唇侧膨胀,唇侧骨皮质破坏中断,边缘部分见硬化边;轴位软组织窗(C)示病灶内密度不均匀,可见小斑点状高密度影。

病例 4　患儿,男,11 岁。发现左下颌区膨隆 1 个月。诊断为基底细胞痣综合征,见图 5-1-5。

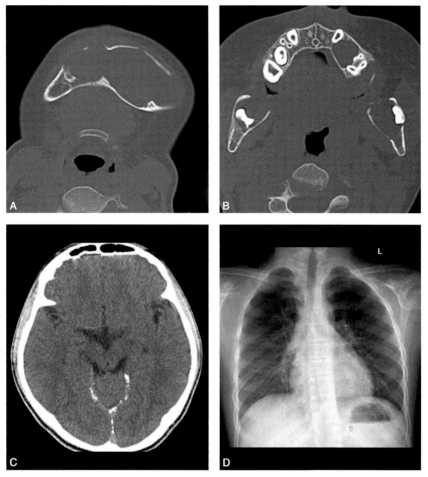

图 5-1-5　基底细胞痣综合征
CT(A、B)示上下颌骨多发性囊肿,下颌骨一囊肿沿颌骨的长轴生长,境界清楚;
颅脑 CT 平扫(C)示脑膜钙化;胸部平片(D)示左侧第 4 前肋呈叉状改变。

【诊断思路及诊断要点】

OKC 具有一般颌骨囊肿的特点,比较特征性的影像学表现为病灶常沿颌骨长轴生长,而颌骨的膨胀可以不明显;由于部分病例病灶内富含角化物,在常规影像上与颌骨肿瘤性病变相似,但其增强不强化有助于鉴别;对于多发的颌骨 OKC,要考虑到基底细胞痣综合征的可能。

第二节　含牙囊肿

【简介】

含牙囊肿(dentigerous cyst)又称滤泡囊肿,是指囊壁包含一个未萌出牙牙冠并附着于该牙的牙颈部的囊肿。含牙囊肿属于发育性囊肿,其形成机制可能是缩余釉上皮和未萌出牙牙冠之间有异常的液体聚集,感染和外伤可能是其诱发因素。含牙囊肿可发生于任何年龄,病变较小时无临床症状,较大的病变可出现颌面部膨隆,甚至颜面部畸形等;该病发展缓慢,预后好,术后少有复发。

【病理基础】

1. **大体检查**　囊壁包绕牙颈部,牙冠位于囊腔内,囊壁呈灰白或灰黄色,较薄(图 5-2-1A)。

2. **镜下表现**　衬里上皮为 2~3 层扁平或矮立方状细胞的上皮,类似缩余釉上皮,可见少量黏液细胞(图 5-2-1B),炎症刺激时衬里上皮可表现为复层鳞状上皮,囊壁为纤维或幼稚的纤维黏液样组织。

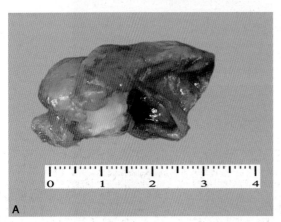
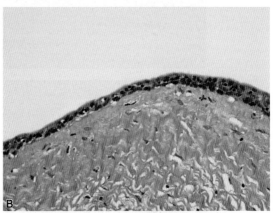

图 5-2-1　含牙囊肿病理表现

A. 囊肿壁包绕磨牙牙冠;B. 囊壁衬里上皮较薄,可见个别黏液细胞分化(HE,×40)。

【影像学表现】

含牙囊肿好发于上颌前牙区和上颌或下颌的第三磨牙区,病灶以单发常见。含牙囊肿的特征性影像表现为囊肿的囊壁围绕在未萌出牙的冠根交界处,未萌出牙的牙冠朝向病变中心(见本节"病例 1");绝大部分的囊腔位于牙冠的一侧,但也有少部分病灶呈偏心性生长。病灶内所含的牙齿可为单个,也可有多个,但以单个多见;随着囊肿的增大,受累牙可受压向根尖方向移位,上颌骨病变可使受累牙移至眼眶底部,下颌第三磨牙含牙囊肿可使下颌第三磨牙移位至髁突和冠突或下颌骨下缘。病灶的邻近牙可有受压推移改变,但少有牙根吸收。

X 线及 CBCT 表现:含牙囊肿常表现为单房的、类圆形低密度影,边缘光滑,周围有硬化边。CT 上,病灶内为水样密度(见本节"病例 2"),少部分病例病灶内密度较高呈软组织密度;增强囊壁可线样强化,中心内容物无强化。

MRI 表现:T_1WI 呈等或低信号,T_2WI 呈较均匀高信号;CT 或 MRI 增强可见囊内容物不强化,囊壁可呈线样强化。

【典型病例】

病例 1　患者,男,41 岁。因上牙疼痛,检查发现左上颌病变 10 个月。诊断为左上颌骨含牙囊肿,见图 5-2-2。

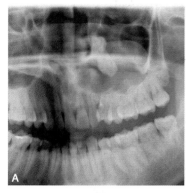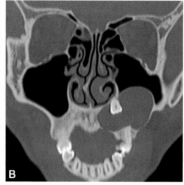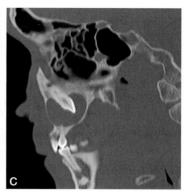

图 5-2-2　左上颌骨含牙囊肿

口腔曲面体层片（A）示左上颌一囊样密度减低区，境界清楚，边缘光滑，部分病灶突出至左侧上颌窦内，病灶内包含一未萌出牙，未萌出牙的牙冠朝向囊腔内；CT（B、C）可清楚显示病灶的形态与范围，并可见囊肿壁包绕在未萌出牙冠根交界处。

病例 2　患者，男，54 岁。发现右下颌肿物 1 周余。诊断为右下颌磨牙区含牙囊肿，见图 5-2-3。

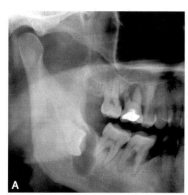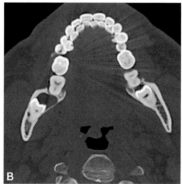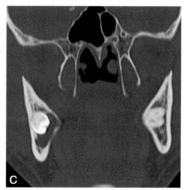

图 5-2-3　右下颌磨牙区含牙囊肿

口腔曲面体层片（A）示右下颌一囊样密度减低区，境界清楚，边缘光滑，病灶内包含未萌出的第三磨牙，未萌出牙的牙冠朝向囊腔内；CT（B、C）可清楚显示病灶的囊壁包绕在未萌出牙冠根交界处。

【诊断思路及诊断要点】

囊肿的囊壁围绕在未萌出牙的冠根交界处，未萌出牙的牙冠朝向病变中心是含牙囊肿的特征性改变，诊断不难。

第三节　残余囊肿

【简介】

残余囊肿（residual cyst）是由于根尖周肉芽肿或根尖周囊肿在拔牙后未彻底清除病变所形成的囊肿。患者有拔牙的病史，通常无临床症状。本病主要采用囊肿刮治术。

【病理基础】

1. 大体检查　囊壁呈灰黄或暗红色，囊内含棕、褐色较浓稠物，可见散在点状油脂样物。

2. 镜下表现 镜下表现为炎症性囊肿,囊腔内可含有细胞碎片及囊液,囊壁内衬复层鳞状上皮,偶尔上皮内可见透明小体,囊壁内侧及上皮内可见多少不等的炎症细胞浸润,包括中性粒细胞、淋巴细胞、浆细胞,囊壁内常可见泡沫样组织细胞、胆固醇结晶,囊壁最外侧为增生的纤维组织(图 5-3-1)。

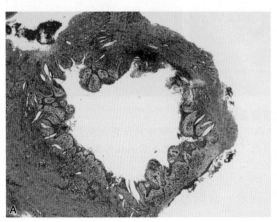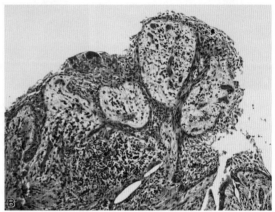

图 5-3-1 残余囊肿病理表现

A. 囊腔内衬复层鳞状上皮,囊壁内炎性细胞浸润(HE,×4);B.复层鳞状上皮呈网状增生,上皮内可见透明小体(HE,×20)。

【影像学表现】

上、下颌骨均可发生残余囊肿,下颌骨略多见,病变一般位于下颌神经管的上方。在无牙区可见圆形或类圆形的低密度影,边界清晰,可有硬化边(见本节"病例")。当合并感染时,硬化边可消失。较大的病变可达缺牙区的牙槽嵴,可引起颌骨轻度膨胀,邻近牙可受压移位及发生牙根吸收。

【典型病例】

病例 患者,女,48 岁。右面部疼痛不适 2 个月。诊断为右下颌第三磨牙区残余囊肿,见图 5-3-2。

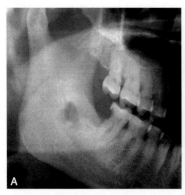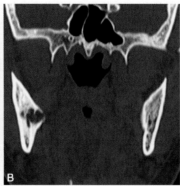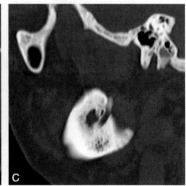

图 5-3-2 右下颌第三磨牙区残余囊肿

口腔曲面体层片(A)示右下颌第三磨牙缺如,相当于其牙根处见一结节状低密度影,境界清楚;CT(B、C)清楚显示病灶,境界清楚,边缘光滑,位于下颌神经管的上方。

【诊断思路及诊断要点】

残余囊肿患者均有拔牙病史,在缺牙区发现境界清楚的类圆形低密度影,诊断较容易;有时残余囊肿需与角化囊肿进行鉴别,角化囊肿较小时可有与残余囊肿相似的影像学表现,但多无拔牙史,而且角化囊肿的病变有沿颌骨长轴生长的倾向。

第四节　牙源性钙化囊肿

【简介】

牙源性钙化囊肿(calcifying odontogenic cyst,COC)曾被命名为牙源性钙化囊性瘤(calcifying cystic odontogenic tumour)或 Gorlin 囊肿,曾被认为是一类较少见的囊性牙源性良性肿瘤,而在 2017 年 WHO 头颈部肿瘤分类中把其归类为牙源性发育性囊肿。该病可发生于任何年龄,上、下颌骨的发病率基本相同,病灶多位于切牙-尖牙区,大部分病灶位于骨内,少部分病灶可位于骨外;患者多无临床症状,但部分可表现为颌骨无痛性肿大;该病预后较好,一般不会恶变,手术治疗后少有复发。

【病理基础】

1. **大体检查**　囊肿的囊壁部分区域粗糙,可见黄白色、颗粒状钙化物(图 5-4-1A)。

2. **镜下表现**　COC 由纤维囊壁和牙源性衬里的上皮组成,衬里上皮的基底细胞呈立方状或柱状,细胞核远离基底膜,基底上层细胞排列疏松,类似单纯囊性型的成釉细胞瘤。COC 最典型的组织学特点是衬里上皮内存在数量不等的影细胞,影细胞可以单个或成簇位于上皮内,为边界清楚的淡嗜伊红的大细胞,其特征为细胞核消失但仍保留细胞核基本的轮廓,影细胞本质为变性的上皮细胞。影细胞可发生钙化,初始为细小或粗大的嗜碱性颗粒,随后钙化的细胞可互相堆积形成钙化团(图 5-4-1B)。上皮衬里旁常可见牙本质样组织形成,在约 20% 的病例中,可见类似于牙瘤中的牙齿硬组织形成。纤维囊壁内可见小的子囊、上皮岛或影细胞团。

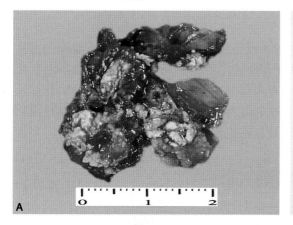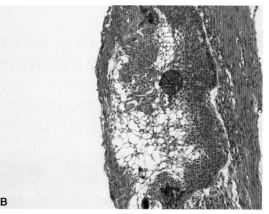

图 5-4-1　牙源性钙化囊肿病理表现

A. 囊肿内壁可见黄白色钙化物;B. 镜下见囊壁衬里上皮具有牙源性特征,内可见影细胞团及钙化(HE,×20)。

【影像学表现】

大部分病灶位于颌骨的切牙-尖牙区;病灶以单囊多见。

1. X 线及 CBCT 表现 病灶呈类圆形的骨质密度减低区,病变区颌骨可膨胀,边缘清晰。

2. CT 表现 病灶内容物多呈水样密度,而囊壁较厚,壁内可见多发小钙化灶为其特征性表现(见本节"病例");增强囊壁可有强化,囊内容物不强化。

3. MRI 表现 囊内容物在 T_1WI 多呈低信号,T_2WI 呈高信号,而囊壁则呈等低信号;增强囊壁可有强化,而囊内容物不强化。

4. 其他表现 病变可致病变内牙根吸收,邻近牙可受压移位。

【典型病例】

病例 患儿,女,13 岁。发现左下颌肿物 4 天。诊断为左下颌骨 COC,见图 5-4-2。

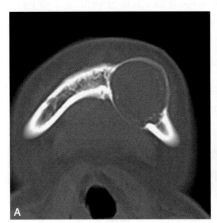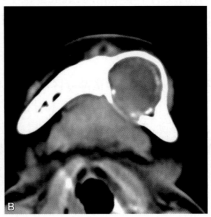

图 5-4-2 左下颌骨牙源性钙化囊肿

轴位骨窗(A)示左下颌骨尖牙区一圆形膨胀性骨质破坏区,骨皮质变薄,境界清楚;
轴位软组织窗(B)示病灶内部呈等-低混杂密度,其内另见不规则钙化影。

【诊断思路及诊断要点】

本病好发于颌骨的切牙-尖牙区,典型的影像表现为囊样病灶有较厚的囊壁,囊壁内可见多发小钙化灶;本病须与其他含钙化的病变,如牙源性钙化上皮瘤、牙源性腺样瘤等相鉴别,牙源性钙化上皮瘤好发于下颌的磨牙区,病灶内常有未萌出牙及不同形态的钙化,而且钙化往往位于未萌出牙的牙冠周围;牙源性腺样瘤好发于年轻女性,以上颌骨尖牙区最常见,病灶内往往包含未萌出的尖牙,同时病灶内可见散在小粟粒样钙化为其特点。

第五节 鼻腭管囊肿、正中囊肿

【简介】

鼻腭管囊肿(nasopalatine duct cyst)又称为切牙管囊肿、鼻腭囊肿等,是来源于鼻腭管内残余上皮的一种发育性面裂囊肿,有特定的发生部位及病变形态,也是临床最常见的上颌骨非牙源性囊肿。患者临床上多无自觉症状,位置较浅的病灶可表现为腭乳头区微小隆起,境界清楚,呈蓝色,触之有波动感;位置较深的病灶难以被发现。正中囊肿(median cyst)是指位于上颌或下颌中线区的囊肿,根据位置的不同可分为上颌正中囊肿和下颌正中囊肿,该囊肿也属于发育性面裂囊肿,病理上与其他面裂囊肿难以鉴别,所以已很少提及和诊断。这两种囊肿的治疗主要是手术治疗,术后少有复发。

【病理基础】

镜下见鼻腭管囊肿囊壁的衬里上皮变化较多,可以是复层鳞状上皮、假复层柱状上皮(可有或无纤毛)、单层柱状上皮或单层立方上皮。多数情况下,同一囊肿内可见到一种以上上皮,其中复层鳞状上皮最多见,可见于至少 3/4 的囊肿,其次为假复层柱状上皮,可见于 1/4~3/4 的囊肿,柱状上皮可伴有少量黏液细胞分化。鼻腭管囊肿的囊壁内组织较有特征性,常可见到中等大小的神经和小的动、静脉,约 1/3 的病例可见到小唾液腺,偶尔可见小的软骨岛,囊壁内常可见轻到重度的炎症细胞浸润,主要为慢性炎性细胞。鼻腭管囊肿病理表现见图 5-5-1。

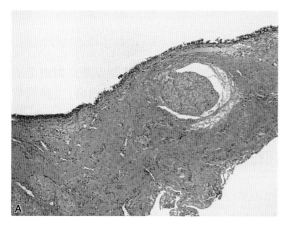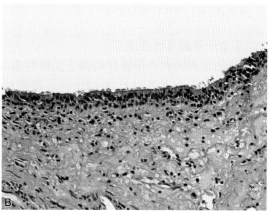

图 5-5-1 鼻腭管囊肿病理表现
A.纤维囊壁内可见神经血管束(HE,×10);B.纤维囊壁上衬纤毛柱状上皮(HE,×40)。

【影像学表现】

鼻腭管囊肿多数位于上颌中线前部,左右中切牙牙根之间或后方;部分病灶由于鼻腭管上方裂开而位于中线旁。较大的鼻腭管囊肿可向前突入上颌中切牙牙根之间,引起牙根向两侧移位,但牙根少有吸收,同时中切牙的硬骨板及牙周膜连续性存在。

1. X 线和 CBCT 表现 病灶呈圆形或卵圆形的囊样低密度影,境界清楚,有硬化边(见本节"病例");咬𬌗片上由于前鼻棘的重叠而呈心形低密度影;CBCT 可清楚显示病变区周围异常的鼻腭孔。

2. CT 表现 平扫病灶内呈水样密度(见本节"病例"),增强病变内部无强化。

3. MRI 表现 T_1WI 多呈等或低信号,部分病例由于病灶内富含蛋白而呈高信号,T_2WI 呈高信号,增强无强化。

正中囊肿在影像上表现为颌骨中线区圆形或椭圆形的囊样低密度影,上颌正中囊肿位于鼻腭管的后部,病灶周围可见正常的鼻腭孔。

【典型病例】

病例 患者,男,40 岁。颌面部外伤检查发现上颌骨病变 1 周。诊断为鼻腭管囊肿,见图 5-5-2。

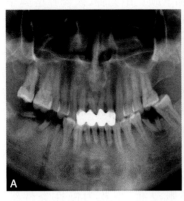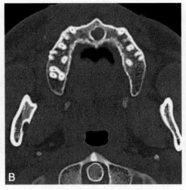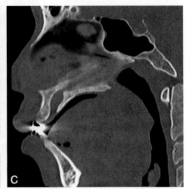

图 5-5-2 鼻腭管囊肿

口腔曲面体层片(A)示上颌中线区一结节状低密度影,境界清楚,边缘有硬化边,病灶上缘与前鼻棘重叠,下缘延伸至两侧中切牙牙根之间;CT轴位(B)、矢状位(C)骨窗示上颌骨正中病灶,境界清楚,边缘光滑,病灶与鼻腭管相连。

【诊断思路及诊断要点】

鼻腭管囊肿和正中囊肿均属于发育性面裂囊肿,有固定的发生部位,诊断不难。但由于正常鼻腭管的大小变异很大,有时大的鼻腭管与小的鼻腭管囊肿较难鉴别,一般而言,当鼻腭管的直径超过 6mm 时应高度怀疑鼻腭管囊肿的可能。

第六节 单纯性骨囊肿

【简介】

单纯性骨囊肿(simple bone cyst)囊腔内充填为液体,四壁为薄的壳膜。单纯性骨囊肿常发生于5~15岁的儿童,男女比例约为2∶1,可发生于颌骨的任何部位,通常为单发,少见多发,生长缓慢。早期可无自觉症状,若继续生长,骨质逐渐向周围膨胀,则形成面部畸形,如发展到更大时,表面骨质变为极薄的骨板,扣诊时可有乒乓球样的感觉。单纯性骨囊肿的发病机制尚不清楚,但多认为与创伤后的反应有关。本病治疗上以手术为主。

【病理基础】

单纯性骨囊肿囊壁无上皮衬里,由血管纤维结缔组织带排列而成(图5-6-1),或表现为增厚的黏液纤维组织,常可以见到不成熟的花边状骨样组织,偶可见巨细胞及花边状营养不良性钙化。

【影像学表现】

单纯性骨囊肿一般多呈圆形或椭圆形低密度骨质缺损,边缘清晰。

1. X线表现 颌面骨的中心性、溶骨性破坏,周围见菲薄的硬化边,一般无骨膜反应。合并病理性骨折时,骨碎片向囊内移位,称为"骨片陷落征"。

2. CT表现 囊肿多呈中心型,病灶内密度均匀,囊内CT值接近水的密度(见本节"病例"),有出血者CT值升高。多无囊内间隔,周围多有致密硬化带,少有邻牙移位和牙根吸收表现。

3. MRI表现 病灶呈圆形或椭圆形,边缘清晰,T_1WI 呈低中等信号,T_2WI 呈高信号,囊内出血可见液-液平,边缘如有骨质硬化,则 T_1WI、T_2WI 均呈低信号。

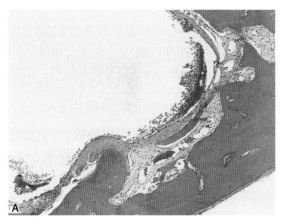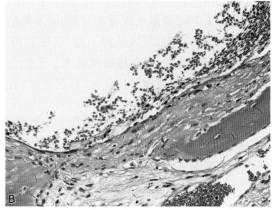

图 5-6-1　单纯性骨囊肿病理表现

A. 病变表现为骨内的囊腔(HE,×10);B. 囊壁由增生纤维组织构成,无衬里上皮(HE,×40)。

【典型病例】

病例　患儿,男,13 岁。发现右下颌无痛性肿物 1 年余。诊断为右侧下颌骨单纯性骨囊肿,CT 表现见图 5-6-2。

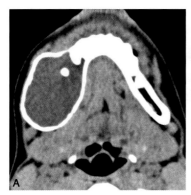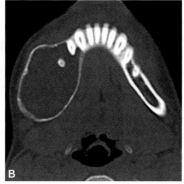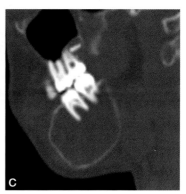

图 5-6-2　右侧下颌骨单纯性骨囊肿

CT 轴位(A、B)示右下颌骨一囊样膨胀性病变,境界清楚,边缘光滑,病灶内呈均匀水样密度,局部骨皮质完整;斜矢状位(C)病灶内可见右下磨牙的牙根,牙根骨质无明显吸收。

【诊断思路及诊断要点】

本病多见于儿童,80%患者有外伤史,典型的影像表现为境界清楚的圆形或椭圆形囊样低密度影,周围常有完整的硬化边,如合并病理性骨折,可见"骨片陷落征";部分病灶可累及邻近牙的牙根,需要与根尖周囊肿进行鉴别。根尖周囊肿是炎症性起源的囊肿,患者有龋齿病史,所包含的病损牙牙根可有骨质吸收改变,而单纯性骨囊肿一般无临床症状,所累及的牙根一般无骨质吸收。

第七节　动脉瘤样骨囊肿

【简介】

动脉瘤样骨囊肿(aneurysmal bone cyst,ABC)是一种良性、膨胀性、溶骨性的囊样病变,以病灶囊腔内充满血液和病灶内纤维间隔中含有破骨细胞为特点。该病约占原发性骨肿瘤和瘤样病变的1.3%,而累及颌骨者罕见;好发年龄多在30岁以下,约70%的患者有外伤史,部分患者可与其他病变(如纤维结构不良、巨细胞肉芽肿、骨肉瘤等)并存。临床可表现为短时间内面部局部明显肿大,伴有疼痛或麻木。上颌骨的病变甚至可累及眼眶,引起突眼和复视。治疗多以手术为主,其他还包括介入、低剂量放射治疗和药物治疗。

【病理基础】

囊肿由充满血液的或空的血窦样腔隙组成,腔隙衬以巨噬细胞和成纤维细胞,无上皮衬里,镜下常可见飘带样结构(图5-7-1A)。腔隙的分隔为成纤维细胞、破骨细胞样巨细胞、反应性骨或不规则的类骨质,也可见含铁血黄素沉积,核分裂较常见,但无异常核分裂(图5-7-1B)。有时病变可以实性成分为主,而囊性区较少或不明显。ABC也可继发于其他病变,包括骨母细胞瘤、纤维结构不良、骨化纤维瘤。

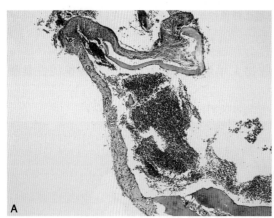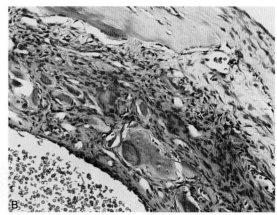

图5-7-1 动脉瘤样骨囊肿病理表现

A.病变呈飘带样,囊壁旁含大量红细胞(HE,×10);B.病变主要由纤维细胞及骨样组织构成(HE,×40)。

【影像学表现】

颌骨的ABC以下颌骨较多见,而且好发于下颌骨的磨牙区和下颌骨的升支部;以多囊者多见,单囊者少见。ABC可致病变区的牙齿移位,但牙根的吸收较少见。

1. X线及CBCT表现 病变呈蜂窝状、皂泡状的骨质密度减低区,病灶区膨胀明显,部分可呈气球状改变,多数病变有清晰的边缘或硬化边,膨胀区骨皮质可不连续,边缘可见层状的骨包壳。

2. CT表现 多呈囊实性膨胀性骨质破坏(见本节"病例"),病灶内有不规则的、粗细不等的骨性分隔,囊腔内可见特征性的液-液平面;增强囊壁及分隔可见强化,其中心内容物无强化。

3. MRI表现 T_1WI多呈高低混杂信号,T_2WI可见典型的液-液平面,其上层主要为血清,呈高信号,下层主要为细胞及碎裂的细胞产物,呈低信号;增强病变的囊壁及分隔可有强化(见本节"病例")。

【典型病例】

病例 患者,男,24岁。右侧下颌肿块伴疼痛1周余。诊断为右下颌骨纤维结构不良伴ABC,见图5-7-2。

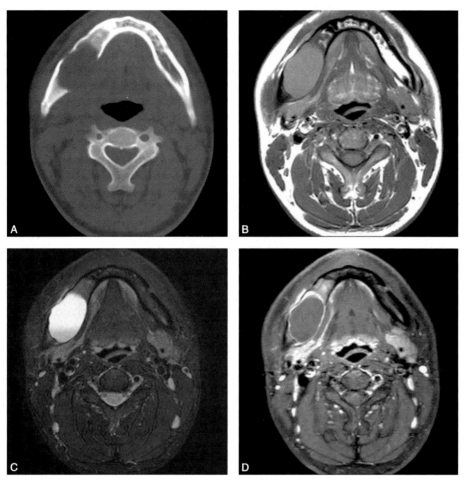

图 5-7-2　右下颌骨纤维结构不良伴动脉瘤样骨囊肿

A. CT 轴位示右侧下颌骨磨玻璃样病变,其内可见一类圆形的骨质破坏区,边缘较清楚,舌侧部分皮质显示不清;B. MR T_1WI 示病灶内信号较均匀,与肌肉相比呈相对稍高信号;C. MR T_2WI 示病灶内可见液-液平面;D. MR T_1WI 增强病灶内部未见强化,周围囊壁可见环形强化。

【诊断思路及诊断要点】

本病好发于青少年,一般病程短,发展较快,常有外伤史。典型的影像表现为病灶区气球样膨胀,有骨包壳,病灶内可见粗细不均的骨性分隔,囊腔内可见液-液平面。本病与颌骨中心性巨细胞病变同属于巨细胞性病变,不管是组织病理还是影像表现都有一定的相似性,但颌骨中心性巨细胞病变内可见细小颗粒状钙化,囊腔内一般无液-液平面。

第八节　颌面骨囊肿影像学诊断思路

1. 诊断思路　颌面骨囊肿的影像学诊断是临床与影像相结合的过程,如一些炎症源性的颌骨囊肿一般有龋齿的病史,残余囊肿一般有拔牙的病史等;影像上病灶的位置、数目、形态、病灶内的成分、周围有无硬化边、骨皮质是否连续,以及有无骨膜反应和软组织肿块、病灶与牙齿的关系等均可提供诊断思路。

2. 鉴别诊断思路 颌面骨囊肿有特定的发生部位和特有的影像征象,有助于鉴别诊断。发育性面裂囊肿多发生于颌骨中线前部,OKC 具有沿颌骨长轴生长的特点,含牙囊肿的囊壁包绕在未萌出牙的冠根交界处,ABC 病灶内可见液-液平面等也是较特征性的影像征象。对于 CT 平扫仍无法判断病灶是囊性或囊实性、有无骨外软组织侵犯等时,CT 或 MRI 增强扫描将提供更准确的影像信息。

报告书写规范要求

（1）描述颌骨病灶的位置、数目、形态、病灶内成分、周围有无硬化边、骨皮质是否连续,以及有无骨膜反应和软组织肿块等。

（2）认真观察并描述病灶与牙齿的关系,下颌骨的病灶还需注意与下颌神经管的关系,上颌骨的病变需要注意与上颌窦、眼眶等的关系。

例如:OKC

影像描述:口腔曲面体层片示右下颌后磨牙区局限性透亮影,境界清楚,病灶向后上方累及右下颌升支;CT 示右下颌骨后磨牙区膨胀性骨质破坏,局部呈一椭圆形低密度影,其纵轴与颌骨长轴一致,边缘光滑,边界清楚,局部骨皮质膨胀变薄。

影像学诊断:右下颌骨 OKC。

━━━ 练习题 ━━━

1. 名词解释

（1）含牙囊肿

（2）骨片陷落征

2. 选择题

（1）以下囊肿中,不属于牙源性囊肿的是

    A. 含牙囊肿   B. 根侧囊肿   C. 鼻腭管囊肿

    D. 根尖周囊肿   E. 残余囊肿

（2）下列有关颌骨囊性病变影像学检查的叙述,错误的是

    A. 目前,检查和诊断颌骨囊肿主要依靠 X 线、CBCT、CT 及 MRI 等

    B. X 线检查可用于上颌骨囊肿的显示和诊断

    C. X 线检查无法判断病灶是囊性或实性

    D. CT 或 CBCT 可以判断病灶膨胀的方向

    E. 对于 CT 平扫不能确定为囊性或实性者,可行 CT 增强扫描或 MR 检查

（3）下列有关牙源性角化囊肿的叙述,错误的是

    A. 该病具有潜在的侵袭性和浸润性生长的特点

    B. 多发性牙源性角化囊肿往往是基底细胞痣综合征的表现之一

    C. 牙源性角化囊肿可为单囊或多囊改变,但以多囊多见

    D. 部分牙源性角化囊肿具有复发倾向

    E. 该病的年龄分布广泛,且男性多于女性

（4）下列有关鼻腭管囊肿的叙述,错误的是

A. 是一种起源于上颌鼻腭管内残余上皮的发育性囊肿

B. 位于上颌中线和左、右中切牙牙根之间或后方

C. 呈单囊类圆形,边缘清晰,周围有硬化边

D. 病变可包绕中切牙,造成牙根的吸收

E. CT上鼻腭管直径超过1cm可作为诊断本病的直接依据

（5）患者,女,45岁,发现左下颌膨胀不适2个月。曲面体层片示左下颌骨体部多发囊性病变,沿下颌骨长轴发展,病变内牙根无明显吸收,追问病史发现其家族中有类似疾病的患者。该病最可能的诊断是

A. 牙源性角化囊肿　　　　　B. 根尖周囊肿　　　　　C. 含牙囊肿

D. 成釉细胞瘤　　　　　　　E. 牙源性钙化上皮瘤

3. 简答题

试述牙源性角化囊肿的影像表现及鉴别诊断。

选择题答案：（1）C　（2）B　（3）C　（4）D　（5）A

（陈德华　林　姗　张春叶）

━━━ 推荐阅读资料 ━━━

［1］马绪臣.口腔颌面医学影像诊断学.6版.北京:人民卫生出版社,2012:116-118.

［2］王铁梅,余强.口腔医学:口腔颌面影像科分册.北京:人民卫生出版社,2015:126-141.

［3］余强,王平仲.颌面颈部肿瘤影像诊断学.上海:上海世界图书出版公司,2009:338-352.

［4］李江,田臻.口腔颌面肿瘤病理学.上海:上海世界图书出版公司,2013:143-172.

［5］NEVILLE BW,DAMM DD,ALLEN CM,et al.口腔颌面病理学.3版.李江,译.北京:人民卫生出版社,2013:104-130.

［6］KENNEDY R A.WHO is in and WHO is out of the mouth,salivaryglands,and jaws sections of the 4th edition of the WHO classification of head and neck tumours.Br J Oral Maxillofac Surg,2018,56(2):90-95.

［7］EL-NAGGAR A K,CHAN J K C,TAKATA T,et al.The fourth edition of the head and neck World Health Organization blue book:Editors,perspectives.Hum Pathol,2017,66(8):10-12.

［8］KIM K A,KOH K J.Recurrent simple bone cyst of the mandibular condyle:a case report.Imaging Sci Dent,2013,43(1):49-53.

［9］PELO S,GASPARINI G,BONIELLO R,et al.Aneurysmal bone cyst located in the mandibular condyle.Head Face Med,2009,5:8.

第 六 章

颌面骨良性肿瘤及瘤样病变
影像学诊断和病理基础

第一节　颌骨牙源性肿瘤

一、成釉细胞瘤

【简介】

成釉细胞瘤(ameloblastoma,AB)是一种常见的牙源性上皮性肿瘤,约占所有牙源性肿瘤的10%。组织学上是良性的,但具有局部侵袭性,且容易复发。2017年WHO分类将AB分为普通型、单囊型、骨外/外周型和转移型,普通型AB又称经典骨内型AB和实体/多囊型AB。普通型AB好发于30~60岁,无明显性别差异。AB早期表现为缓慢生长的无痛性颌骨肿胀,随后会出现加速增长,并可出现牙齿松动、感觉异常、疼痛、面部畸形、张口受限等症状。

【病理基础】

1. **大体检查**　普通型AB可呈实性或囊实性,该型最多见,表面无包膜,切面灰白、半透明、质脆,囊腔内含黏度较低的棕色或血性液体(图6-1-1A),有时可含牙,间质纤维成分较多时肿瘤质地偏韧,可呈砂粒样。单囊型AB多表现为囊肿样病变,可附于牙颈部,内壁光滑或局部可见突向囊腔内的结节。

2. **镜下表现**　普通型AB最基本的组织学类型为滤泡型和丛状型,一些少见亚型包括棘皮瘤型、颗粒细胞型、基底细胞型、促结缔组织增生型。

滤泡型AB可见大小不等的上皮岛,上皮岛周边的细胞呈柱状或立方状,细胞核极性倒置,远离基底膜;上皮岛中央细胞呈多边形,有明显的细胞突起,上皮岛中央可伴囊性变(图6-1-1B)。丛状型AB由排列呈梁状或条索状并交织呈网状的上皮细胞构成,上皮条索的外周细胞可呈立方状或柱状,中央细胞呈星网状,但不如滤泡型者明显(图6-1-1C),丛状型者发生囊性变的部位常为间质。

除基本组织学类型外,AB还可出现一些细胞变异型,当肿瘤细胞巢中出现广泛的鳞状化生时,称棘皮瘤型,约占所有病例的12.7%;上皮巢细胞大部分或全部被胞浆嗜酸性颗粒状细胞替代时,称颗粒细胞型,约占所有病例的5%;当肿瘤细胞以基底样细胞为主时,称基底细胞型,该型最少见,约占所有病例2%。

促结缔组织增生型是AB的一种罕见变异型。肿瘤细胞多形成不规则小上皮岛和条索,当上皮岛较大时可见长的指状突起和细长的鞭绳样分支。肿瘤细胞小,周边呈立方、扁平状,中央细胞呈梭形或多角形,有时排列呈旋涡状,可伴鳞化、角化,而高柱状、星网状细胞少见。肿瘤间质常伴有显著的胶原增生,位于上皮巢周围的间质可见无细胞、不定形的嗜酸性物质,常可见黏液变性。

单囊型 AB 可分为单纯囊性型、腔内型、壁型。单纯囊性型表现为囊壁样组织,衬里上皮表现为 AB 的特点,基底层细胞呈立方状或柱状,核深染,极性倒置,基底上层细胞排列疏松(图6-1-1D)。腔内型除囊壁衬里上皮表现为 AB 的特点外,还可见丛状增生为主的 AB 结节向囊腔内突出。壁型表现为囊壁内见 AB 肿瘤上皮团。同一病变中可出现不同的组织学类型。

骨外/外周型 AB 主要指完全位于牙龈结缔组织内而骨内无受累的病变。肿瘤上皮的形态与位于骨内者相同,部分肿瘤细胞巢可与表面黏膜上皮融合。

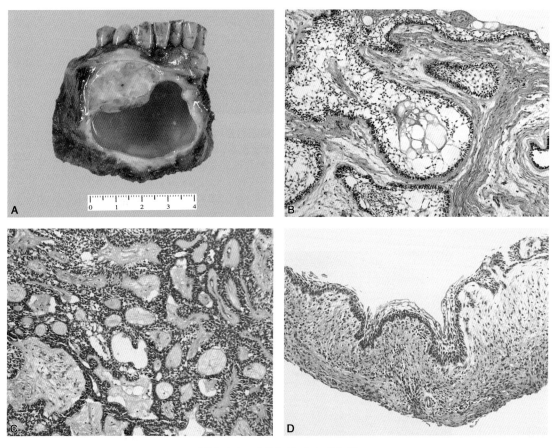

图 6-1-1　成釉细胞瘤病理表现

A.肿块切面呈灰白、灰黄色,质嫩,伴有囊性变;B.肿瘤细胞排列成滤泡状,周边为栅栏状,中央为星网状,可伴囊性变(HE,×20);C.肿瘤细胞排列成互相连接的丛状,星网状层不明显(HE,×20);D.单囊型 AB 呈囊壁样,囊壁上皮基底排列呈栅栏状,基底上层细胞排列疏松(HE,×20)。

【影像学表现】

约 80% 的 AB 发生于下颌骨,最常见的部位是下颌后部,其次为下颌前部、上颌后部和上颌前部。颌骨 AB 多呈圆形或类圆形,边界清晰,周围有硬化边,部分可呈分叶状,边缘有切迹。AB 分为单囊和多囊,囊内成分可为实性、囊性或囊实性。增强 CT 和 MRI 上,肿瘤的实性部分和囊隔强化,囊性部分无强化,部分囊壁可有壁结节形成。颌骨 AB 有以下影像学特点:①颌骨膨胀,以唇颊侧为主,周边骨皮质可变薄、中断;②病变内牙根呈锯齿状吸收;③肿瘤侵入牙槽侧,可致牙槽骨骨质吸收、硬骨板消失;④瘤区内可有缺牙或牙移位;⑤钙化或骨化较为少见,但约 50% 促结缔组织增生型 AB 可见钙化。

【典型病例】

病例1 患儿,男,14 岁。右下 7 未萌出。诊断为单囊型 AB(含牙),全景片见图 6-1-2。

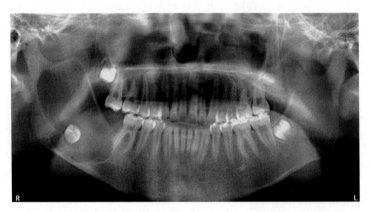

图 6-1-2 单囊型成釉细胞瘤(含牙)
右侧下颌骨体部至升支可见椭圆形低密度影,边界清晰,边缘可见骨白线,病变内含右下 8 阻生齿,右下牙槽神经管受压推移。

病例2 患者,女,27 岁。左侧下颌部不适 1 月余。诊断为下颌骨单囊型 AB(不含牙),全景片见图 6-1-3。

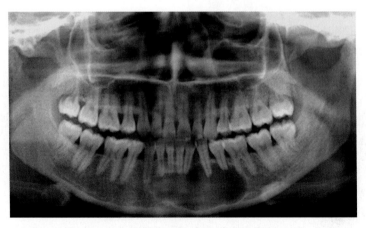

图 6-1-3 下颌骨单囊型成釉细胞瘤(不含牙)
下颌骨(35~42 区)见低密度透射影,呈类椭圆形,边界清晰,边缘可见骨白线,病变内牙根吸收变短。

病例3 患者,女,20 岁。右下颌骨无痛性膨隆 3 年余,缓慢增长。诊断为右下颌骨 AB,影像学表现见图 6-1-4。

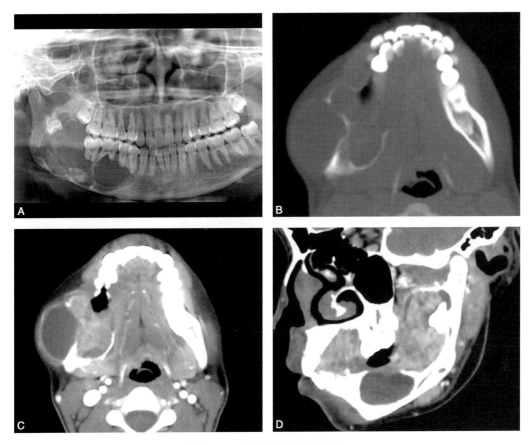

图 6-1-4 右下颌骨成釉细胞瘤

全景片(A)示右侧下颌骨低密度骨质膨胀,呈多囊状,内见骨性分隔,囊腔大小不一,病变内右下 8 阻生牙,牙胚向外上方推移,右下 4~7 牙根吸收变短;CT 轴位骨窗(B)示右下颌骨呈多房囊状膨胀,向颊侧膨隆更明显,局部骨皮质不连续,增强 CT 轴位(C)及矢状位(D)示病变内部分为实性强化灶,部分为囊性无强化灶。

病例 4 患者,男,36 岁。右颌面部膨隆 1 年余,无疼痛,无明显压痛,无下唇麻木。诊断为右下颌骨 AB,MRI 表现见图 6-1-5。

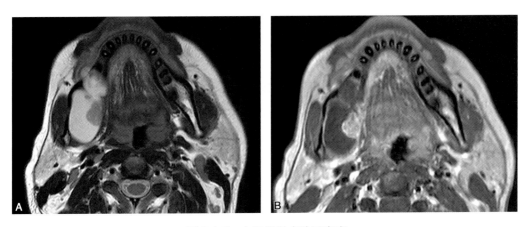

图 6-1-5 右下颌骨成釉细胞瘤

A. MR 轴位 T_2WI 示右下颌骨骨质膨胀,以高信号的囊性成分为主,局部可见壁结节,呈稍高信号;
B. MR 轴位 T_1WI 增强示壁结节呈明显强化。

病例5 患者,男,53岁。发现下前牙区无痛性肿物1月余。专科检查:下颌骨颏部膨隆,可扪及一肿块,约3cm×2.5cm,界限清楚,质硬,无乒乓球样感。诊断为下颌骨颏部AB(促结缔组织增生型),CT表现见图6-1-6。

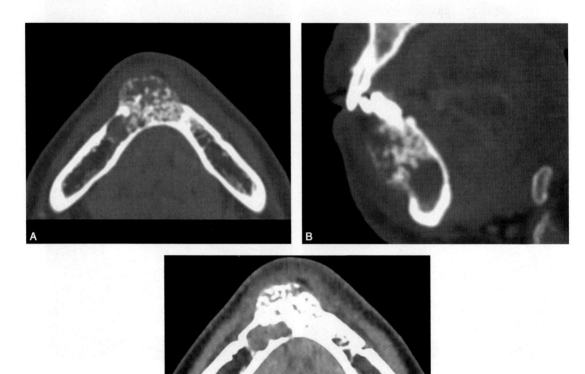

图6-1-6 下颌骨颏部成釉细胞瘤(促结缔组织增生型)
轴位(A)及矢状位(B)骨窗示下颌骨颏部骨质膨隆,边缘可见切迹,病变内部分呈低密度影,部分呈不规则高密度影,增强轴位(C)无明显强化。

【诊断思路及诊断要点】

颌骨单囊型AB的影像学表现与单囊性牙源性角化囊肿、根尖周囊肿、含牙囊肿和单纯性骨囊肿相似,鉴别较困难。颌骨AB需与多囊性牙源性角化囊肿、牙源性黏液瘤等鉴别。AB具有局部侵袭性,生长能力不受限制,有很高的恶变和转移潜力,其在影像学上表现为颌骨膨胀较多囊性牙源性角化囊肿和牙源性黏液瘤更明显,牙根吸收、骨皮质中断更常见,增强后实性部分可明显强化。

二、牙源性钙化上皮瘤

【简介】

牙源性钙化上皮瘤(calicifying epithelial odontogenic tumor,CEOT)是一种良性上皮性牙源性肿瘤,由纤维状基质中的上皮细胞组成,以病变内含有钙化的淀粉样物质为特点。该肿瘤由Pindborg首先报道,故又名Pindborg瘤。CEOT属罕见肿瘤,大部分位于颌骨,少数位于颌骨外。该肿瘤的平均发病年龄约40岁(20~60岁),无明显性别差异。临床上多表现为颌骨无痛性肿物,缓慢生长,但该肿瘤具有局部侵袭性特点,故以手术切除为主要治疗方法。

【病理基础】

1. 大体检查　肿瘤大部分区域无包膜,可浸润周围骨组织,大部分呈实性,含数量不等的钙化物,少数可伴有小的囊性变。

2. 镜下表现　CEOT 的肿瘤细胞可排列成多种形态,包括岛状、条索状或梁状、片状(图 6-1-7A)。肿瘤细胞呈多边形,含丰富的嗜酸性胞浆,细胞之间界限清楚,可见细胞间桥,细胞核常表现为多形性,可见巨型细胞核,这一特征和恶性无关,核分裂罕见。在肿瘤细胞间,可见大小不等的圆形、嗜伊红淀粉样物质沉积,刚果红染色呈砖红色(图 6-1-7B),并可在淀粉样物质基础上发生同心圆状钙化,钙化在不同病例中含量不一。肿瘤间质在同一肿瘤的不同部位及不同肿瘤中可有较大差别,主要为成熟的胶原结缔组织。

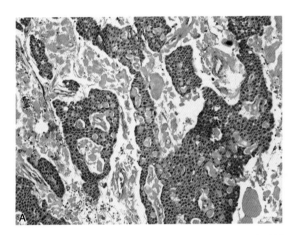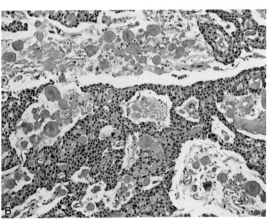

图 6-1-7　牙源性钙化上皮瘤病理表现

A. 多边形肿瘤细胞排列成片状、条索状,上皮细胞间可见嗜伊红物,并伴有钙化(HE,×20);B. 刚果红染色示嗜伊红物呈砖红色(×20)。

【影像学表现】

CEOT 可发生在颌骨的任何部位,下颌骨较上颌骨多见,以颌骨后部(双尖牙和磨牙区)好发。该肿瘤多呈类圆形,边界清晰,以单囊型多见。通常呈 X 线透射改变,混杂不规则 X 线阻射影,即为钙化成分。CT 上该肿瘤多呈混合密度表现(软组织和钙化混合)。病变常含阻生牙,钙化常位于阻生牙的牙冠附近。病变内的钙化呈斑点、斑片状散在分布。少数 CEOT 可穿破骨密质侵犯至骨外。MRI 上,CEOT 通常表现为 T_1WI 等低信号、T_2WI 混合高信号,其中病变的钙化呈 T_1WI 低信号、T_2WI 低信号改变。

【典型病例】

病例 6　患者,男,33 岁。右侧下颌骨无痛膨隆半年余。诊断为右下颌骨 CEOT,全景片和 CT 表现见图 6-1-8。

【诊断思路及诊断要点】

影像学上,CEOT 表现为单囊或多囊性病变,以单囊者多见。病变内常出现钙化灶,靠近阻生牙的牙冠上方,周围骨皮质可出现压迫性变薄或吸收。当病变内无钙化时,鉴别诊断必须

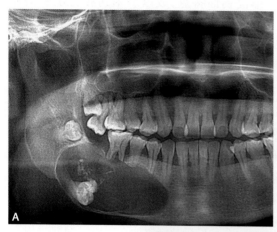
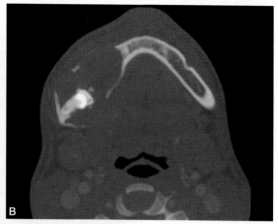
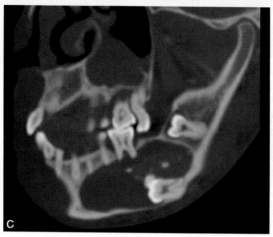

图 6-1-8 右下颌骨牙源性钙化上皮瘤

全景片(A)及 CT 矢状位骨窗(C)示右下颌骨体有椭圆形低密度病变,内含牙 1 枚,其牙冠周围可见钙化,右下 4~6 牙根吸收变短;CT 轴位骨窗(B)示病变略向颊舌侧膨胀,周边骨皮质不连续。

包括常见的牙源性病变,如含牙囊肿、牙源性角化囊肿、AB 或牙源性黏液瘤。对于混合密度病变,鉴别诊断应包括牙源性腺样瘤、牙源性钙化囊肿、成釉细胞纤维牙瘤。

三、牙源性腺样瘤

【简介】

牙源性腺样瘤(adenomatoid odontogenic tumor, AOT)是一种少见的牙源性上皮性良性肿瘤,起源于成釉器、缩余釉上皮和牙源性囊肿的上皮衬里,由多种牙源性上皮组织结构及成熟的纤维结缔组织间质构成。通常在 20 岁左右发病,多见于年轻女性。临床多表现为缓慢、渐进性生长的颌骨膨胀性肿块,无痛或有轻微疼痛。部分患者可有上颌或下颌牙(特别是尖牙)的缺如。治疗方法建议采用手术切除术,肿瘤具有厚壁特点,易于从其骨窝内完整取出,复发很少见。埋伏牙通常出现在囊腔内,需随瘤体一起取出。

【病理基础】

1. 大体检查 肿瘤界限清楚,有包膜,切面呈实性(图 6-1-9A)或囊实性。

2. 镜下表现 AOT 主要由肿瘤性上皮构成,而间质成分很少。上皮细胞最典型的形态特征为梭形、多角形的细胞构成大小不等的实性结节,形成巢状或玫瑰花样结构,上皮细胞间及玫瑰花样结构中心可见嗜酸性消化过碘酸希夫(periodic acid schiff,PAS)阳性的无结构物质。上皮结节之间的细胞可排列紧密,也可见明显的管状、囊状结构,形成假腺腔,中央为空腔,含嗜酸性 PAS 阳性物质或细胞碎屑,周围为单层柱状或立方状细胞,细胞核呈极性排列,远离中央腺腔。在靠近肿瘤的外周,常可见单层、双侧立方状细胞形成的上皮条索,常互相连接,基质较疏松。部分可见多边形、鳞状细胞样、嗜酸性染色的上皮细胞构成的结节,结节间可见淀粉样物质聚集及球形钙化物,类似于 CEOT 的表现(图 6-1-9B)。AOT 的间质较少,常为疏松结缔组织,内含充血的薄壁血管。

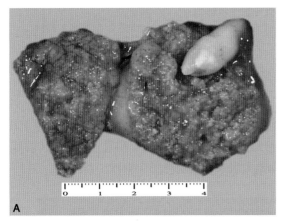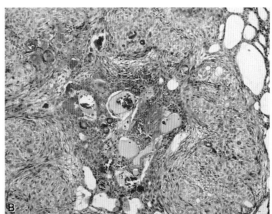

图 6-1-9 牙源性腺样瘤病理表现

A. 肿瘤呈实性,切面为灰黄色,质嫩,内可见尖牙;B. 肿瘤细胞排列呈玫瑰花样、腺样及条索状,上皮细胞间可见淀粉样物质(HE,×20)。

【影像学表现】

AOT 分为 3 型:滤泡型、滤泡外型和外周型。前两者发生于骨内,后者发生于骨外。约 70% 的骨内 AOT 发生于上颌骨,尖牙区最好发。肿瘤多呈圆形或类圆形改变,边界清晰,周围可见致密性骨白线围绕。X 线上,肿瘤内部呈低密度,混杂含量不同的点状钙化,且小钙化不透 X 线,呈"雪花状"。CT 上,肿瘤多为囊实性密度,瘤内可含牙,以尖牙多见,并有斑点状或斑片状钙化影,边缘骨皮质局部可有压迫性吸收。MRI 上,肿瘤 T_1WI 呈低或等信号;T_2WI 呈不均匀高信号,其内可混合阻生牙及钙化灶,T_1WI 及 T_2WI 均呈低信号。病变实性部分增强 CT 和 MRI 均可见强化。肿瘤可致邻牙移位、上颌窦腔变窄。

【典型病例】

病例 7 患者,男,19 岁。发现右颜面部无痛性逐渐增大肿物 3 年余。诊断为右上颌骨 AOT,全景片和 CT 表现见图 6-1-10。

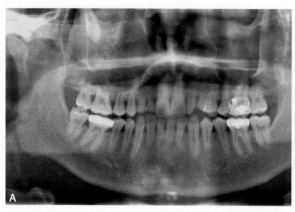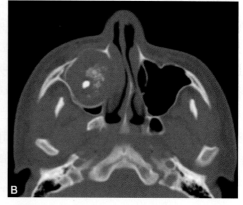

图 6-1-10　右上颌骨牙源性腺样瘤

A. 全景片示右上颌骨类圆形低密度影,内混杂多发斑点状高密度影,边界清,病变内含右上 3 埋伏阻生牙,向外上方推移,右上 B、C 乳牙滞留,右上 2 恒牙缺失,右上 4~6 牙根吸收变短;B. CT 轴位骨窗示右侧上颌骨单囊性低密度病变,平扫 CT 值 16HU,中央混杂多发斑点、片状钙化灶,病变大小约 4.3cm×4.1cm,边缘见致密骨皮质线包绕,局部骨皮质变薄,周围软组织未见受累,病变向上颌窦及鼻腔内膨胀。

　　病例 8　患儿,女,11 岁。发现左面部无痛性肿大 1 月余。专科检查:左上 2 远中至左上 6 近中唇侧牙槽骨严重突起,大小约 3cm×4cm,触诊可及乒乓球样感,未及明显压痛,该区前庭沟消失,未及明显破溃。诊断为左上颌骨 AOT,全景片和 CT 表现见图 6-1-11。

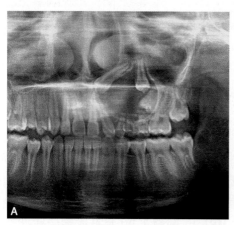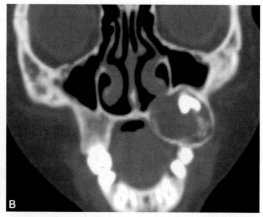

图 6-1-11　左上颌骨牙源性腺样瘤

A. 全景片示左上颌骨类圆形低密度影,内含左上 3、4 牙胚,左上 C、D 乳牙滞留;B. CT 冠状位骨窗示左侧上颌骨单囊混杂密度病变,以低密度为主,边缘混杂斑片状钙化灶,病变周边见致密骨白线包绕,内含 3、4 阻生牙。

【诊断思路及诊断要点】

　　一般来讲,无明显钙化的 AOT 需与根尖周囊肿、含牙囊肿鉴别,根尖周囊肿通常包绕龋坏的牙根尖周围生长;含牙囊肿则包绕阻生牙的牙颈部生长,且牙冠朝向病变中央。瘤内出现钙化的 AOT 需与牙源性钙化囊肿、CEOT 鉴别,前者的钙化特点多呈“雪花状”;牙源性钙化囊肿的钙化多位于肿瘤边缘;CEOT 的钙化多位于阻生牙的牙冠上方。典型的 AOT 为发生于上颌骨尖牙区的混合密度肿块影,瘤内含阻生牙(尖牙多见),内呈囊实性密度伴散在斑点状、片状钙化影。

四、成牙骨质细胞瘤

【简介】

成牙骨质细胞瘤(cementoblastoma)是一种良性间充质牙源性肿瘤,与牙根密切相关。其特征是形成钙化的牙骨质样组织,直接沉积于牙根,又名良性成牙骨质细胞瘤(benign cementoblastoma)和真性牙骨质瘤(true cementoma)。本病少见,平均发病年龄为20岁,与乳牙相关的病例非常罕见。男性多于女性。临床上可出现受累牙疼痛、骨质膨隆,邻牙移位。成牙骨质细胞瘤是一种局限性良性肿瘤,生长缓慢,但如果不治疗,肿瘤会生长得很大。病变具有明显的纤维结缔组织壁,容易与骨分离,其主要的治疗方法为手术刮除。

【病理基础】

1. 大体检查　肿瘤表现为围绕在一个或多个牙根周围的结节状硬团块,周边有灰色或棕黄色软组织包绕。

2. 镜下表现　肿瘤由排列成小梁状的牙骨质样组织构成,含强嗜碱性反折线,与骨的佩吉特病表现类似,肿瘤性硬组织与完整的或有部分吸收的牙根相连,在小梁状牙骨质周围,可见肥大的成牙骨质细胞环绕,细胞可出现一定的多形性,但一般无核分裂。病变边缘由非钙化基质构成。肿瘤间质为富血管的疏松纤维结缔组织。肿瘤不浸润周围骨组织,外周可见纤维组织包膜。成牙骨质细胞瘤病理表现见图6-1-12。

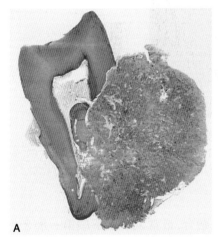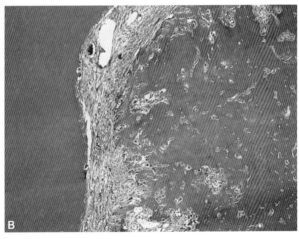

图6-1-12　成牙骨质细胞瘤病理表现

A.可见病变与牙根组织紧密相连,伴有牙根吸收(扫描切片,HE);B.成片排列的牙骨质样组织与部分吸收的牙根紧密相连,牙骨质样组织周边可见成牙骨质细胞(HE,×10)。

【影像学表现】

成牙骨质细胞瘤最常见的发生部位是下颌磨牙和前磨牙区,约75%以上的病例发生在该部位。上颌磨牙和前磨牙是第二常见部位。影像学表现非常具有特征性,X线上,成牙骨质细胞瘤表现为明显的X线阻射影;CT上,肿瘤多呈类圆形高密度影,边界清晰,边缘有低密度包膜围绕。肿瘤多与受累牙的牙根融合。牙根可吸收。随着肿瘤的生长,可出现骨皮质扩张、邻牙移位、下颌神经管受压下移等征象。

【典型病例】

病例 9 患者,女,20 岁。无意中摄片发现左下 5 根方高密度影。诊断为成牙骨质细胞瘤,见图 6-1-13。

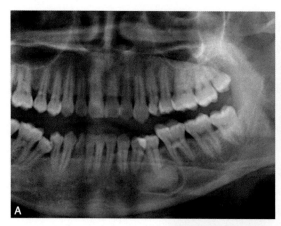
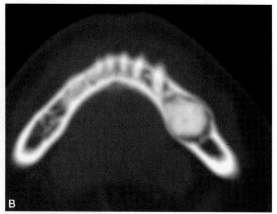
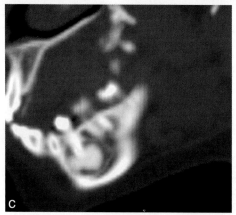

图 6-1-13 左下颌骨成牙骨质细胞瘤

全景片(A)、CT 轴位(B)及矢状位(C)骨窗示左下 5 根方类圆形高密度团块影,与牙根相粘连,CT 值 1 333HU,边界清楚,大小约 1.4cm×1.0cm×1.1cm,周围见低密度影环绕。

【诊断思路及诊断要点】

成牙骨质细胞瘤病变一般较为局限,与牙根粘连或融合,最常发生于下颌第一磨牙根尖区,呈边界清晰的混合高密度团块影,边缘可见低密度条带影环绕。临床上多无症状,可在拍根尖片、全景片或 CBCT、螺旋 CT 检查时偶然发现。影像学上,该肿瘤需与牙骨质-骨结构不良和牙瘤鉴别。

五、牙源性纤维瘤

【简介】

牙源性纤维瘤(odontogenic fibroma,OF)是一种罕见的、以成熟纤维间质内含有数量不等的非活跃的牙源性上皮为特点的良性肿瘤,其内有或无钙化。OF 分为中央型和外周型。中央型 OF 患者年龄范围宽,女性略多。周围型 OF 比中央型更常见,女性发生率是男性的 2 倍,20~40 岁为发病高峰年龄。多数上颌中央型 OF 发生在第一前磨牙,而约 50% 的下颌中央型 OF

发生在第一后磨牙。周围型 OF 更常见于前牙龈区。小的中央型 OF 通常无症状,较大者可能伴疼痛、骨膨胀和牙齿松动;周围型 OF 通常表现为生长缓慢、无蒂的牙龈肿块,表面黏膜完整。

【病理基础】

1. **大体检查**　中央型 OF 界限清楚,有包膜,切面灰白或灰黄、均质,分切时有橡皮感或砂粒感,呈实性(图 6-1-14A)。外周型 OF 常无包膜,界限不清。

2. **镜下表现**　肿瘤由细胞中等量的纤维结缔组织和数量不等的无活性的牙源性上皮岛或上皮条索构成(图 6-1-14B)。上皮成分在不同病例中含量差异较大,可多也可少,含量少者为乏细胞型,含量多者为富于细胞型。上皮细胞体积小,呈立方状,核深染,呈圆形或椭圆形。可见灶性钙化,形态类似于发育不良的牙骨质、骨样或牙本质样组织。

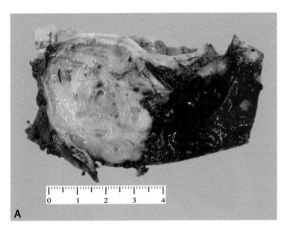 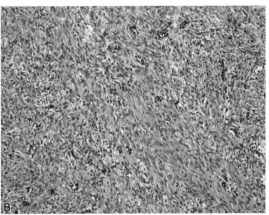

图 6-1-14　牙源性纤维瘤病理表现

A.肿块有界限清楚,切面灰黄,呈实性;B.肿瘤由富于细胞的纤维结缔组织和条索状无活性的牙源性上皮构成(HE,×20)。

【影像学表现】

OF 在上下颌骨的发生率相似。影像学上,小的中央型 OF 通常表现为单囊类圆形,边界清晰,较大的肿瘤可为多囊表现。X 线和 CT 上,肿瘤以低密度为主,可有不规则斑点状高密度钙化影,多囊者可见骨性分隔,病变内的牙根可吸收或变细,部分有牙缺失或牙移位。CT 上,该肿瘤多为软组织密度表现,增强后肿瘤的实性部分可强化。颌骨可呈膨胀性改变,局部骨皮质可变薄或吸收。

【典型病例】

病例 10　患者,男,47 岁。发现左侧下颌骨肿物 10 年,逐渐增大。诊断为左下颌骨 OF,全景片和 CT 表现见图 6-1-15。

【诊断思路及诊断要点】

中央型 OF 缺乏特征性的影像学表现,故一般较难与其他牙源性肿瘤鉴别。多囊性病变有时与牙源性黏液瘤或巨细胞肉芽肿相似,但后两者肿瘤内钙化更少见,且增强 CT 上,巨细胞肉芽肿的在三者中的强化最明显。

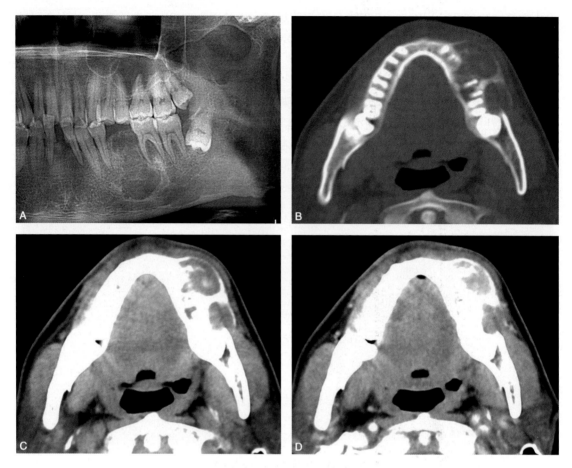

图 6-1-15　左下颌骨牙源性纤维瘤

全景片（A）示左下颌骨多囊状混合密度影，以低密度为主，内散在点状高密度钙化影，病变内左下 6 牙根变细，左下 5 缺失；CT 轴位骨窗（B）示左下颌骨呈多囊状骨质膨胀，囊隔较厚，轴位平扫软组织窗（C）示囊腔内呈软组织密度，CT 值 35HU，伴散在钙化，增强后（D）局部呈明显强化，CT 值 97HU，病变与周围软组织分界清楚。

六、牙瘤

【简介】

牙瘤（odontoma）是一种成牙组织发育畸形或错构瘤，而非真性肿瘤。牙瘤由各种牙齿成分组成，包括牙本质和牙釉质，这些牙齿成分异常发育形成一种病变。部分牙瘤还可伴发其他牙源性囊肿或肿瘤。牙瘤是颌骨最常见的牙源性肿瘤之一。该病多出现在 20 岁以内，无明显性别差异。牙瘤分为组合性牙瘤和混合性牙瘤。组织学上，组合性牙瘤由数量不等、大小不一的牙样小体组成；混合性牙瘤由不同含量的牙本质、牙釉质基质、牙髓组织和牙骨质构成。牙瘤边缘多有包膜样组织围绕。临床通常无明显症状，仅在 X 线检查中被偶然发现。大部分患者可有牙阻生、缺牙、畸形和邻牙失活等。

【病理基础】

1. 大体检查　组合性牙瘤由大小、形态不一的畸形牙样组织构成（图 6-1-16A）。混合性牙瘤则表现为不规则的质硬团块，可与牙齿有密切关系。

2. 镜下表现 组合性牙瘤可见多个形态不一的牙样结构(图 6-1-16B),主要以牙本质为主,牙釉质由于脱钙仅见部分残留,牙冠及牙根处可见牙髓,有时还可见发育中的牙胚组织。混合性牙瘤主要由牙本质组成,团块状的牙本质之间可见少量牙釉质基质,牙骨质较少见,牙瘤中可见少量的牙源性上皮(图 6-1-16C、图 6-1-16D),部分病例尚可见影细胞。

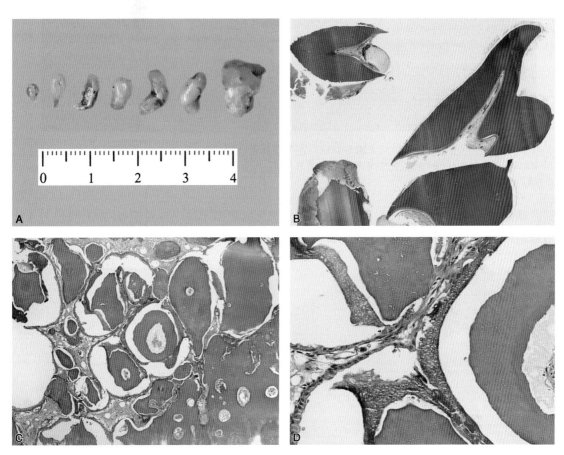

图 6-1-16 牙瘤病理表现

A. 组合性牙瘤可见多个大小、形态不一的畸形小牙;B. 组合性牙瘤镜下可见大小、形态不一的牙样组织(HE,×2);C. 混合性牙瘤镜下可见牙釉质、牙本质、牙骨质混杂排列(HE,×10);D. 混合性牙瘤牙本质、牙釉质间可见牙源性上皮(HE,×40)。

【影像学表现】

牙瘤多呈类圆形,边界清晰,有低密度条带状包膜围绕。部分组合性牙瘤可呈不规则形,或无包膜围绕。组合性牙瘤好发于上颌前部承牙区,X 线、CBCT 和 CT 上,可见组合性牙瘤由多个大小和形态不一、排列杂乱的单根畸形牙组成,牙釉质基质上覆有牙本质和中央髓腔。混合性牙瘤多发生于下颌后部承牙区,其次为上颌前部,其骨膨胀较组合性牙瘤更常见。X 线、CBCT 和 CT 上,混合性牙瘤表现为不均匀高密度团块,增殖的牙源性组织排列紊乱。MRI 上,牙瘤中的硬组织呈 T_1WI、T_2WI 低信号表现。

【典型病例】

病例 11 患儿,女,14 岁。左下 6 龋齿,牙 CT 偶然发现左下 6 根方高密度团块影。诊断为左下颌骨组合性牙瘤,CBCT 表现见图 6-1-17。

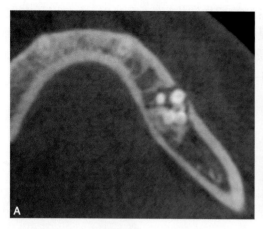
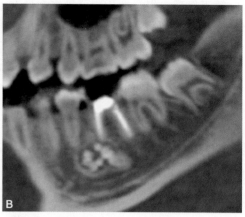

图 6-1-17 左下颌骨组合性牙瘤

轴位(A)及矢状位(B)示左下 5~6 根方有高密度病变,内由多个大小和形态不一、排列紊乱的小牙构成,边界清晰。

病例 12 患者,女,20 岁。1 周前出现左上尖牙区疼痛不适。专科检查:左上颌骨尖牙区骨质隆起,牙龈红肿明显。诊断为左上颌骨混合性牙瘤,全景片和 CT 表现见图 6-1-18。

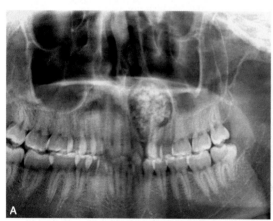
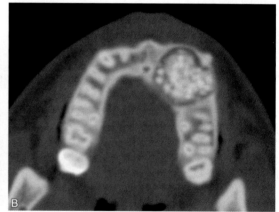

图 6-1-18 左上颌骨混合性牙瘤

全景片(A)及 CT 轴位骨窗(B)示左上颌骨尖牙区有类圆形不均匀高密度病变,边界清晰,周围可见低密度包膜。

【诊断思路及诊断要点】

牙瘤通常在牙根部形成,肿瘤最初是 X 线透射性的,之后逐渐演变为包含小的钙化病灶,最终形成具有低密度包膜的,表现为 X 线阻射影的病灶。X 线和 CT 上,牙瘤是一个边界清楚的高密度团块,周围环绕低密度包膜。肿瘤的 X 线阻射程度与其内包含的牙源性组织结构相一致。

七、牙源性黏液瘤

【简介】

牙源性黏液瘤(odontogenic myxoma)是一种良性的外间质牙源性肿瘤,其特征是星形或梭形细胞分布于丰富的黏液样细胞外基质。如肿瘤中富含胶原组织,则可称为牙源性黏液纤维瘤(odontogenic myxofibroma)。其发病年龄多在 20～40 岁,女性多于男性。牙源性黏液瘤是一种生长缓慢的肿瘤,但有较强的局部浸润性。临床可出现牙齿移位、疼痛、颌骨肿大等症状。治疗方法以手术切除为主,术后易复发。

【病理基础】

1. **大体检查**　大部分肿瘤界限不清,呈分叶状,切面呈透明黏液样外观,质嫩、脆,含有较多纤维组织时质地较韧实。

2. **镜下表现**　肿瘤无包膜,可累及周边骨小梁组织。典型表现为黏液样基质中见散在的星形、梭形和圆形细胞(图 6-1-19A),少数病例中可见小团状无活性的牙源性上皮(图 6-1-19B)。多数病例中仅含少量胶原纤维,当胶原纤维含量较多时称牙源性纤维黏液瘤,胶原成分为主时则称为黏液纤维瘤。肿瘤间质内血管较少。

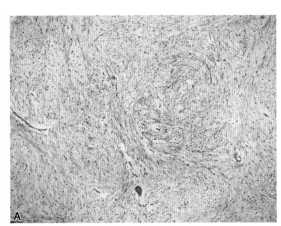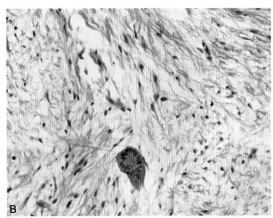

图 6-1-19　牙源性黏液瘤病理表现

A.肿瘤表现为黏液样背景中散在稀疏的细胞(HE,×10);B.可见小巢牙源性上皮(HE,×40)。

【影像学表现】

牙源性黏液瘤多见于下颌骨后部,尤其是磨牙区。其可呈单囊或多囊状,以多囊者多见,肿瘤边界清晰,很少有骨密质线围绕。X 线和 CBCT 上,病变呈低密度。多囊者类似于"皂泡状"或"蜂房状",其囊隔常为细直线状,与下颌骨下缘呈垂直走行,并可能表现为"网拍状"或"火焰状"。CT 上,病变为软组织和液性密度相混合。MRI 上,肿瘤 T_1WI 呈低或等信号;T_2WI 呈不均匀高信号表现。增强 CT 和 MRI 上,病变内的实性成分可呈渐进性强化。瘤内可有牙根吸收,少数可含牙组织。邻牙可被推移。部分牙源性黏液瘤可穿透骨皮质,并向周围软组织侵犯。

【典型病例】

病例 13　患者,女,23 岁。无意间发现右下颌骨肿胀,增长速度不明显。专科检查:面部不对称,右下颌骨体部、升支角部可及骨质膨隆,范围较广,质硬,无压痛,无下唇麻木。诊断为下颌骨牙源性黏液瘤,全景片和 CT 表现见图 6-1-20。

【诊断思路及诊断要点】

牙源性黏液瘤在颌骨肿瘤中并不少见,其发生率仅次于 AB 和牙源性角化囊肿。X 线检查是显示和诊断牙源性黏液瘤的基本影像学方法,CT 和 MRI 能更清晰地显示病变范围,尤其适宜于判断病变对周围软组织的侵犯,可完整显示病变内部的细微结构。多囊状牙源性黏液

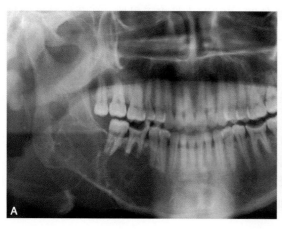
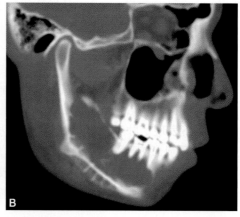

图 6-1-20　下颌骨牙源性黏液瘤

A.全景片示右下颌骨体、升支有多囊状病变,其内囊隔多呈直线状,排列紊乱,似"火焰状",病变内牙根有吸收;B.CT矢状位骨窗示右下颌骨低密度骨质膨胀,其内囊隔纤细、呈直线状且与下颌骨下缘垂直走行。

瘤需与AB、中心性巨细胞肉芽肿鉴别,前者沿颌骨长轴生长,颌骨轻微膨胀,呈"网拍状""皂泡状""蜂房状"或"火焰状"表现,囊隔呈纤细直线状,可与下颌骨下缘垂直。

第二节　颌面骨非牙源性良性肿瘤和瘤样病变

一、骨瘤

【简介】

骨瘤(osteoma)是一种由成熟骨组织构成的良性肿瘤。在头颈部区域,骨瘤可累及颅骨、颌面骨、颈椎和锁骨。该病可发生于任何年龄,但多见于15~40岁,多数为偶然发现。骨瘤有单发和多发之分。多发性骨瘤可能与Gardner综合征(家族性腺瘤样息肉病)有关。根据骨瘤的构成成分,可将其分为3种类型:①骨密质型;②骨松质型;③混合型。大多数情况下,患者多无症状,不需治疗。但有些部位(如阻塞鼻窦和外耳道)的骨瘤,需要手术治疗。

【病理基础】

骨瘤由致密和/或小梁状的板层骨组织构成,可与基底部的正常骨组织相连,骨小梁间可见含量不等的纤维、脂肪及血管构成的骨髓组织。如病变主要由致密的板层骨组织构成,骨髓组织含量少,则称为骨密质型骨瘤(图6-2-1)。而当病变由小梁状骨组织和骨髓组织构成时,则称为骨松质型骨瘤。此外,还可见部分区域小梁骨周边成骨活跃,类似于骨母细胞瘤。

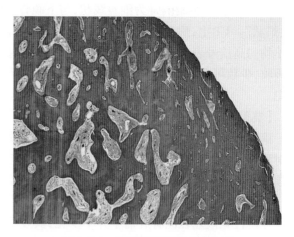

图 6-2-1　骨密质型骨瘤病理表现

病变由成熟密致骨和小梁状骨组织构成(HE,×4)。

【影像学表现】

颌骨骨瘤好发于下颌骨,常见于下颌骨舌侧、下颌角下缘、髁突和喙突。鼻窦骨瘤多见于额窦和筛窦。病变多呈类圆形,边界清晰。X 线和 CT 上,骨密质型骨瘤为均匀高密度改变,基底部与骨皮质相连,向外突出生长;骨松质型骨瘤主要由网状骨小梁和低密度髓腔构成。颌骨向外突起者,压迫周围软组织可引起面部局部隆起。鼻窦骨瘤多向腔内突出,对周围组织结构少有影响,部分鼻窦肿瘤可引起继发性梗阻和黏液囊肿。

【典型病例】

病例 1　患者,女,38 岁。发现左下颌肿物 5 年余。专科检查:左侧颏孔区皮肤隆起,可扪及一圆形肿物,直径约 15mm,质硬不活动,无压痛和自发痛,表面皮肤无明显异常。诊断为左下颌骨骨瘤,CT 表现见图 6-2-2。

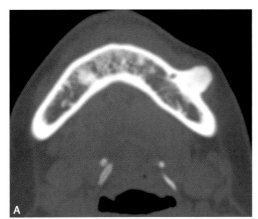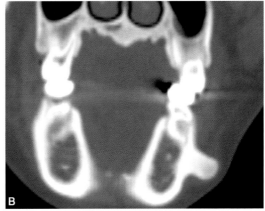

图 6-2-2　左下颌骨骨瘤

CT 轴位(A)及冠状位(B)骨窗示左下颌骨近颏孔区颊侧有类圆形高密度骨隆起,界限清晰。

【诊断思路及诊断要点】

颌骨骨瘤多呈局限性质硬肿块,通常利用 X 线或 CT 检查即可明确诊断。CT 可显示骨瘤的位置关系及对周围组织、结构的影响。对于鼻窦及外耳道骨瘤,CT 可评价阻塞或管道狭窄程度。颌骨骨瘤多呈类圆形、高密度改变,边界清晰,对周围组织呈压迫性改变。骨瘤很少恶变,一般不发生转移。

二、巨细胞病变:巨颌症和巨细胞肉芽肿

【简介】

巨颌症(cherubism)是一种罕见的遗传病,骨骼被含有多核巨细胞的纤维和血管所取代。巨颌症发病时间为婴儿期、幼儿期或儿童期,平均发病年龄 6 个月~7 岁,男性多于女性。临床可出现面部无痛性、对称性肿大,即"小天使"面容;还可出现乳牙过早脱落、牙移位、牙萌出异常等症状。通常下颌骨比上颌骨更容易受累。组织学上,病变与中心性巨细胞肉芽肿(central giant cell granuloma,CGCL)非常相似。由于该疾病通常呈自限性,故有学者认为在疾病活跃期不应进行手术治疗,因为术后可能导致反弹性增长,但该观点还存在争议。

【病理基础】

1. 大体检查　病变可有一定界限或界限不清,剖面呈灰白或红褐色,可伴有出血和囊性变。

2. 镜下表现　病变主要由增生的单核梭形细胞、多角形细胞和破骨细胞样的多核巨细胞构成,间质富含血管,常伴出血和含铁血黄素沉积(图6-2-3),也可见淋巴细胞、浆细胞、中性粒细胞浸润。部分病变内可见类骨质和反应性新骨形成。

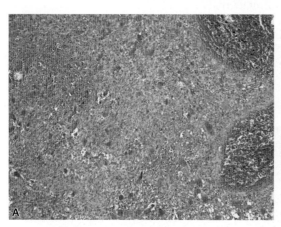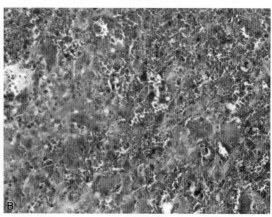

图 6-2-3　巨颌症病理表现

A.病变主要由增生的梭形细胞、多核巨细胞及丰富的血管组成(HE,×10);B.多核巨细胞位于血窦旁(HE,×40)。

【影像学表现】

巨颌症多累及颌骨的四个象限,起病初期可表现为单个象限颌骨膨胀,随着疾病的进展,逐步发展为多个象限颌骨膨胀,通常为对称性,但以颌骨后部多见(下颌第一磨牙后方、上颌结节区)。部分病变可越过中线与对侧颌骨病灶相连。病变多呈类圆形或不规则形,边界清晰,膨胀明显,骨皮质或连续或中断。病变 X 线表现为大小不一的多囊状低密度。CT 上,病变以软组织密度为主,可见粗细不一的高密度囊隔,增强后实性部分可见强化。MRI 上,病变内实性成分呈 T_1WI 等、T_2WI 高信号,囊内骨性分隔呈 T_1WI 低、T_2WI 低信号,病变边界清晰。

CGCL 多为单发病灶,下颌骨较上颌骨多见,主要位于下颌体。颌骨 CGCL 多为类圆形或不规则形肿块,X 线上呈低密度,病变可呈单囊或多囊,病变区牙移位,少数可见牙根吸收。CT 上,病变内呈软组织密度影,增强明显强化,周边骨皮质或连续或中断,较少侵犯周围软组织。MRI 上,CGCL 表现为 T_1WI 和 T_2WI 低信号,或 T_1WI 等、T_2WI 高信号,增强后强化明显。

【典型病例】

病例 2　患儿,女,6 岁。2 岁时颜面畸形,右侧下颌膨隆,又逐渐发展为双侧上下颌骨膨隆。专科检查见"小天使"样面容。下颌多枚乳牙松动脱落。诊断为巨颌症,全景片和 CT 表现见图 6-2-4。

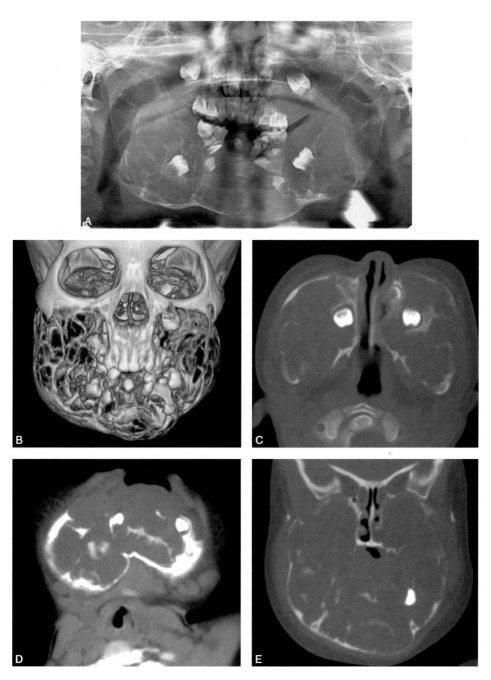

图 6-2-4　巨颌症

全景片(A)和 CT 三维重建(B)、轴位骨窗(C)、轴位软组织窗(D)、冠状位骨窗(E)示双侧上下颌骨对称性、多囊状骨质膨胀,呈低密度改变,周边骨皮质吸收变薄、局部不连续,双侧眶下区骨质受累,多枚牙移位。

病例3　患者,男,30岁。右下颌骨膨隆近半年。专科检查:右下颌骨肿块,质地中等偏硬,边界清,无明显触压痛。诊断为右下颌骨CGCL。

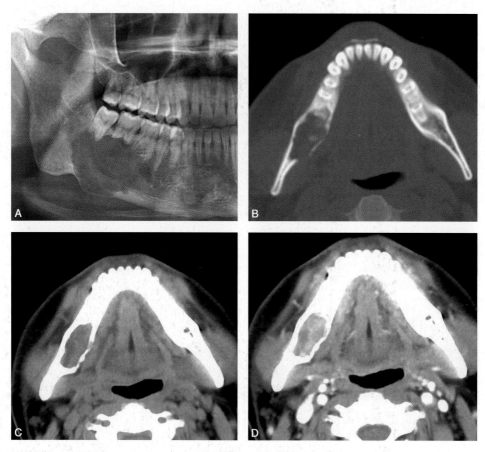

图6-2-5　右下颌骨中心性巨细胞肉芽肿

全景片(A)示右下颌骨体有单囊低密度病变,边界清晰,下颌骨下缘骨皮质变薄,右下后磨牙牙根吸收;CT轴位骨窗(B)、平扫轴位软组织窗(C)、增强轴位软组织窗(D)示右下颌骨低密度病变,舌侧骨皮质不连续,病变内呈软组织密度影,平扫CT值38HU,增强CT值达138HU,呈显著不均匀强化。

【诊断思路及诊断要点】

巨颌症发病年龄早,临床症状及体征非常典型,结合影像学上颌骨对称性、多囊状骨质膨胀的特点,通常不易误诊。虽然在病理表现方面,巨颌症和CGCL鉴别困难,但两者的影像学表现存在较大差异,巨颌症的病变中心多位于颌骨后部,且为多发病变,颌骨膨胀呈对称性;而CGCL多位于颌骨前部(下颌第一磨牙前、上颌尖牙区),且为单发病变。

三、脉管畸形:动静脉畸形和静脉畸形

【简介】

发生于颌骨内的脉管畸形,又称颌骨中心性血管瘤(central haemangioma of jaws),多为先天性病变。颌骨中心性血管瘤有低流速(静脉畸形为主)和高流速[动静脉畸形(arteriovenous malformation,AVM)为主]之分。在各类颌面部脉管畸形中,颌骨中心性血管瘤约占10%,属少见病变。AVM是动脉和静脉之间异常的直接沟通,尽管AVM在下颌骨中并不常见,但对它的识别很重要,因为颌骨AVM患者拔牙后或手术后可能会出现致命性出血。血管造影是诊断该

病的金标准。低流速和高流速颌骨中心性血管瘤的区分对临床治疗至关重要。颌骨中心性血管瘤多见于 10~40 岁患者,无明显性别差异。临床上,多表现为面部无痛性肿大,有时可见牙龈红肿或缓慢渗血。

【影像学表现】

下颌骨中心性血管瘤较上颌骨多见,且多发生于颌骨后部。下颌骨 AVM 主要位于下颌神经管内,骨质呈溶骨性破坏,内含小动脉腔,下颌神经管不均匀增粗。病变呈低密度,CT 平扫病变多为单囊或多囊状软组织密度影,增强可能出现与动脉同期快速强化,周围软组织内可见多发异常强化血管团,浅表回流静脉可增粗、早期显影。颌骨静脉畸形为骨小梁间有异常扩张的薄壁静脉腔;病变内可见轮辐状、日光状和针样结构,自骨髓腔经骨密质向外伸展至周围软组织。MRI 上,低流速病变多表现为 T_1WI 等信号和 T_2WI 高信号,增强后呈渐进性强化。高流速病变多表现为流空信号,增强后呈快速强化,与周围血管强化程度一致。DSA 上,高流速病变在动脉期有明显染色,可呈团块状。颌骨中心性血管瘤可致牙根吸收、牙移位、牙萌出异常。

【典型病例】

病例 4　患儿,女,7 岁。右侧面部无痛性肿大 2 年余,近 2 个月刷牙时牙龈反复出血。专科检查见右下后牙龈红肿和少量渗血。诊断为右下颌骨中心性血管瘤,CT 表现见图 6-2-6。

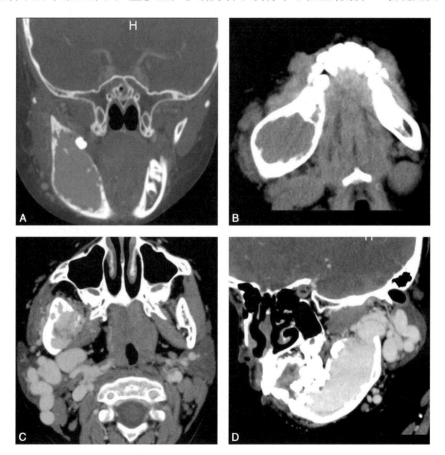

图 6-2-6　右下颌骨中心性血管瘤

CT 冠状位骨窗(A)、平扫轴位软组织窗(B)、增强轴位(C)及矢状位(D)软组织窗示右下颌骨体有低密度骨质膨胀性病变,边界清晰,平扫 CT 值 30HU,增强 CT 值 145HU,呈显著均匀强化,右下颌神经管明显扩张,病变周围软组织内可见异常增粗、增多的纡曲血管影。

病例5　患者,男,45岁。左下颌骨肿物3年余,无明显不适。诊断为左下颌骨静脉畸形,CT表现见图6-2-7。

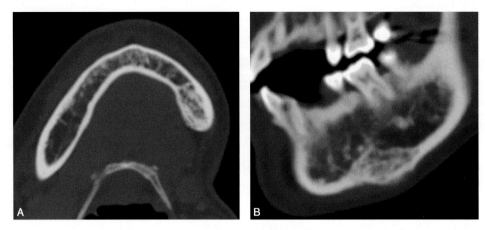

图6-2-7　左下颌骨静脉畸形

CT轴位骨窗(A)及矢状位骨窗(B)示左下颌骨体部骨质略膨隆,其内见网状、蜂窝状混杂密度影,下颌骨下缘骨皮质变薄。

【诊断思路及诊断要点】

颌骨AVM累及下颌神经管时,可造成下颌孔呈喇叭口状,下颌神经管及颏孔的异常增粗,多数患者病灶周围软组织可见肿大,增强后颌骨及周围软组织内均可出现快速强化的团块影和纤曲血管影,同侧的回流静脉可增粗、早期显影。明确诊断颌骨AVM,需结合临床症状、在CT或MR检查的基础上进行DSA检查。

四、朗格汉斯细胞组织细胞增生症

【简介】

朗格汉斯细胞组织细胞增生症(Langerhans cell histiocytosis,LCH)是一种抗原呈递细胞或树突状细胞疾病,多位于表皮基底层、支气管黏膜、胸腺上皮和淋巴结。LCH为一种局灶性或多系统疾病。LCH可出现3种可能重叠的临床类型,包括:①婴儿或幼儿的急性、剧烈全身性疾病,被称为急性播散性组织细胞增多症或汉-许-克病(Hand-Schüller-Christian disease);②幼儿或成人的慢性、播散性、多灶性全身性疾病,可导致器官功能障碍,被称为莱特勒-西韦病(Letterer-Siwe disease);③嗜酸性肉芽肿,为孤立性病灶,表现为骨的溶解性破坏。与其他淋巴/造血系统疾病一样,LCH会有淋巴结、淋巴结外和髓质改变。淋巴结病是LCH的一个重要组成部分,特别在急性播散性病例。淋巴结外表现主要位于颅骨、面部和中枢神经系统。局灶性疾病多见于颞骨,尤其是乳突,临床表现可类似于中耳乳突炎、外耳炎或乳突肿瘤,下颌骨、眼眶、颈椎和顶骨也是常见的受累部位。

LCH的临床症状与病灶的发生的部位、累及器官及病变的大小、数目有关。累及颌骨的LCH可出现牙齿松动或脱落、偶有面部疼痛及肿胀。单骨性或局灶多骨性LCH预后良好,致死性LCH罕见,多见于莱特勒-西韦病患者。治疗方法可采用手术、放射治疗、激素和化疗。

【病理基础】

嗜酸性肉芽肿表现为成片或成巢的朗格汉斯细胞增生背景中见多少不等的嗜酸性粒细

胞浸润,朗格汉斯细胞的细胞核具有特征性改变,呈卵圆形或不规则形,伴有明显的核沟,呈肾形或咖啡豆样。病变背景中除嗜酸性粒细胞浸润外,尚可见泡沫样组织细胞、多核巨细胞、淋巴细胞、浆细胞、中性粒细胞浸润。朗格汉斯细胞表达 S-100、CD1α、Langerin 蛋白(图 6-2-8)。

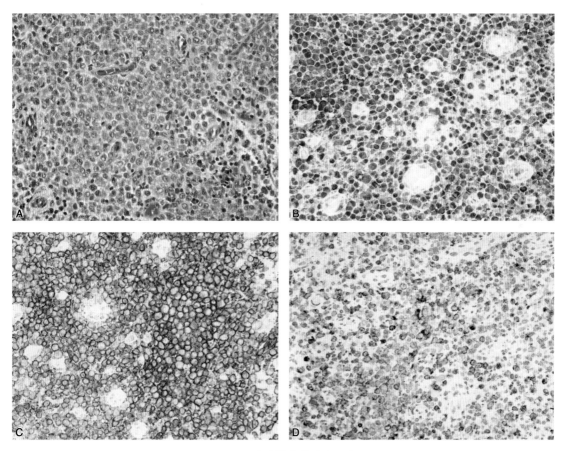

图 6-2-8　嗜酸性肉芽肿病理表现

A.成片单核样细胞增生,期间散在嗜酸性粒细胞(HE,×40);B.肿瘤细胞表达 S-100(IHC,×40);C.肿瘤细胞表达 CD1α(IHC,×40);D.肿瘤细胞表达 Langerin(IHC,×40)。

【影像学表现】

根据疾病的形式,LCH 发生的骨破坏可能是局部孤立性的或多发性溶骨性破坏吸收,也可能为弥漫性和渗透性的。颌骨 LCH 多表现为不规则形肿块,边界或模糊或清晰,部分可见硬化改变,边缘可见层状骨膜反应,骨皮质中断,可累及周围软组织。病灶 X 线表现为低密度,呈穿凿样、溶骨性骨质破坏。CT 上,LCH 多表现为溶骨性破坏、软组织肿块形成,偶可见未被完全吸收的残留骨影,部分患者可出现病理性骨折。MRI 上,LCH 病变可呈 T_1WI 低、中等或稍高信号,T_2WI 高信号,增强后骨内及骨外病变均可见强化。

【典型病例】

病例 6　患儿,女,7 岁。右耳听力下降 1 月余。诊断为右下颌骨、颞骨 LCH,CT 和 MRI 表现见图 6-2-9。

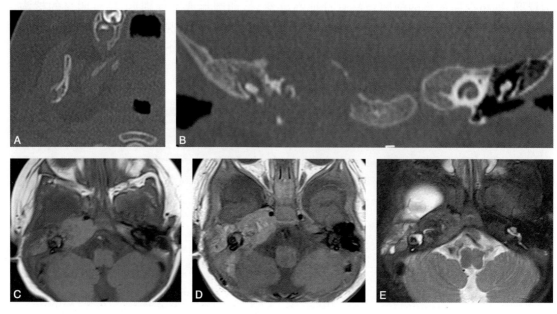

图 6-2-9　右下颌骨、颞骨朗格汉斯细胞组织细胞增生症

CT 轴位(A)及冠状位(B)骨窗示右下颌升支、右颞骨岩部、乳突可见类圆形、穿凿样低密度骨质吸收，局部可见层状骨膜反应，骨皮质中断；MRI 轴位 T_1WI(C)示右侧颞骨病灶呈稍高信号，增强轴位 T_1WI(D)可见强化，脂肪抑制 T_2WI(E)轴位示病变呈等信号、部分呈不均匀高信号。

【诊断思路及诊断要点】

颅骨及颌骨骨髓系统损害是骨嗜酸性肉芽肿、汉-许-克病和莱特勒-西韦病共有的影像表现，可以为单发病灶，也可以是多发性病灶。骨嗜酸性肉芽肿最常累及颅骨、其次为颌骨。颌骨的骨嗜酸性肉芽肿以局限性病灶较多见。汉-许-克病及莱特勒-西韦病累及颌骨时，可出现较为特征性的牙"漂浮征"，且两者常存在肺部影像学改变。

LCH 需与颌骨骨髓炎及颌骨恶性肿瘤相鉴别。颌骨骨髓炎引起的软组织肿胀边界模糊不清，而 LCH 呈边界相对较清的软组织肿块。临床上，当儿童、青少年出现面部肿大但无感染症状，X 线和 CT 检查发现颌骨溶骨性病变伴层状骨膜反应时，需考虑 LCH。成人颌骨 LCH 与颌骨恶性肿瘤非常相似，诊断应谨慎。

五、纤维结构不良

【简介】

纤维结构不良(fibrous dysplasia，FD)是由于正常骨组织被排列紊乱和矿化不足的未成熟骨和纤维组织所取代，而形成的骨变形及结构异常。本病有单骨和多骨之分。多骨纤维结构不良是纤维性骨营养不良综合征(McCune-Albright syndrome)的表征之一，伴内分泌异常（如性早熟）和皮肤咖啡牛奶斑。FD 还与 Mazabraud 综合征相关。尽管 FD 发生于多个相邻的颅颌面骨，但仍认定为单骨 FD，亦称颅面纤维结构不良(cranifacial fibrous dysplasia)。单骨 FD 较多骨者多见，无明显性别差异。多骨者多见于女性。单骨 FD 是多骨的 6～10 倍。FD 约占良性骨肿瘤的 7%，多数病例在儿童和青少年期发病被发现，且在其发育结束后病变多停止生长。轻度 FD 只影响少数骨骼（通常是不对称的），局限于身体的一个区域。颅面骨和股骨是最常见的两个部位。与下颌骨相比，上颌骨更容易发生 FD，并可能延伸到邻近的骨骼，如颧骨和蝶骨。FD 的早期症状主要表现为面部无痛性肿胀和不对称畸形。上、下颌骨同时受累者可出现牙移位、牙松动和咬合紊乱。累及鼻窦、眼眶和颅底孔的病例可产生多种症状,包括鼻塞、视力丧失、头痛和听力丧失。FD 继发感染后病例临床表现与骨髓炎相似,可有发热、局部肿痛和张口受限。

【病理基础】

1. **大体检查** 病变区骨质膨隆,剖面呈灰白色,质韧或呈砂粒状,可伴有出血或囊性变,囊内可含淡黄色清亮液体,病变区与正常骨组织间无明显界限(图 6-2-10A)。

2. **镜下表现** 镜下见细胞较疏松的纤维组织背景中不规则的小梁状骨组织均匀分布。纤维组织由形态规则的成纤维细胞构成,富于血管,核分裂罕见。小梁骨形态不一,呈曲线形或类似字母样,由于小梁状骨组织由纤维组织化生而来,周边少见成骨细胞(图 6-2-10B)。病变区与周围正常组织无明显分界,可见病变小梁状骨组织与正常骨组织相移行。

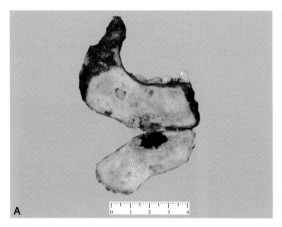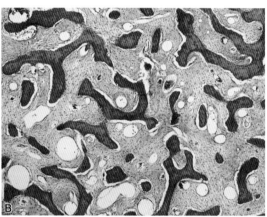

图 6-2-10 纤维结构不良病理表现

A. 正常骨髓腔消失,由灰白色质韧组织取代,与正常骨无明显界限,伴囊性变;B. 病变由纤维性结缔组织和不规则小梁状骨组织构成,周边少见成骨细胞(HE,×10)。

【影像学表现】

FD 的影像学表现取决于病变的发展阶段。其表现类型有 3 种:①病变早期呈低密度或以溶骨性破坏为主。X 线和 CT 上,可与骨囊肿类似。②病变中期以高密度为主,通常具有磨玻璃样改变,边缘模糊,与周围正常骨的界限不清。③晚期为混合密度改变,可表现为磨玻璃背景下有低密度小囊状影。MRI 上,FD 的 T_1WI 呈低或等信号,T_2WI 呈不均匀等或高信号,增强后病变可强化。FD 多局限于颌骨生长,几乎无骨外侵犯,除非发生恶变(FD 可恶变为骨肉瘤)。下颌骨 FD 可致下颌神经管移位、骨硬板吸收和牙周膜变窄。上颌骨 FD 可使窦腔变小或消失。颅底骨 FD 可使颅底神经孔/管变窄甚至闭塞,出现相应神经和血管症状。FD 伴继发感染者与颌骨骨髓炎相似。

【典型病例】

病例 7 患儿,女,13 岁。面部逐渐不对称 6 年余。专科检查:面部不对称,面下 1/3 可见左侧面部明显较右侧丰满。颏点左偏 2mm。张口型右偏斜,双侧颞下颌关节未及弹响压痛。诊断为左颌面多骨 FD,CT 表现见图 6-2-11。

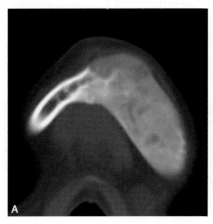
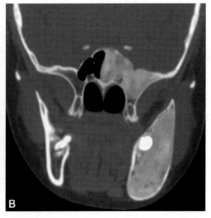

图 6-2-11　左颌面多骨纤维结构不良

CT 轴位骨窗(A)及冠状位骨窗(B)示左侧蝶骨、下颌骨高密度病变,密度较均匀,呈磨玻璃样,与正常骨分界欠清晰。

病例 8　患者,女,47 岁。面部不对称 30 余年伴右侧腭部膨隆 4 年以上。诊断为右颌面多骨 FD,全景片和 CT 表现见图 6-2-12。

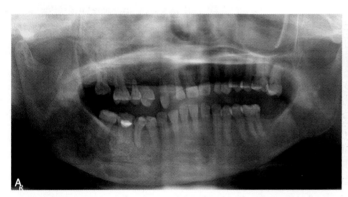
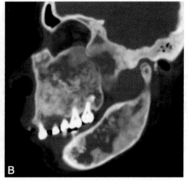

图 6-2-12　右颌面多骨纤维结构不良

A. 全景片示右侧上下颌骨膨大,病变呈混合密度改变,边界不清晰,病变内牙根吸收变短;B. CT 矢状位骨窗示右侧上下颌骨、蝶骨膨大,其内见高低混合密度病变,病变区皮质变薄,根周膜骨硬板消失;右侧上颌窦窦腔消失。

【诊断思路及诊断要点】

典型的颌骨 FD 表现为儿童或青少年时期发病,颌骨无痛性肿大,面部不对称。X 线和 CT 检查发现病变骨形态异常增大,骨质破坏呈低密度影,或磨玻璃样改变,或混合密度影,周边骨皮质可吸收,病灶与正常骨界限模糊。临床上出现疼痛症状,X 线及 CT 发现 FD 病变周围软组织肿胀且边界模糊,可见骨膜反应,应考虑继发骨髓炎。FD 病变内出现骨皮质明显破坏,软组织肿块及肿瘤骨形成时,应考虑恶变。

六、骨结构不良

【简介】

骨结构不良(osseous dysplasia,OD)是一种非肿瘤性纤维骨病变,发生于颌骨的承牙区,是颌骨最常见的良性纤维骨病变,又称牙骨质-骨结构不良(cemento-osseous dysplasia,COD)、牙骨质结构不良(cemental dysplasia)和牙骨质瘤(cementoma)。本病好发于中年黑人女性。基于病变的发生部位,OD可分为3类:根尖周OD,局灶性OD和繁茂性OD。本病患者多无症状,常在检查中偶然被发现。繁茂性OD易继发感染,可出现面部反复肿胀和疼痛。

【病理基础】

1. 大体检查　根尖周或局灶型病变一般较小,多小于1.5cm,繁茂性者病变可较大。病变表现为不规则骨样组织,灰褐色,可呈砂粒状或质硬。

2. 镜下表现　各类OD的病理表现相似,均由富含细胞的纤维组织和矿化组织构成(图6-2-13A)。纤维组织主要由成纤维细胞、数量不等的胶原纤维和小血管组成。矿化组织可表现为骨样、板层骨、类牙骨质样组织(图6-2-13B)。如病程较长,病灶可主要由矿化组织构成而纤维成分较少。

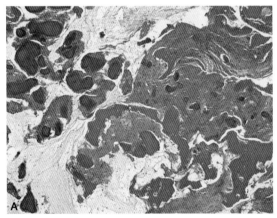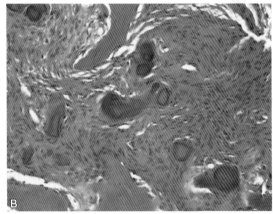

图 6-2-13　骨结构不良病理表现

A.病变由纤维组织和矿化组织构成(HE,×10);B.矿化组织形态不一,可见类牙骨质样组织(HE,×40)。

【影像学表现】

理想情况下,本病可根据临床和影像学表现确诊,而不需要活组织检查。OD病灶多不规则,边缘多清晰,多无包膜。X线、CBCT和CT上的病变内可呈低密度、高密度或混合密度改变,通常以混合高密度为主,病变区牙周膜多完整,不与牙根融合。繁茂性OD常与单牙或多牙牙根关系密切,两者间多无清晰分界。下颌骨OD可致下颌神经管移位;上颌骨OD可突入上颌窦内。繁茂性OD继发感染时,可出现骨膜反应、周围软组织肿胀、骨皮质中断等骨髓炎的征象。

【典型病例】

病例9　患者,男,45岁。无意中发现右下颌骨病变。诊断为右下颌骨局灶性OD,全景片和CT表现见图6-2-14。

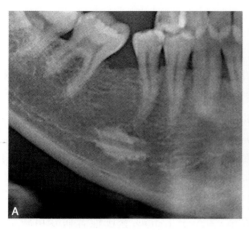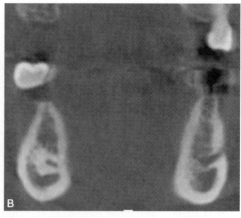

图 6-2-14 右下颌骨局灶性骨结构不良

全景片(A)及 CT 冠状位骨窗(B)示右侧下颌骨不规则高密度团块影,位于下颌神经管周围,边界欠清,无包膜,下颌神经管未见破坏,管腔无明显扩张或狭窄。

病例 10 患者,男,47 岁。左上牙龈肿痛,牙齿脱落。诊断为上下颌骨繁茂性 OD,全景片和 CT 表现见图 6-2-15。

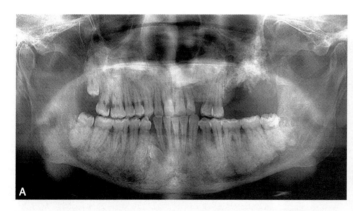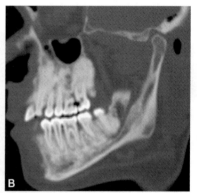

图 6-2-15 上下颌骨繁茂性骨结构不良

全景片(A)及 CT 矢状位骨窗(B)示两侧上下颌牙的根方多发病变,呈混杂高密度改变,边界欠清晰,病变与牙根粘连,双侧下颌神经管向下移位,双侧上颌窦窦腔变窄。

【诊断思路及诊断要点】

典型 OD 发生于颌骨的承牙区,呈团块状高密度影,可单发或多发,病变区牙周膜多完整。该病主要依据 X 线、CBCT、CT 检查诊断,通常不需要治疗,只需随访即可。繁茂性 OD 发生于上颌骨和下颌骨多个象限,呈弥漫性高密度团块影或高低混合密度影,位于下颌神经管上方,下颌骨神经管可受压向下移位。

七、骨化性纤维瘤

【简介】

骨化性纤维瘤(ossifying fibroma,OF)是一种良性纤维骨肿瘤,影响颌骨和颅颌面骨。根据病理表现,OF 可分为 3 种类型:牙骨质-骨化性纤维瘤(cemento-ossifying fibroma,COF),青少年小梁状骨化性纤维瘤(juvenile trabecular ossifying fibroma,JTOF)和青少年沙瘤样骨化性纤维瘤

（juvenile psammomaatoid ossifying fibroma，JPOF）。COF 属于牙源性间充质肿瘤，又称牙骨质化纤维瘤（cementifying fibroma），3 型中最常见。该肿瘤主要见于颌骨承牙区，多见于 30~40 岁女性。JTOF 和 JPOF 均罕见，前者主要累及儿童和青少年，平均发病年龄为 8.5 岁；后者平均发病年龄为 16~33 岁；两者均无明显性别差异。COF 是一种生长缓慢的良性肿瘤，可以保守切除，很少复发；而 JTOF 和 JPOF 更具侵袭性，保守切除复发率较 COF 高。

【病理基础】

1. **大体检查** 肿瘤界限清楚，剖面呈黄白色，切面呈砂粒状，可伴有囊性变。

2. **镜下表现** 肿瘤与正常骨组织界限清楚，由纤维组织和矿化组织以不同比例构成。纤维组织中细胞分布不均，部分区域细胞含量少，组织疏松，部分区域细胞可相对丰富（图 6-2-16A），并可见少量核分裂。矿化组织表现多样，可为骨样组织、编织骨或嗜碱性的团块状牙骨质样组织，周边可见成骨细胞围绕（图 6-2-16B）。JTOF 和 JPOF 的区别主要在于矿化组织形态差异。JTOF 中矿化组织为形态不规则的带状骨样组织，周边围绕成骨细胞。JPOF 中矿化组织表现为嗜碱性的圆形或不规则形的骨样组织。

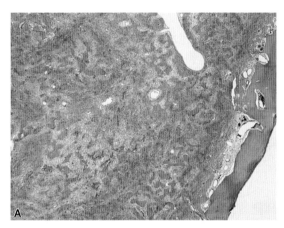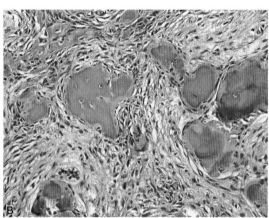

图 6-2-16 骨化纤维瘤病理表现

A.肿瘤与周围皮质骨界限清楚，纤维组织疏密不均（HE，×4）；B.矿化组织表现为骨样组织或团块状牙骨质样组织，周围可见成骨细胞围绕（HE，×40）。

【影像学表现】

COF 只存在于颌骨承牙区，下颌骨比上颌骨多见，下颌前磨牙区是最常见的部位。X 线和 CT 上，COF 多表现为圆形或类圆形肿块，边界清楚，病变早期通常呈低密度改变，随着时间的推移，肿瘤内的骨化成分逐渐增多，呈高密度或混合密度改变。JTOF 发生于上颌骨者较下颌骨多见，其生长特点为进行性或快速扩张，发生于上颌骨者导致鼻道阻塞和鼻出血。X 线和 CT 上，JTOF 膨胀明显，界限清楚，呈低密度或混合密度影，骨皮质变薄或穿孔。JPOF 主要发生于颅骨，尤其是眶周额骨和筛骨，也可发生于颌骨，累及眼眶或鼻窦可导致视觉症状和鼻阻塞。该病快速生长时最有可能伴发继发性动脉瘤样骨囊肿。MRI 上，OF 的 T_1WI 呈低或等信号，T_2WI 呈不均匀高信号，增强后局部可见强化。

【典型病例】

病例 11 患者，女，22 岁。左侧下颌骨无痛性膨隆 1 年。专科检查：颜面部左右不对称，左侧颏前部明显突出隆起。诊断为下颌骨 OF，全景片和 CBCT 表现见图 6-2-17。

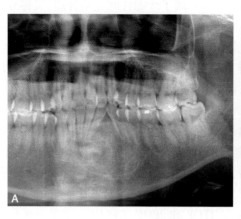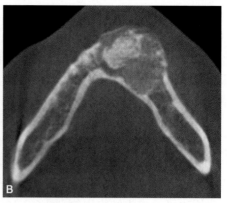

图 6-2-17　下颌骨骨化性纤维瘤

全景片(A)和 CBCT 轴位骨窗(B)示下颌骨(35~42 区)病变呈混合密度改变,以高密度为主,边界清晰,周边可见骨白线影,病变内牙根移位。

【诊断思路及诊断要点】

OF 形态一般较规则,边界清楚,随病变内纤维组织和矿化组织的含量不同而有不同的 X 线和 CT 表现。低密度区多为纤维组织;高密度区多为矿化组织。病变早期,瘤内以纤维组织为主,表现为低密度改变,随着疾病的进展,瘤内矿化组织逐渐增多,出现 X 线和 CT 高低混合密度或高密度改变。

第三节　颌面骨良性肿瘤及肿瘤样病变影像学诊断思路

1. 诊断思路

(1) 定位:判断病变是否为颌骨来源,病变在颌骨内的位置、与牙的关系,下颌骨病变还应观察病变与下颌神经管的关系。

(2) 定性:根据病变的发生部位、病变的形态、内部密度/信号的特征、周边骨皮质是否连续、有无骨膜反应、对邻近组织结构的影响、对下颌神经管的影响、有无牙异常、增强扫描密度/信号变化,可判断病变内的成分(囊性、实性、囊实性)、病变的来源(牙源性或非牙源性)、病变的性质(良性、恶性)。

(3) 结合患者年龄、性别、临床症状/体征及实验室检查做出综合判断,或建议选择必要的进一步检查手段。

2. 鉴别诊断思路　颌骨病变中常见的良性囊性病变包括根尖周囊肿、滤泡囊肿和牙源性角化囊肿等。常见的良性实体瘤包括 AB、牙瘤、OF 等。此外,AVM 和静脉畸形等血管病变也可发生。由于颌骨病变的病理特征多样但影像外观相似,因此各疾病的发病年龄、发病率、颌骨内的好发部位、内部囊性或实性结构、边缘轮廓及对相邻结构的影响,均为诊断时考虑因素。虽然影像学并不提供特定的诊断,但可缩小鉴别诊断范围,从而有助于指导患者治疗。对于颌骨良性肿瘤,影像学上应尽可能地区别病变的囊实性,如为囊性病灶,临床可考虑开窗术。

报告书写规范要求

（1）描述颌骨病变部位、大小、形态、边界、累及范围等。

（2）全面观察，注意病变始发因素的描写，由病变主体开始描述，注意病变与周围邻近组织关系及伴发改变，如下颌神经管有无受累、相邻牙情况、软组织、淋巴结等。

例如：成釉细胞瘤

影像描述：左侧下颌骨3~8区可见膨胀性低密度骨质破坏，边界清晰，大小约4cm×3.5cm×6cm，呈多房囊状，囊隔粗细不一，囊腔大小不一，其内密度不均，平扫CT值13~35HU，增强CT值13~76HU，增强可见实性部分强化，囊性区域无强化。病变向唇颊侧膨胀明显，骨皮质变薄、局部中断，未见骨膜反应。左下颌神经管受压下移，病变内牙根吸收变短。邻近周围软组织未见明显受累。颅底骨质结构未见异常。双侧颈部未见明显肿大淋巴结。

影像学诊断：左侧下颌骨良性牙源性占位（成釉细胞瘤）。

═══ 练习题 ═══

1. 名词解释

巨颌症

纤维结构不良

骨结构不良

2. 选择题

（1）颌骨骨软骨瘤好发于

    A. 下颌骨颏部   B. 上颌骨前牙区   C. 下颌角

    D. 下颌升支   E. 髁突

（2）下列不属于牙源性良性肿瘤的是

    A. 成釉细胞瘤   B. 中心性巨细胞肉芽肿   C. 牙瘤

    D. 黏液纤维瘤   E. 牙源性腺样瘤

（3）成釉细胞瘤的主要X线表现不包括

    A. 多房囊状低密度影   B. 单房囊肿低密度影

    C. 虫蚀状骨质破坏   D. 骨皮质变薄/中断

    E. 牙根吸收

（4）牙源性腺样瘤最常见的发生部位是

    A. 上颌骨尖牙区   B. 下颌骨尖牙区   C. 上颌骨磨牙区

    D. 上下颌骨前牙区   E. 下颌骨磨牙区

（5）成牙骨质细胞瘤最常见的发生部位是

    A. 上颌磨牙区   B. 上颌前牙区   C. 下颌前牙区

    D. 下颌磨牙和前磨牙区   E. 尖牙区

（6）以下哪项颌骨多发性病变是较为常见的

    A. 牙骨质-骨结构不良   B. 成釉细胞瘤   C. 牙瘤

    D. 骨化性纤维瘤   E. 牙源性黏液瘤

3. 简答题

简述牙瘤的分类及影像学表现特征。

选择题答案：（1）E （2）B （3）C （4）A （5）D （6）A

（朱文静 张春叶 李 江）

===== 推荐阅读资料 =====

［1］马绪臣. 口腔颌面医学影像学. 6 版. 北京：人民卫生出版社，2012：120-133.

［2］余强，王平仲. 颌面颈部肿瘤影像诊断学. 上海：上海世界图书出版公司，2009：41-73.

［3］王铁梅，余强. 口腔医学：口腔颌面影像科分册. 北京：人民卫生出版社，2015：161-196.

［4］李江，田臻. 口腔颌面肿瘤病理学. 上海：上海世界图书出版公司，2013：176-222.

［5］NEVILLE BW，DAMM DD，ALLEN CM，et al. 口腔颌面病理学. 3 版. 李江，译. 北京：人民卫生出版社，2013：542-652.

［6］Anthony A. Mancuso A A，William N. Hanafee W N. Head and neck radiology：VOLUME Ⅰ. Philadelphia：Lippincott Williams & Wilkins，2011：547-557.

［7］EI-Naggar A K，Chan J K C，Grandis J R，et al. WHO Classfication of Head and Neck Tumours. 4th ed. IARC：Lyon，2017：203-260.

第 七 章

颌面骨恶性肿瘤影像学
诊断和病理基础

第一节 牙源性癌:骨内癌

【简介】

牙源性癌主要包括原发性骨内鳞状细胞癌(primary intraosseous squamous cell carcinoma, PIOSCC)和成釉细胞癌(ameloblastic carcinoma, AC),由分化差的上皮细胞和透明细胞组成。与牙源性良性肿瘤相比,颌骨的牙源性恶性肿瘤十分少见。

PIOSCC 是一种起源于牙源性上皮的颌骨中心性癌,不能归类为任何其他类型的癌。多数患者为无症状偶然发现,部分可出现非特异性的体征和症状,包括颌骨缓慢肿胀、疼痛、溃疡、牙齿松动、拔牙不愈、病理性骨折和神经体征,均提示为恶性肿瘤。影像学上,肿瘤呈边界不清的低密度骨质破坏,通常伴有牙根吸收和皮质穿孔。约40%的患者在发现时已有转移。

AC 可以是原发型,也可以是继发型,多见于中老年人。下颌骨成釉细胞瘤很少发生恶变。尽管在术语方面存在一些争议,但多数人提倡使用 AC,其具有典型的恶性肿瘤细胞学表现,伴或不伴转移,影像学上病变表现为弥漫的"蜂窝状"低密度,周围骨皮质破坏。由于复发率高,患者的预后较差。而转移性成釉细胞瘤是指组织学上仍为良性表现,但已发生颌骨外转移的成釉细胞瘤。

【病理基础】

1. **大体检查** 界限不清,肿瘤主体位于颌骨,切面呈灰白、灰黄色,可见坏死,部分病变可破坏骨皮质,累及周围软组织(图 7-1-1A)。

2. **镜下表现** 牙源性癌有多种组织学类型,包括原发性骨内癌、非特指(PIOSCC)、AC、牙源性硬化性癌、牙源性透明细胞癌、牙源性影细胞癌。

PIOSCC 表现为纤维组织背景内见不同程度鳞状分化的上皮岛或小巢,坏死不常见(图 7-1-1B)。在诊断 PIOSCC 之前,必须除外其他部位肿瘤转移、周围黏膜鳞状细胞癌累及颌骨、颌骨内的牙源性肿瘤等。

AC 镜下表现为纤维组织背景内大小不等的肿瘤细胞巢,可侵犯至周围骨小梁间,肿瘤破坏骨皮质时可累及至周围横纹肌。至少在肿瘤局部,瘤细胞巢具有典型成釉细胞瘤的特征,即肿瘤细胞外周排列呈栅栏状,极性倒置,但星网状层可不明显,上皮巢中央的细胞可呈基底样或梭形细胞样。肿瘤细胞可表现出一定的恶性特征,包括核浆比大、核分裂多见、可见病理性核分裂,同时还可见血管、神经周侵犯、坏死(图 7-1-1C、图 7-1-1D)。

【影像学表现】

PIOSCC 多发生于下颌磨牙区(见本节"病例1、2");上颌骨者少见。X 线上肿瘤多为低密

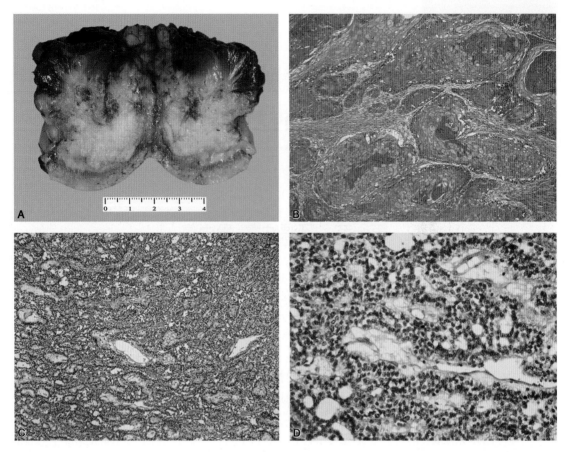

图 7-1-1　牙源性癌病理表现

A. 下颌骨颏部原发性骨内鳞状细胞癌,肿块破坏颊舌侧骨质,累及至皮下及横纹肌;B. 原发性骨内鳞状细胞癌,可见分化较好的鳞状细胞团(HE,×10);C. 颌骨成釉细胞癌,可见具牙源性特征的肿瘤细胞巢,细胞有异型(HE,×10);D. 颌骨成釉细胞癌,细胞有异型,核分裂易见(HE,×40)。

度溶骨性改变,边界不清,可破坏下颌神经管(见本节"病例 1、2"),部分病变可伴发病理性骨折(见本节"病例 1")。CT 上该肿瘤多为不规则形,边缘模糊呈"虫蚀状",内呈软组织密度表现,增强后实性部分可有强化,肿瘤穿破骨皮质后可侵犯周围软组织间隙,如口底、颌下间隙等。肿瘤可破坏牙槽骨导致牙"漂浮"征出现。MRI 上肿瘤通常呈 T_1WI 等信号,T_2WI 不均匀高信号,增强后实性部分可强化,部分边界不清。

AC 上下颌骨均可发生,但发生于下颌骨者多见,且多位于颌骨的双侧尖牙和磨牙区。X 线上 AC 多为低密度(见本节"病例 3"),部分肿瘤边界清,呈分叶状,与成釉细胞瘤相似;部分肿瘤边界不清,形态不规则。CT 上病变内部多为软组织密度改变,增强后实性部分可强化(见本节"病例 3"),病变可穿透骨皮质侵犯相邻的解剖结构,少数可见 Codman 三角样骨膜反应(见本节"病例 3"),病变区的牙齿可出现移位或脱落。MRI 上肿瘤可呈单囊或多囊表现,内部常呈 T_1WI 等信号,T_2WI 不均匀高信号,增强后实性部分可强化,部分边界不清。

【典型病例】

病例 1　患者,男,67 岁。左下牙松动拔牙后不愈合 3 个月。1 个月前出现拔牙区肿胀、疼痛。专科检查:左颌下可扪及肿大淋巴结。诊断为左下颌骨 PIOSCC,全景片和 CT 表现见图 7-1-2。

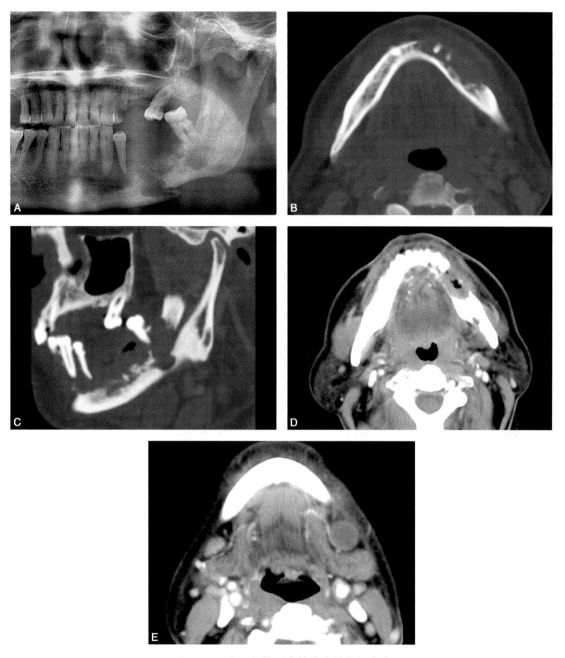

图 7-1-2　左下颌骨原发性骨内鳞状细胞癌

全景片(A)示左下颌骨自 31 至升支部骨质呈"虫蚀状"、不规则破坏吸收,范围弥散,可见病理性骨折;CT 轴位骨窗(B)及矢状位骨窗(C)示左下颌骨低密度骨质破坏吸收,边缘毛糙,左下颌神经管壁破坏不连续,31~34、38 牙齿悬浮;增强 CT 轴位软组织窗(D、E)示左下颌骨周围软组织肿块包绕,呈不均匀强化,左颌下淋巴结肿大,呈环形强化。

病例 2　患者,男,54 岁。右下唇麻木不适 2 月余,近 1 个月出现右下牙龈肿块及张口受限。诊断为右下颌骨 PIOSCC,全景片和 CT 表现见图 7-1-3。

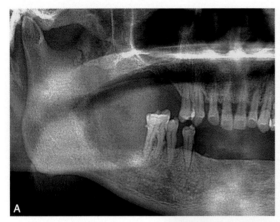
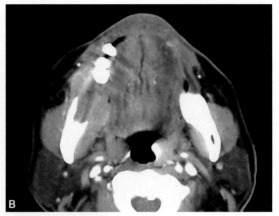

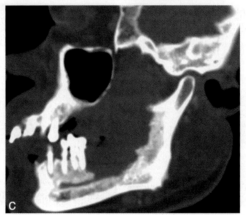

图 7-1-3　右下颌骨原发性骨内鳞状细胞癌

A. 全景片示右下颌骨自 46 至升支部骨质呈溶骨性、不规则破坏吸收,范围较广,牙槽侧骨皮质中断;
B. CT 轴位软组织窗示肿块包绕右下颌骨周围软组织,呈不均匀强化,边界不清;C. CT 矢状位骨窗示右下颌骨低密度骨质破坏吸收,边缘呈"虫蚀状"改变,右下颌神经管壁破坏不连续。

病例 3　患者,男,53 岁。右下颌肿物 4 月余,伴下唇麻木。诊断为右下颌骨 AC,全景片和 CT 表现见图 7-1-4。

【诊断思路及诊断要点】

PIOSCC 多为溶骨性骨质破坏,边缘可呈"虫蚀状"、"穿凿样"改变,可破坏下颌神经管,患者早期出现下唇麻木症状,病变内呈软组织密度,其骨质破坏形态多呈"口小底大",提示颌骨来源肿瘤,可与牙龈癌骨质破坏形成的"口大底小"相区别。

AC 在形态上与成釉细胞瘤有相似之处,可呈分叶状,有单囊和多囊之分,部分可含牙齿。此外,AC 在生物学行为和影像学上较成釉细胞瘤更具恶性特征。临床可出现下唇麻木,X 线和 CT 表现为边界不清的骨质破坏区,可破坏下颌神经管,其内软组织肿块可穿透骨皮质,侵犯周围组织结构,少数可见 Codman 三角样骨膜反应,增强 CT 和 MRI 上病变实性部分可强化,少数病例可出现区域淋巴结或远处转移。

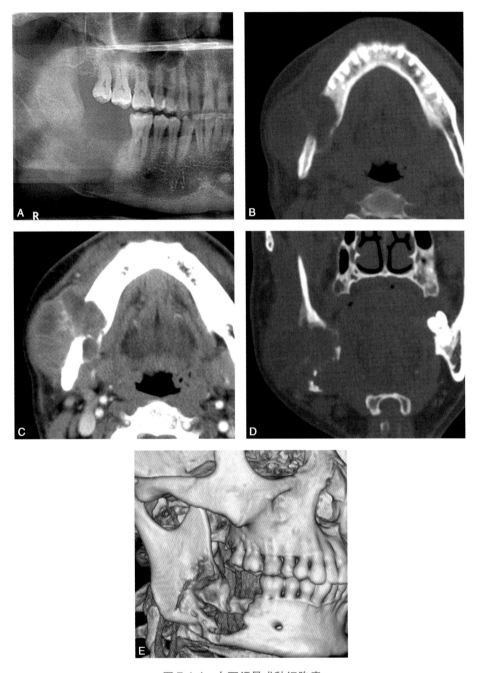

图 7-1-4　右下颌骨成釉细胞癌

全景片(A)示右下颌骨自 47 至角部有分叶状骨质结构破坏区,呈低密度,牙槽侧及下颌骨下缘骨皮质不连续;CT 轴位骨窗(B)、增强轴位软组织窗(C)、冠状位骨窗(D)及三维重建(E)示病变呈软组织表现,密度不均,增强后局部可见强化,颊舌侧骨皮质中断,舌侧见骨膜反应,病变突入周围软组织间隙。

第二节 骨 肉 瘤

【简介】

骨肉瘤(osteosarcoma)是一组以瘤细胞直接产生骨样组织为特征的恶性肿瘤。颌骨骨肉瘤少见,在所有骨肉瘤中所占比例不足 10%。颌骨骨肉瘤好发于 20~40 岁(较全身其他骨骼晚 10~20 年)。男性多于女性。多数为原发性,少数可继发于放射治疗后、纤维结构不良和佩吉特病;极少数颌骨骨肉瘤可以合并动脉瘤样骨囊肿。颌骨骨肉瘤的临床症状包括疼痛、肿胀和牙齿松动,病变生长迅速,可出现病理性骨折,部分患者可出现麻木和张口受限。影像学上骨肉瘤的表现与组织学上肿瘤基质的数量和种类相关,部分侵袭性表现如皮质穿透和骨膜反应,通常反映肿瘤的组织学级别。对于颌骨骨肉瘤,可观察到受累牙齿的牙周膜间隙变宽。

骨肉瘤一般沿血液循环转移,肺转移最为常见。治疗颌骨骨肉瘤以手术切除为主,彻底切除骨肉瘤后患者预后良好,10 年生存率>80%。辅助治疗存在一定争议,其中高剂量辐射是一个风险因素。

【病理基础】

1. **大体检查** 肿瘤界限不清,肿块较大时可侵犯周围组织,大部分肿瘤呈砂粒样或质地较硬,少数肿瘤性骨组织不明显的病例可呈鱼肉状外观,且局灶伴囊性变(图 7-2-1A)。

2. **镜下表现** 肿瘤无包膜,侵犯周围组织。肿瘤主要由多种形态的异型肿瘤细胞和含量多少不等的基质成分构成。普通型骨肉瘤是颌骨最常见的类型,根据主要的基质成分可分为 3 型:骨母细胞型、软骨母细胞型和成纤维细胞型。骨母细胞型中,肿瘤细胞可呈短梭形或卵圆形,异型明显,可见核分裂,肿瘤细胞间可见嗜伊红的花边状或金属丝状的骨样基质,也可以是编织状骨组织(图 7-2-1B)。当肿瘤中骨样基质形成的同时伴明显的软骨分化时,称为软骨母细胞型骨肉瘤。肿瘤细胞以梭形细胞为主,仅产生少量骨样基质时,称为成纤维细胞型骨肉瘤。

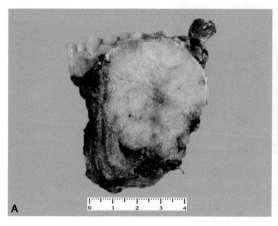
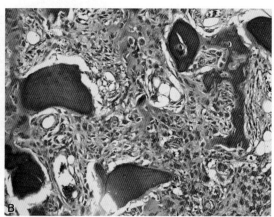

图 7-2-1 骨肉瘤病理表现

A.肿块切面灰白,无明显界限,局灶伴囊性变;B.骨母细胞型骨肉瘤,异型肿瘤细胞形成骨样基质及编织骨(HE,×20)。

部分颌骨骨肉瘤在纤维结构不良的基础上恶变而来,患者常有较长的纤维结构不良病史,镜下可见纤维结构不良中成纤维细胞体积增大,表现出一定的异型性,并可见核分裂,基质常为分化较好的小梁状骨组织。

部分头颈部恶性肿瘤患者在接受放射治疗后,放射野在放射治疗后也可发生肉瘤。骨肉瘤是其中一种,放射治疗后的骨肉瘤镜下表现与普通骨肉瘤相似。

【影像学表现】

颌骨骨肉瘤多见于下颌骨,且好发于颌骨后部。影像学上,颌骨骨骨肉瘤可分为 3 种类型:成骨型、溶骨型及混合型(见本节"病例 1、2")。肿瘤多呈不规则形,边缘模糊不清,累及牙和牙周组织者,可致牙周膜增宽、牙槽骨骨质吸收,出现牙"漂浮"征。下颌骨骨肉瘤还可破坏下颌神经管,出现感觉异常的症状。

颌骨骨肉瘤的 X 线表现可有低密度、高密度、混合密度 3 种类型。病变内的高密度为肿瘤骨形成所致,可呈斑片状、日光放射状。

CT 上,颌骨骨肉瘤多呈混合密度改变,主要由软组织肿块和肿瘤骨混合所致。部分病变以成骨为主;部分以软组织肿块为主。高密度的肿瘤骨是成骨型骨肉瘤的特征之一,边缘多呈日光状或针状,排列参差不齐,长短不一。如病变穿破骨皮质和骨膜,可见 Codman 三角状骨膜反应形成,CT 显示此征象最为清楚(见本节"病例 3、4")。

MRI 上,钙化的肿瘤基质在 T_1WI 和 T_2WI 上均呈低信号,非钙化肿瘤基质信号多变,但通常 T_1WI 呈等信号,T_2WI 呈显著高信号。增强 CT 和 MRI 上,骨肉瘤的软组织部分呈强化表现,部分肿瘤内部可出现坏死成分,增强后则无强化表现。DWI 显示弥散受限,MRS 可见胆碱峰(见本节"病例 3")。MRI 可更准确地评估肿瘤在骨髓腔中的扩散范围,但对骨肉瘤的特征性瘤骨和骨膜反应显示不佳。因此,X 线、CT 和 MR 检查三者不能互相替代,任何单一影像学检查方法都有一定的局限性,不利于术前准确诊断。

【典型病例】

病例 1　患者,女,30 岁。发现双侧颜面部不对称 1 月余,左面部明显膨隆。诊断为左上颌骨骨肉瘤(溶骨型),全景片和 CT 表现见图 7-2-2。

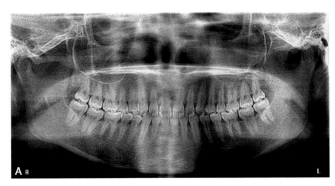
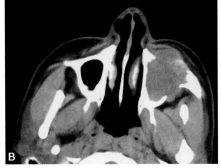

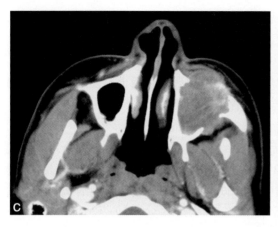
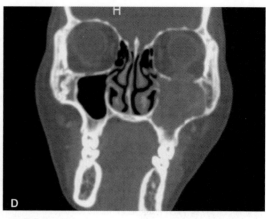

图 7-2-2　左上颌骨骨肉瘤(溶骨型)

A. 全景片示左上颌骨低密度骨质破坏,边缘无硬化边;B. CT 平扫轴位示左上颌骨溶骨性破坏,
骨皮质中断,可见软组织肿块影,CT 值约 52HU;C. 增强 CT 轴位示软组织肿块呈不均匀强化,CT
值 72~111HU;D. CT 冠状位骨窗示病变突破左上颌窦顶壁累及眶内。

病例 2　患者,女,36 岁。左面部疼痛肿胀 2 月余,加重 1 周。诊断为左下颌骨骨肉瘤(成骨型),CT 表现见图 7-2-3。

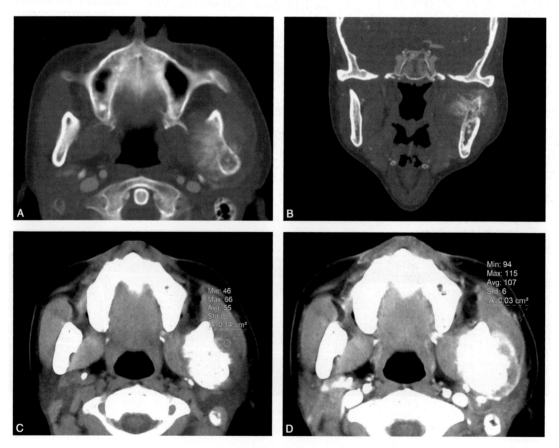

图 7-2-3　左下颌骨骨肉瘤(成骨型)

CT 轴位骨窗(A)和冠状位骨窗(B)示左下颌骨升支高密度骨质破坏,肿瘤骨呈斑片状、日光放射状,
边界不清;轴位平扫(C)可见软组织肿块影,CT 值约 55HU;轴位增强(D)示软组织肿块呈不均匀强
化,CT 值 107HU。

　　病例 3　患者,男,45 岁。左侧面部肿胀 1 年余。临床发现左上颌骨纤维结构不良恶变为骨肉瘤,见图 7-2-4。

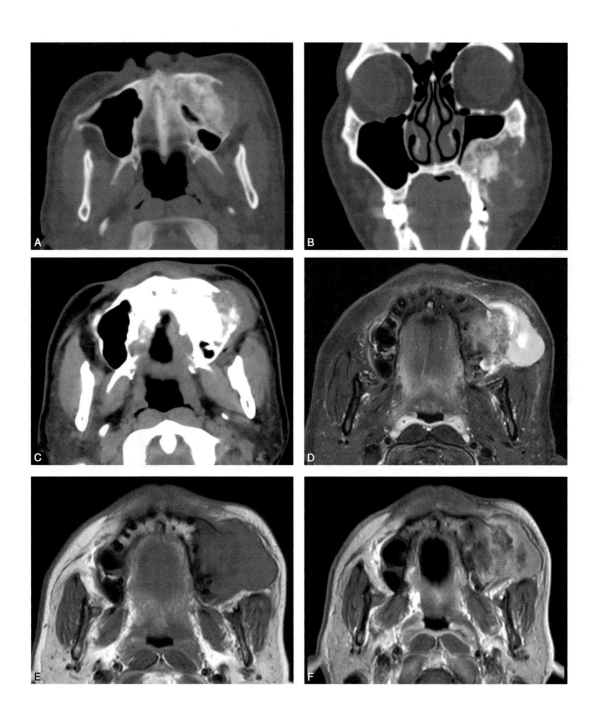

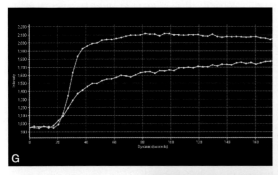

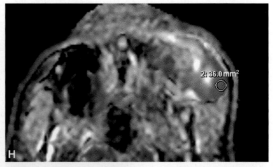

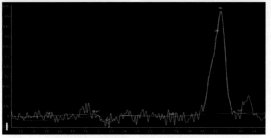

图 7-2-4　左上颌骨纤维结构不良恶变为骨肉瘤

CT 轴位骨窗(A)、冠状位骨窗(B)、轴位软组织窗(C)示左上颌骨骨质膨隆、破坏,部分为不均匀高密度影,内可见斑片状磨玻璃样改变;部分为低密度软组织肿块影伴颊侧骨皮质中断,邻近左上颌窦腔受压变窄。MRI 示肿块脂肪抑制 $T_2WI(D)$ 呈不均匀高信号,$T_1WI(E)$ 呈等信号,T_1WI 增强轴位(F)呈明显不均匀强化,肿块边界清,累及颊部软组织,肿瘤部分区域 TIC(G)呈缓慢上升型,部分区域呈快速上升型,ADC 值(H)为 $0.961×10^{-3}mm^2/s$,MRS(I)3.2ppm 可见较小的胆碱峰。

　　病例 4　患者,男,42 岁。鼻咽癌放射治疗后,发现左上颌骨肿物 1 月余。诊断为左上颌骨放射性骨肉瘤,CT 表现见图 7-2-5。

【诊断思路及诊断要点】

　　与影像表现有关的骨肉瘤的病理特点为肿瘤细胞直接产生骨和骨样基质,瘤骨在 X 线和 CT 上显示较清晰。骨肉瘤典型的 CT 表现可见骨质破坏、肿瘤骨形成、Codman 三角骨膜反应和软组织肿块形成。MRI 上显示肿瘤内部信号混杂,T_2WI 可见高信号的软组织肿块内混杂斑片状、条索状低信号,DWI 弥散受限,MRS 可见胆碱峰,TIC 呈缓慢或快速上升型。

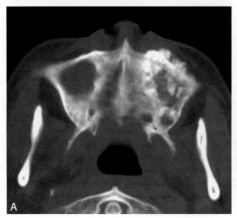

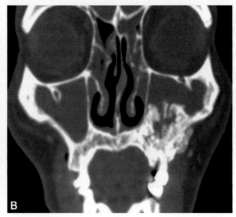

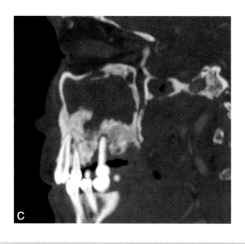

图 7-2-5　左上颌骨放射性骨肉瘤
CT 轴位(A)、冠状位(B)、矢状位(C)
骨窗均显示左侧上颌骨高密度骨质
破坏,可见团块状瘤骨形成,骨皮质
中断,累及左侧上颌窦腔。

第三节　软　骨　肉　瘤

【简介】

软骨肉瘤(chondrosarcoma)是一种以软骨形成为特征的恶性肿瘤,由肿瘤细胞产生软骨样基质。根据肿瘤的形成过程,可分为原发性和继发性。软骨瘤恶变可形成继发性软骨肉瘤。颌骨软骨肉瘤较少见,可发生于任何年龄,但 40~60 岁的中老年男性略多见。临床可表现为疼痛性面部肿胀、张口受限等症状。软骨肉瘤多为低级别恶性肿瘤,相比骨肉瘤侵袭性小,且生长缓慢,预后更好,转移更罕见。

【病理基础】

1. **大体检查**　病变界限不清,切面呈淡蓝色或珍珠白色,可见分叶状结构,伴钙化或骨化时可呈白色砂粒样。

2. **镜下表现**　肿瘤由成熟度和细胞丰富程度不等的软骨构成,排列呈结节状,结节间为纤细的纤维结缔组织。肿瘤性软骨细胞位于软骨陷窝中,有程度不等的异型性,但核分裂少见(图 7-3-1)。依据细胞密集程度和软骨细胞核的改变将软骨肉瘤分为 1 级、2 级和 3 级,软骨肉瘤 1 级也称非典型性软骨瘤;软骨肉瘤 3 级瘤细胞丰富,细胞多形性显著,结节周边可见梭形细胞,预后较 1 级和 2 级者差。

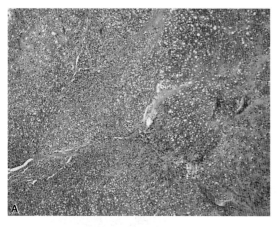
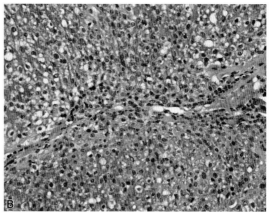

图 7-3-1　软骨肉瘤病理表现
A. 肿瘤性软骨细胞排列呈结节状(HE,×10);B. 肿瘤细胞有异型,可见病理性核分裂(HE,×40)。

【影像学表现】

上、下颌骨均可发生软骨肉瘤,上颌骨好发于前部,下颌好发于下颌喙突、髁突和体部。软骨肉瘤可表现为具有环形或新月形钙化特征的圆形或不规则形软组织肿块,部分可呈分叶状。X线上,多数病变表现为低密度和高密度相混合,肿瘤边缘清晰或模糊(见本节"病例1"),病变内的高密度影可呈斑片状或斑点状。CT上,颌骨软组织肉瘤呈混杂密度,一般由水样低密度(黏液)、软组织和高密度(钙化的软骨样基质)相混合,增强后软组织部分可见强化(见本节"病例1")。其中,软组织肿块内有软骨样基质是软骨肉瘤的特征性CT表现之一(见本节"病例2")。MRI上,肿瘤整体边缘多清晰光滑,T_1WI呈等低信号,T_2WI多呈不均匀高信号,病变内的黏液区呈T_1WI低信号,T_2WI呈高的水样信号,增强后病变内软组织部分多强化,不强化区与软骨基质黏液样变和钙化区相对应。软骨肉瘤可致牙周膜增宽、牙根吸收,还可穿破骨皮质侵犯邻近组织结构,下颌骨软骨肉瘤可破坏下颌神经管。

【典型病例】

病例1 患者,男,38岁。右侧张口疼痛进行性加重1个月,伴张口受限。诊断为右下颌骨髁突软骨肉瘤,全景片和CT表现见图7-3-2。

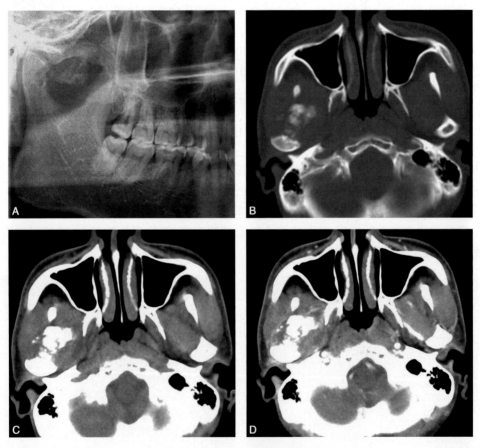

图7-3-2 右下颌骨髁突软骨肉瘤

全景片(A)示右下颌骨髁突前缘不规则高密度区,边界不清;CT轴位骨窗(B)示右侧髁突外形增大,形态不规则,可见团块状骨质增生区;CT平扫(C)及增强(D)轴位软组织窗示病变周围软组织肿块包绕,呈等低密度,平扫CT值12HU、33HU,增强后部分病变无强化,部分可见强化,CT值分别为13HU、87HU,边缘强化明显。

病例2　患儿,女,14岁。右上颌肿物半年余,伴右侧鼻塞。专科检查右上颌骨、腭部膨隆,轻度牙痛。诊断为右上颌骨软骨肉瘤,CT表现见图7-3-3。

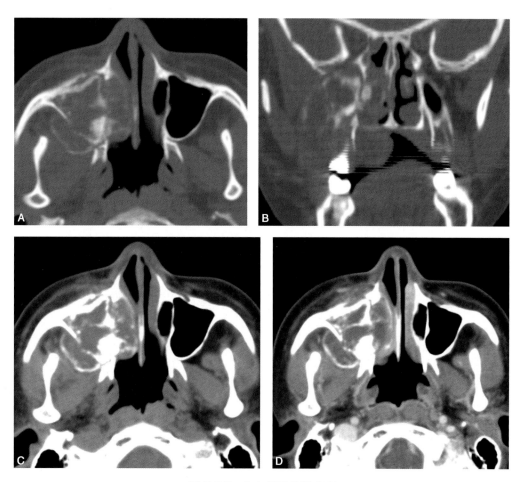

图 7-3-3　右上颌骨软骨肉瘤

CT 轴位骨窗(A)及冠状位骨窗(B)、平扫(C)及增强(D)轴位软组织窗示右侧上颌骨外形增大,形态不规则,其内骨质破坏区呈软组织及液体密度改变,CT 值 13HU,间以不规则成骨样高密度改变,边界较清晰,突入周围软组织间隙,CT 值 13HU、34HU,增强 CT 值 13HU、79HU,病变内黏液成分无强化,软组织区可见明显强化。

【诊断思路及诊断要点】

X 线上颌骨软骨肉瘤和骨肉瘤表现相似,难以鉴别。CT 和 MRI 上软骨肉瘤具有较特征性的表现,其内部的黏液区 CT 多表现为水样低密度,MR T_1WI 呈低信号、T_2WI 呈高信号,增强后无强化,可与骨肉瘤相鉴别。另外,软骨肉瘤较少出现骨膜反应。继发性软骨肉瘤肿瘤边缘可见特征性"软骨帽"。

第四节　恶性淋巴瘤

【简介】

颌骨恶性淋巴瘤由来自淋巴系统的恶性肿瘤细胞构成。头颈部淋巴瘤最常发生于淋巴结,而头颈部结外型淋巴瘤中,颌骨恶性淋巴瘤多为非霍奇金淋巴瘤(non-Hodgkin lymphoma,

NHL)。颌骨恶性淋巴瘤可见于所有年龄,特别是成年人(Burkitt 淋巴瘤除外)。临床上,颌骨恶性淋巴瘤主要表现为面部质硬肿块伴疼痛,部分患者可出现麻木等感觉异常,病变区可出现牙齿松动或脱落。

【病理基础】

颌骨恶性淋巴瘤可以是孤立性病变,也可以是全身病变的一部分,二者的组织学特征一致。颌骨内最常见的淋巴瘤是弥漫性大 B 细胞淋巴瘤,其次为浆细胞瘤。

弥漫性大 B 细胞淋巴瘤有多种组织学亚型,最常见的为经典型,镜下表现为成片的大到中等大小的淋巴样细胞增生,细胞形态类似正常淋巴组织中的免疫母细胞和中心母细胞或介于两者之间,异型明显,核分裂多见(图 7-4-1A)。肿瘤间质成分较少,可见数量不等的反应性细胞浸润,包括淋巴细胞、浆细胞、组织细胞。

肿瘤细胞表达 B 细胞标记物,包括 CD19、CD20(图 7-4-1B)、CD79a、PAX-5,不同程度地表达 CD10、Bcl-2、Bcl-6、CD5,不表达 T 细胞标记物 CD3。

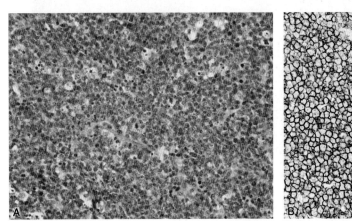
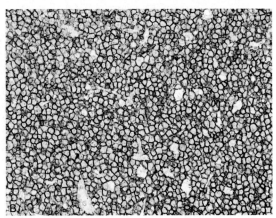

图 7-4-1 弥漫性大 B 细胞淋巴瘤病理表现

A.成片的细胞浸润,异型明显,核分裂多见(HE,×40);B.肿瘤细胞弥漫性表达 B 细胞标志物 CD20(IHC,×40)。

【影像学表现】

颌骨 NHL 多见于上颌窦和上颌骨,下颌骨相对较少见。上颌窦 NHL 有时很难与上颌骨 NHL 鉴别。病变区骨质破坏多呈低密度,边界不清。平扫 CT 瘤内见不规则形或类圆形软组织肿块,可穿透骨皮质侵犯邻近结构,边界清或不清,瘤内钙化罕见,增强后肿瘤实性部分明显强化,病变周围几乎无反应性新骨及骨膜反应(见本节"病例")。MRI 上,颌骨 NHL 的 T_1WI 多呈等或低信号,T_2WI 病变信号多样,可呈低信号、等信号或高信号,也可呈不均匀信号改变,增强病变多强化。CT 和 MRI 无法明确区分 NHL、霍奇金淋巴瘤和转移淋巴结。

【典型病例】

病例 患者,男,77 岁。发现右腭部肿物半月余。患者半月前出现右上后牙疼痛、松动,右腭部肿物。诊断为右上颌骨弥漫大 B 细胞淋巴瘤,CT 表现见图 7-4-2。

【诊断思路及诊断要点】

颌骨 NHL 的影像表现具有一般恶性肿瘤的特点,多呈溶骨性改变,软组织肿块形成,部分边界不清,罕见钙化、反应性新骨和骨膜反应。颌骨 NHL 常伴颌面、颈部软组织 NHL。肿瘤生长速度快,且多见于成年人。单发性颌骨 NHL 通常在影像学上较难与颌骨其他溶骨性恶性肿

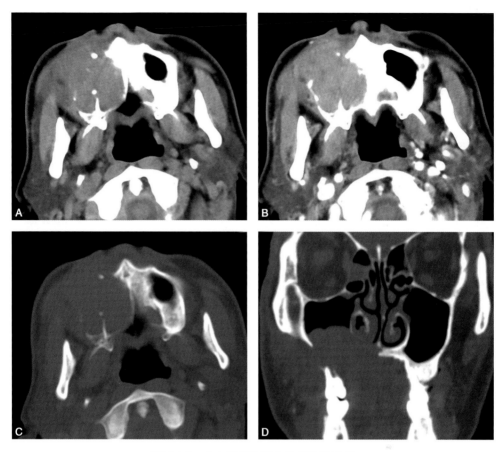

图7-4-2　右上颌骨弥漫大 B 细胞淋巴瘤

轴位平扫(A)及增强(B)软组织窗、轴位骨窗(C)及冠状位骨窗(D)示右侧上颌骨不规则溶骨性破坏区,边界不清,其内见软组织肿块影,并向周围间隙突出,部分边界不清,侵犯右上颌窦、鼻腔、腭部,平扫 CT 值45HU,增强后呈明显均匀强化,增强 CT 值90HU,病变周围骨皮质中断。

瘤相鉴别,MR 功能成像可提供更多信息,其 ADC 值通常显著低于其他肿瘤。

第五节　转移性肿瘤

【简介】

颌骨转移性肿瘤(metastatic tumors of jaws)指发生于全身其他组织器官的恶性肿瘤转移至颌骨。颌骨转移性肿瘤几乎都是来自远处或全身恶性肿瘤的转移,很少来自头颈部原发肿瘤。转移途径主要通过血液循环,最常见的原发肿瘤部位是乳腺,其次为肺和前列腺,还可位于甲状腺、肾脏。颌骨转移性肿瘤罕见,好发年龄为50~70 岁。好发性别多与转移性肿瘤的原发部位有关。不同病理类型的转移瘤有不同的特征,多数颌骨转移性肿瘤与其原发肿瘤有相似的病理表现。颌骨转移性肿瘤发生于下颌骨者较上颌骨多 4 倍。临床可出现牙痛、下唇麻木、颌骨肿块、病理性骨折等症状。

【病理基础】

全身各处的肿瘤均可转移至颌骨,以癌较多见,包括肾透明细胞癌(图 7-5-1)、乳腺癌、肺癌、前列腺癌等,肿瘤的镜下表现与原发部位肿瘤相似,确诊需结合患者的肿瘤病史、原发肿瘤镜下形态及免疫组织化学结果。

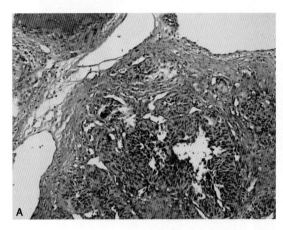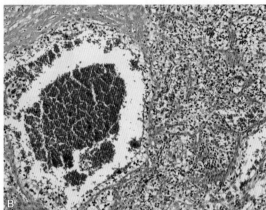

图 7-5-1　颌骨转移性肾透明细胞癌病理表现
A.骨组织内可见异型肿瘤细胞(HE,×20);B.部分肿瘤细胞胞浆透亮,间质富血窦(HE,×20)。

【影像学表现】
　　下颌骨、鼻窦、颅底、眼眶是转移性骨肿瘤的常见部位。下颌骨转移性肿瘤较上颌骨多见,且好发于颌骨后部。病变边界清晰或模糊,骨质破坏可呈"虫蚀状"。X 线和 CT 上,颌骨转移性肿瘤的骨破坏可为溶骨性(见本节"病例 1")、成骨性(见本节"病例 2")或混合性。有些颌骨转移性肿瘤可能生长缓慢,类似低度恶性肿瘤或良性骨病的生长过程。CT 可清楚显示骨皮质破坏,而 MRI 可更敏感地显示骨髓腔侵犯。多数颌骨转移性肿瘤 X 线呈低密度,如原发灶为前列腺癌或部分乳腺癌、肺癌可表现为高密度成骨性改变。CT 上,颌骨转移性肿瘤可表现为软组织肿块(见本节"病例 1")或伴异常成骨的软组织肿块(见本节"病例 2"),多数肿瘤可穿破骨皮质侵犯周围软组织间隙。MRI 上,颌骨转移性肿瘤多在 T_1WI 呈等低信号,T_2WI 呈不均匀高信号。增强 CT 和 MRI 上软组织肿块可见强化。

【典型病例】
　　病例 1　患者,男,65 岁。发现左侧下颌骨肿痛不适 4 月余。诊断为左下颌骨转移性甲状腺滤泡性癌,全景片和 CT 表现见图 7-5-2。

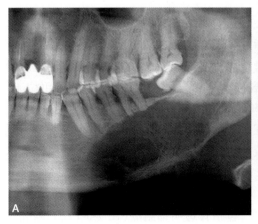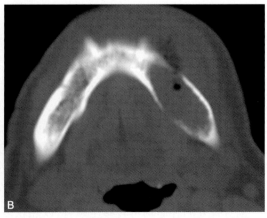

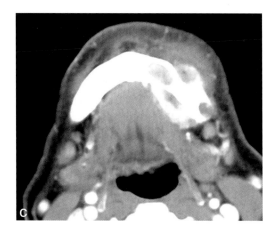

图7-5-2 左下颌骨转移性甲状腺滤泡性癌

全景片(A)示左侧下颌骨33~38区骨质破坏,呈低密度,36牙根吸收,下颌骨下缘骨皮质欠连续;CT轴位骨窗(B)及增强轴位软组织窗(C)示左侧下颌骨溶骨性破坏,边缘毛糙呈"虫蚀状",病变内呈软组织密度改变,侵犯周围软组织,边界不清,颊舌侧骨皮质中断,增强后可见明显不均匀强化。

病例2 患者,男,62岁。右下颌骨肿物伴疼痛11个月,伴右下唇麻木及张口受限。诊断为右下颌骨转移性肺腺癌,全景片和CT表现见图7-5-3。

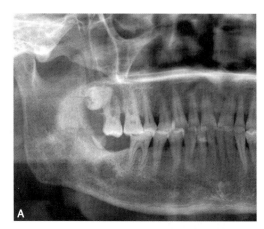
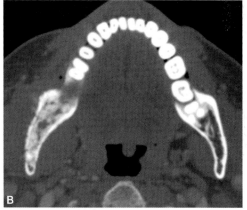
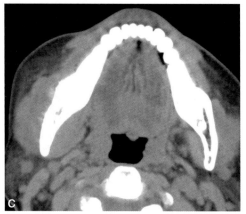

图7-5-3 右下颌骨转移性肺腺癌

全景片(A)示右侧下颌骨自46至升支区骨质破坏,呈混合密度改变,边界不清,右下颌神经管壁毛糙、不连续;CT轴位位骨窗(B)及轴位软组织窗(C)示右侧下颌骨骨质破坏,溶骨性及成骨性共存,边缘骨皮质毛糙,可见放射针状骨膜反应,周围软组织肿块包绕,边界不清。

【诊断思路及诊断要点】

颌骨转移性肿瘤表现形态多样,因原发肿瘤的组织学类型不同而出现相应的影像学表现。多数颌骨转移性肿瘤因原发病灶明确,诊断并不困难。对一些原发灶不明的颌骨转移性肿瘤需与骨髓瘤、骨肉瘤、软骨肉瘤或朗格汉斯细胞组织细胞增生症相鉴别。骨髓瘤的溶骨性改变与颌骨转移性肿瘤相似,但骨髓瘤通常边界较清,而转移瘤多边界不清,侵犯周围软组织。前列腺癌、部分乳腺癌或肺癌骨转移形成的成骨性骨质破坏有时与骨肉瘤和软骨肉瘤相似。

第六节 尤因肉瘤

【简介】

尤因肉瘤(Ewing sarcoma)是一种高级别的原发性小圆形细胞肉瘤,具有不同程度的神经外胚层分化,属原始神经外胚层肿瘤的一种。其特征是 22 号染色体的 *EWSR1* 基因与一个转录因子 *ETS* 家族成员之间存在易位。尤因肉瘤主要发生在非头颈部,仅 2%~10% 发生在头颈部,多发生于上颌窦及鼻腔,颌骨罕见。肿瘤在男性中更为常见,发病高峰为 10~20 岁。颌骨内病灶累及牙槽骨可见牙齿松动、脱落和移位。发生于下颌骨者可有张口受限和感觉异常,上颌骨者可有鼻阻塞,这些症状通常在几个月内迅速发展。部分患者可伴发全身和颈淋巴结转移。最常见的转移部位包括肺和骨;淋巴结转移不常见。

【病理基础】

1. **大体检查** 肿瘤呈灰白色、鱼肉状,质地嫩,可伴有坏死。

2. **镜下表现** 肿瘤由紧密成片或小叶状分布的较一致的小圆细胞构成(图 7-6-1A),小叶间可见纤维间隔。肿瘤细胞核呈圆形,核仁不清,细胞间无明显界限,核分裂多少不等,肿瘤细胞胞浆较少,PAS 染色呈阳性,典型病例可见 Homer-Wright 菊团团。肿瘤间质内富于血管。

肿瘤细胞表达 Vimtenin、CD99 和 Fli1 蛋白,不同程度地表达 Syn、NSE、CD57,少数可表达 Desmin、CKpan。尤因肉瘤中存在特异性基因 *EWSR1* 断裂(图 7-6-1B),可用荧光原位杂交技术(fluorescence in situ hybridization,FISH)检测,从而与其他肿瘤鉴别。

【影像学表现】

尤因肉瘤多发生于颌骨后部,下颌骨较上颌骨多见。X 线上,尤因肉瘤多呈低密度,呈"虫

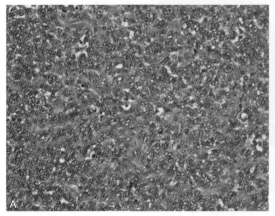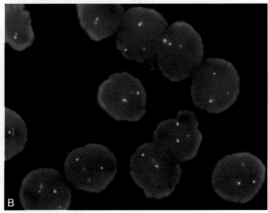

图 7-6-1 尤因肉瘤病理表现

A. 成片异型小圆细胞浸润(HE,×40);B. FISH 检测示肿瘤细胞中 *EWSR1* 基因断裂。

蚀状"骨质破坏,边界不清。CT上,肿瘤呈软组织密度,部分病变可呈多囊状,软组织肿块内可见骨生成特征,部分可见"洋葱皮"样骨膜反应(通常在长骨中),但在颌骨中不太典型。CT和MRI上,肿瘤可呈类圆形或不规则形,整体边界可光滑、清晰。MRI上,病变在T_1WI呈等信号,T_2WI呈不均匀高信号,增强CT和MRI肿瘤多呈不均匀强化。肿瘤可破坏牙槽骨和下颌神经管,并可穿破颌骨骨皮质侵犯周围软组织,并形成软组织肿块(见本节"病例")。

【典型病例】

病例　患者,男,44岁。右下颌肿痛、麻木、不适2月余,右颌面部隆起,增长快速。诊断为右下颌骨尤因肉瘤,全景片和CT表现见图7-6-2。

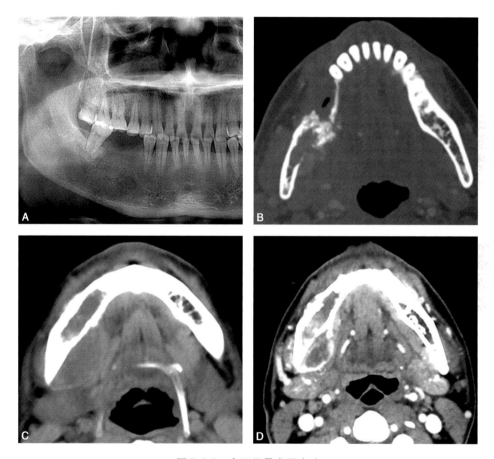

图 7-6-2　右下颌骨尤因肉瘤

全景片(A)示右侧下颌骨自43至升支骨质破坏,呈低密度,边界不清,右下颌神经管模糊不清;CT轴位骨窗(B)、平扫(C)及增强(D)轴位软组织窗示病变呈"虫蚀状"骨质破坏,内见软组织密度改变,并向舌侧突出,边缘见少许骨膜反应,颊舌侧骨皮质中断,平扫CT值38HU,增强CT值45HU、98HU,呈不均匀强化,边缘环形强化。

【诊断思路及诊断要点】

颌骨的尤因肉瘤多见于儿童和青少年,典型的X线表现为低密度,呈"虫蚀状"或"鼠咬状",CT和MRI上可见软组织肿块,病变进展迅速,可破坏下颌神经管,突破骨皮质侵犯邻近组织、结构。尤因肉瘤可刺激骨膜形成"洋葱皮"样或Codman三角样骨膜反应。颌骨尤因肉瘤具有一般恶性骨肿瘤的特点,有时与纤维肉瘤、成纤维骨肉瘤相似。

第七节 颌面骨恶性肿瘤影像学诊断思路

1. 诊断思路

（1）定位：判断病变是否为颌骨来源，以区别软组织恶性肿瘤侵犯颌骨的情况，如口底肿瘤侵犯下颌骨颏部，下颌下腺肿瘤侵犯下颌角，多数颌骨恶性肿瘤都以颌骨为中心生长，少数也可发生于骨旁或骨外，如骨旁骨肉瘤较难与软组织肿瘤区别。

（2）定性：观察病变的发生部位，形态和边界，内部密度/信号特征，周边骨皮质情况，有无骨膜反应，有无钙化或瘤骨，对邻近软组织侵犯情况，对下颌神经管的影响，有无牙异常，增强扫描密度/信号变化，颅底骨质破坏情况，相邻颅内改变，颈部淋巴结情况。判断出病变的来源（牙源性或非牙源性）和性质（良恶性及恶性程度）。

（3）综合判断：结合患者年龄、性别、临床症状/体征及实验室检查做出综合判断，对于颌骨恶性肿瘤患者必须观察颅底、颅内的侵犯情况，有无重要血管的侵犯或沿神经侵犯，以及颈部淋巴结有无转移。

2. 鉴别诊断思路 颌骨恶性肿瘤较颌骨良性肿瘤和瘤样病变少见。颌骨恶性肿瘤亦有牙源性和非牙源性（主要为骨/软骨源性）之分，且后者较前者多见。牙源性恶性肿瘤主要有PIOSCC和AC。非牙源性恶性肿瘤以骨肉瘤最为多见。X线、CBCT、CT和MRI均可用于颌骨恶性肿瘤的检查。但对于颌面部恶性肿瘤，无论其起源于骨内或骨外，CT和MR检查不可或缺，因为两者在完整显示肿瘤内部信息和对邻近结构侵犯方面均明显优于X线和CBCT检查，且增强CT和MRI更能明确病变的范围及颅底、颅内、血管、神经等重要解剖结构的受累情况，对治疗方法和手术方案的制订有很大帮助。对于软组织肿块明显的病变，可行MR功能成像进一步鉴别良恶性及判断恶性程度。

报告书写规范要求

（1）描述病变部位、大小、形态、边界、累及范围等。

（2）全面观察，由骨质破坏区病变主体开始描述，进而描述有无骨膜反应、下颌神经管受累，以及周围邻近组织情况、颈部淋巴结情况等。

例如：下颌骨恶性占位

影像描述：右侧下颌骨体至升支可见溶骨性骨质破坏，边界模糊不清，骨质破坏区及周围可见软组织肿块影，形态不规则，大小约4.5cm×3.0cm×6.7cm，密度不均，平扫CT值35HU，增强CT值79HU，增强扫描呈明显不均匀强化。病变周边骨皮质破坏、中断，可见日光放射状骨膜反应，未见明显瘤骨形成，病变侵犯右侧口底、下颌下腺及唇颊部软组织，右下颌神经管壁破坏、中断。颅底骨质结构未见异常。双侧海绵窦未见异常强化灶。双侧颈部未见明显肿大淋巴结。

影像学诊断：右侧下颌骨恶性占位（骨肉瘤可能大）。

=== 练习题 ===

1. 名词解释

Codman 三角

牙"漂浮"征

病理性骨折

2. 选择题

（1）原发性骨内鳞状细胞癌的 X 线表现是

    A. 密度呈溶骨性骨质破坏   B. 颌骨膨胀

    C. 无软组织肿块形成   D. 有明显骨膜反应

    E. 病变呈类圆形、边缘光整

（2）颌骨尤因肉瘤的骨膜反应多为

    A. 致密纵行状   B. 绒毛状   C. 花边样

    D. "洋葱皮"样   E. 日光放射状

（3）颌骨软骨肉瘤的主要 CT 表现是

    A. 骨膜反应   B. 低密度破坏区内有高密度影

    C. 边界清晰   D. 无明显强化

    E. 穿凿样骨质破坏

（4）颌骨成骨型骨肉瘤的重要影像学特征是

    A. Codman 三角骨膜反应   B. 软组织肿块形成

    C. 瘤骨   D. 肿块强化

    E. 边界不清

（5）下颌骨成釉细胞癌的好发部位是

    A. 前牙区   B. 下颌升支区   C. 髁突

    D. 下颌角   E. 双尖牙和磨牙区

3. 简答题

简述颌骨成骨型骨肉瘤的影像学表现特点。

选择题答案：（1）A （2）D （3）B （4）C （5）E

（朱文静 张春叶 李 江）

=== 推荐阅读资料 ===

［1］马绪臣. 口腔颌面医学影像学. 6 版. 北京：人民卫生出版社，2012：137-144.

［2］余强，王平仲. 颌面颈部肿瘤影像诊断学. 上海：上海世界图书出版公司，2009：74-79.

［3］王铁梅，余强. 口腔医学：口腔颌面影像科分册. 北京：人民卫生出版社，2015：203-206.

［4］李江，田臻. 口腔颌面肿瘤病理学. 上海：上海世界图书出版公司，2013：176-242.

［5］NEVILLE BW，DAMM DD，ALLEN CM，et al. 口腔颌面病理学. 3 版. 李江，译. 北京：人

民卫生出版社,2013:597-652.

[6] Mancuso A A,Hanafee W N. Head and neck radiology:VOLUME Ⅰ. Philadelphia:Lippincott Williams & Wilkins,2011:558-566.

[7] EI-Naggar AK, Chan JKC, Grandis JR, et al. WHO Classfication of Head and Neck Tumours. 4th ed. IARC:Lyon,2017,203-260.

[8] Fletcher C D M,Bridge J A,Hogendoorm P C W,et al. WHO Classification of Tumours of Soft Tissue and Bone. Lyon:IARC Press,2013:249-295.

第八章

颌面部软组织炎症影像学诊断和病理基础

第一节 冠 周 炎

【简介】

冠周炎是牙齿萌出过程中牙冠周围软组织发生的炎症。多见于下颌第三磨牙,也可发生于上颌第三磨牙。发生于年轻人,以 18~30 岁多见。其病因多由于磨牙萌出困难,以部分萌出的垂直阻生、近中倾斜阻生多见。未萌出牙的牙冠与龈瓣之间形成窄而深的盲袋,易残留食物残渣,当人体抵抗力下降时,可引起细菌繁殖而感染。当因咀嚼对龈瓣造成机械损伤,形成黏膜溃疡时,可破坏局部防御,也可引起冠周炎。如未及时治疗,可引起邻近颌面间隙感染。临床多表现为磨牙周围软组织肿胀、疼痛、红、肿,如累及翼内肌和翼外肌可致张口受限,可有全身不适、发烧及白细胞增高。口内检查可见第三磨牙阻生,冠周袋内脓性分泌物,磨牙后区肿胀。临床治疗后,应尽早控制局部感染,局部冲洗并辅以抗菌药治疗;如出现脓肿,则应局部麻醉下切开引流。急性期后,应对病原牙行外科治疗,以防复发。

【影像学表现】

1. **下颌第三磨牙投照或曲面体层片** 下颌第 3 磨牙呈阻生状态,阻生牙可伴龋齿、根尖周感染、牙槽骨骨质吸收(见本节"病例")、牙根尖吸收。

2. **CT 表现** 可见下颌第三磨牙阻生,阻生牙发生龋坏可出现低密度,根尖周感染可致局部牙槽骨骨质吸收,呈低密度影环绕阻生牙,亦可见牙根尖吸收。CT 可见周围软组织肿胀,伴脓肿形成者其内见低密度区(见本节"病例"),境界不清。

3. **MRI 表现** 下颌第三磨牙区骨髓水肿,可见片状异常信号,T_1WI 呈低信号,T_2WI 呈高信号。继发颌面间隙感染可致相邻的咬肌间隙、颊间隙、下颌下间隙渗出,呈片状 T_1WI 低信号、T_2WI 高信号,境界不清,伴脓肿形成时增强可见环形强化。颌周软组织感染还可累及局部下颌骨,出现下颌骨边缘性骨髓炎。

【典型病例】

病例 患者,男,45 岁。左侧面部肿痛,张口疼痛 20 余天。诊断为冠周炎继发颌面多间隙感染,曲面体层片和 CT 表现见图 8-1-1。

【诊断思路及诊断要点】

冠周炎是由下颌或上颌第三磨牙阻生所致,可发生龋齿,阻生牙周围常伴炎症,局部下颌骨骨质吸收;如炎症未控制,可继发相邻的颌周多间隙感染,多累及咬肌间隙、颊间隙、下颌下间隙等。严重者颌周间隙感染可导致下颌骨边缘性骨髓炎。诊断要点包括下颌第三磨牙阻

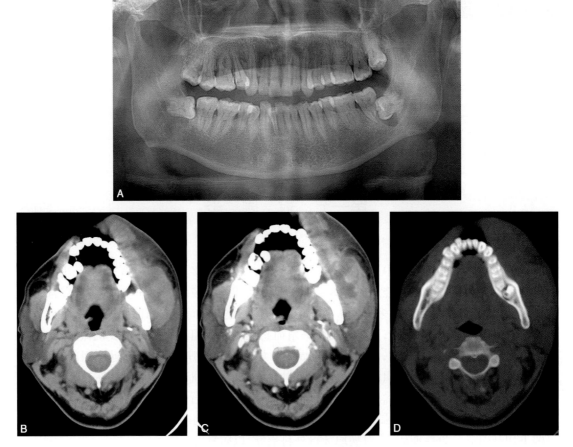

图 8-1-1 冠周炎继发颌面多间隙感染

A.口腔曲面体层片示左下第三磨牙阻生,其牙冠见片状低密度影,阻生牙周围骨质吸收,见片状低密度影环绕;B.CT平扫示左下颌角旁软组织明显肿胀,左侧咬肌间隙、颊间隙见片状稍低密度影,边界不清;C.增强CT示左颌面部肿胀软组织片状强化,其内见不规则无强化坏死区;D.CT骨窗示左下第三磨牙呈水平阻生,其牙冠见局限性低密度影,牙冠周围见片状低密度影环绕。

生、阻生牙周围炎症、可继发颌周间隙感染。

第二节 颌面部间隙感染

【简介】

颌面部软组织间隙感染包括蜂窝组织炎和脓肿。咽部脓肿主要包括扁桃体周脓肿、咽后脓肿和咽旁间隙脓肿等。临床局部症状为一侧明显咽痛,全身症状为高热、全身酸痛等。临床检查可见咽部病变区软组织红肿,脓肿形成后有局部软组织肿胀,可有波动感,继之破溃、溢脓。常伴有颌下及颈深组淋巴结肿大。咽旁间隙脓肿常见的感染途径有3种:①邻近器官或组织化脓性炎症的扩散;②医源性感染及外伤;③经血流或淋巴管感染。颌面部间隙感染最常累及下颌下间隙,其次为咬肌间隙、颊间隙。茎突前咽旁间隙感染易播散至腮腺、咀嚼肌、下颌下或茎突后咽旁间隙。只要发现颈部软组织蜂窝组织炎或脓肿,就应首先排除相邻的牙齿病变,其他可能的感染来源有扁桃体与口咽。下颌下间隙或舌下间隙的感染多为牙源性感染,常发生于第 2、3 磨牙的牙根。颌面部间隙感染的并发症多较严重,包括邻近颈动脉受侵蚀引起致命的出血或假性动脉瘤,亦可因呼吸道阻塞、坏死性筋膜炎、下行性纵隔炎、心包炎、脑脓肿等危及生命。糖尿病患者血糖水平影响颌面部感染并发症的发展。治疗上应积极使用抗生素,脓肿形成时及早切开引流。

【影像学表现】

颌面部间隙感染可发生于下颌下间隙、舌下间隙、咬肌间隙、翼下颌间隙、颞下间隙、颞间隙、颊间隙、翼腭间隙、扁桃体周围间隙、咽后间隙、咽旁间隙等。其可分为单间隙感染和多间隙感染。咽旁间隙脓肿常为单侧;咽旁前部间隙感染可蔓延至咀嚼肌间隙、下颌下间隙或咽旁间隙的茎突后,亦可累及中线椎前间隙,进而累及对侧咽旁间隙。扁桃体周脓肿可进入咽后间隙、咽旁间隙及下颌下间隙。颌面部间隙脓肿多由蜂窝组织炎发展而来,呈斑片状蜂窝组织炎病灶内出现边缘相对清楚的液化坏死区。

1. **CT 表现**　CT 平扫病变区软组织广泛肿胀,密度欠均匀,多呈低密度,边界欠清;其内可见积气影(见本节"病例 1")。当脓肿形成后,肿胀软组织内出现低密度区,增强表现为周边脓肿壁明显均匀环状强化,中央为低密度坏死区无强化,可致局部口咽腔变形、变窄。脓肿进入相邻颌面部间隙。

2. **MRI 表现**　平扫受累颌面部间隙正常脂肪高信号被炎症信号取代,T_1WI 呈低信号、T_2WI 呈高信号,DWI 呈明显高信号,增强 MRI 上脓肿壁呈明显环形强化,其内部脓液无强化,周围见片状强化影(见本节"病例 2~9")。

3. **其他表现**　脓肿局限于茎突前间隙时,可将扁桃体与口咽侧壁推向口咽腔,使患侧口咽侧壁向咽腔隆起。脓肿局限于茎突后间隙时,口咽侧壁隆起不明显,感染可向上蔓延至颅底,向下达纵隔。可伴同侧颈部淋巴结肿大。部分咽旁间隙脓肿可为异物所致:异物在 X 线、CT 表现为条状高密度影,MRI 表现为条状低信号。

【典型病例】

病例 1　患者,男,26 岁。右侧面部反复肿痛 1 月余。查体:右侧面部局部肿胀,分界尚清,活动度差,质中,无疼痛,表面皮肤略红,皮温稍高;张口重度受限。诊断为咬肌间隙脓肿伴下颌骨边缘性骨髓炎,CT 和 MRI 表现见图 8-2-1。

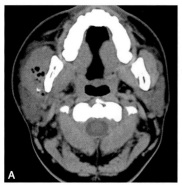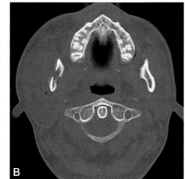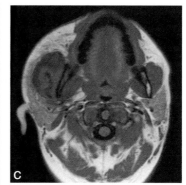

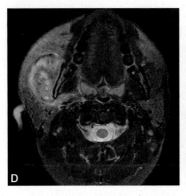
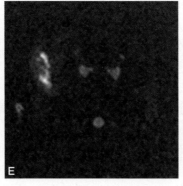
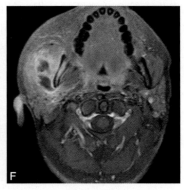

图 8-2-1　咬肌间隙脓肿伴下颌骨边缘性骨髓炎

CT 平扫(A)示右侧咬肌区软组织肿胀,其内见蜂窝样积气影,边界不清;CT 骨窗(B)相邻的右侧下颌骨升支骨质破坏,骨髓腔内见片状低密度,骨皮质破坏中断,并见骨膜反应;MR 平扫示右侧咬肌区片状异常信号灶,轴位 T_1WI(C)呈低信号、轴位脂肪抑制 T_2WI(D)呈高信号,其内信号不均,边界不清;相邻右下颌骨见骨质破坏,T_1WI 呈低信号,脂肪抑制 T_2WI 呈高信号;DWI(E)示右侧咬肌区病灶内高信号;增强(F)示右侧咬肌区不规则环形明显强化,内见无强化坏死区,周围软组织见片状明显强化,边界不清;右侧下颌骨病灶亦见片状强化。

病例2　患者,男,30 岁。拔牙后,张口受限 1 月余。诊断为翼下颌间隙感染,MRI 表现见图 8-2-2。

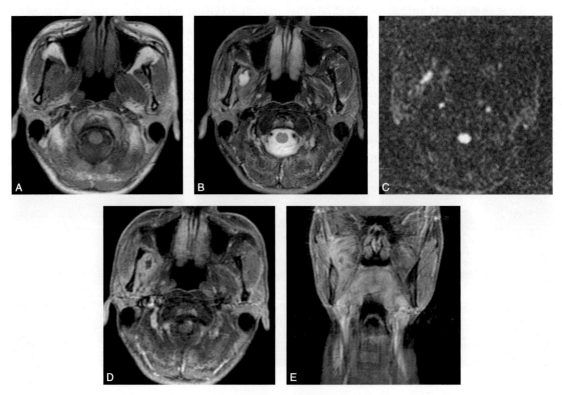

图 8-2-2　翼下颌间隙感染

MR 轴位 T_1WI(A)呈低信号,轴位脂肪抑制 T_2WI(B)呈高信号,DWI(C)呈高信号;T_1WI 增强轴位(D)呈片状明显强化,其内见无强化坏死区,边界清楚;冠状位(E)示右侧翼内肌、翼外肌亦见片状强化影。

病例3　患者,男,26岁。左耳前肿痛 20 余天。查体左侧颌面部肿胀,肿胀范围大小约 5.0cm×5.0cm,表面皮肤略发红,皮温稍高;扪之深部可及波动感,轻度压痛,与周围组织边界欠清。诊断为颞下间隙蜂窝组织伴脓肿,MRI 表现见图 8-2-3。

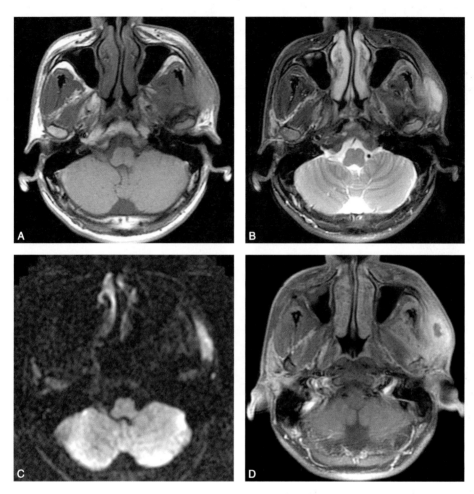

图 8-2-3　颞下间隙蜂窝组织伴脓肿
MRI 示左颞下间隙见不规则片状异常信号影,$T_1WI(A)$呈低信号,脂肪抑制 $T_2WI(B)$呈高信号;DWI 呈高信号(C);脂肪抑制 T_1WI 增强(D)呈片状明显强化,中心见无强化坏死区,边界清楚。

病例4　患者,男,47岁。发现左颞部肿胀 20 天。查体:左颞部肿胀明显,压痛,皮肤发红,皮温高,可触及凹陷性水肿。诊断为颞间隙蜂窝组织炎伴脓肿,MRI 表现见图 8-2-4。

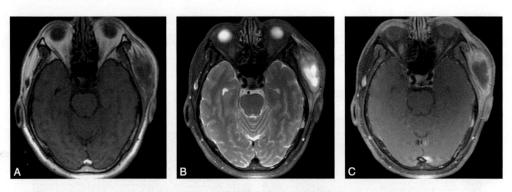

图 8-2-4　颞间隙蜂窝组织炎伴脓肿

MRI 示左侧颞肌间隙肿胀,边缘不规则,T$_1$WI(A)呈不均匀低信号,脂肪抑制 T$_2$WI(B)呈不均匀高信号;脂肪抑制 T$_1$WI 增强(C)见不规则环形明显强化,边界清楚。

病例 5　患儿,男,7 岁。右侧面部肿胀 2 天。诊断为颊间隙感染伴脓肿形成,MRI 表现见图 8-2-5。

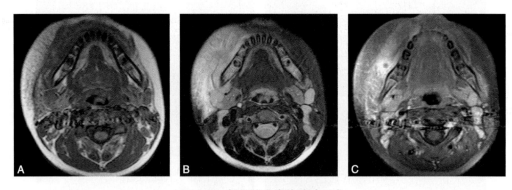

图 8-2-5　颊间隙感染伴脓肿形成

MRI 示右侧面颊部软组织明显肿胀,T$_1$WI(A)呈低信号,脂肪抑制 T$_2$WI(B)呈高信号,边界不清,脂肪抑制 T$_1$WI 增强(C)呈片状明显强化,其内见局限性无强化区。

病例 6　患者,女,31 岁。反复咽痛 3 天。查体:咽部黏膜急性充血,左侧明显,左侧扁桃体前上方、腭舌弓肿胀、充血,左侧扁桃体Ⅱ度肿大,稍充血,表面未见明显脓点。诊断为扁桃体周脓肿,MRI 表现见图 8-2-6。

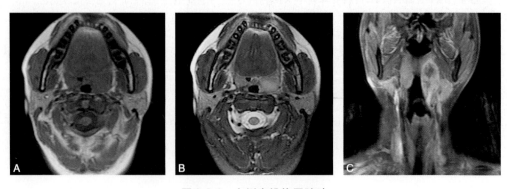

图 8-2-6　左侧扁桃体周脓肿

MRI 示左侧腭扁桃体及周围片状异常信号,T$_1$WI(A)呈低信号,脂肪抑制 T$_2$WI(B)呈高信号,边界不清;脂肪抑制 T$_1$WI 增强冠状位(C)见片状强化,中心无强化。

病例 7　患者,女,55 岁。咽部疼痛 2 天。查体:两侧咽壁肿胀充血,双侧颌下稍肿胀,皮温高,压痛明显。诊断为咽后间隙脓肿伴下行性纵隔炎,MRI 表现见图 8-2-7。

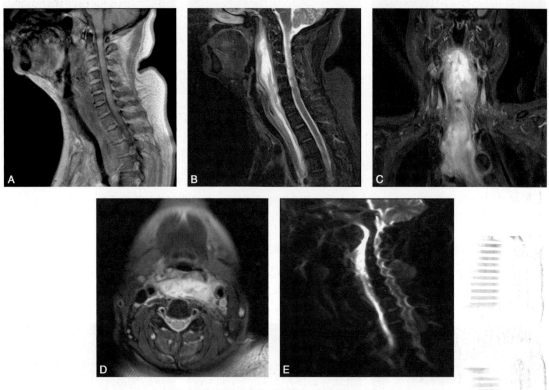

图 8-2-7　咽后间隙脓肿伴下行性纵隔炎

MRI 示咽后间隙软组织明显肿胀,呈片状异常信号灶,T₁WI(A)呈低信号,脂肪抑制 T₂WI 矢状位(B)示病灶呈高信号,边界不清,由颈前向下延及纵隔,气道稍狭窄;脂肪抑制 T₂WI 冠状位(C)示病灶向下累及范围达上、中纵隔;轴位增强扫描(D)咽后间隙病灶呈片状明显强化,口咽部气道明显狭窄;DWI(E)病灶呈高信号。

病例 8　患者,男,39 岁。曾被鱼骨刺伤咽喉,张口受限 20 天,左侧头、耳疼痛。予"拔骨"后缓解,4 天前又张口受限。诊断为咽旁间隙脓肿,CT 和 MRI 表现见图 8-2-8。

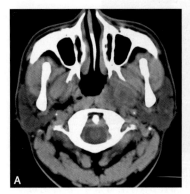
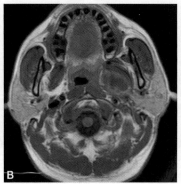
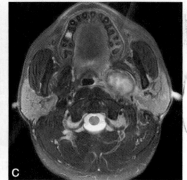

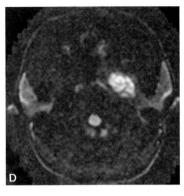
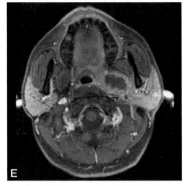
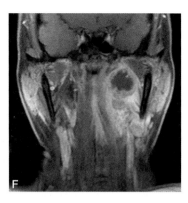

图 8-2-8 咽旁间隙脓肿

CT 平扫(A)示左侧咽旁间隙脂肪消失,局部见片状低密度影,边界不清;MR 平扫左咽旁间隙见一椭圆形异常信号灶,轴位 $T_1WI(B)$ 呈低信号,脂肪抑制 $T_2WI(C)$ 呈高信号,边界清楚;DWI(D)见病灶呈椭圆形明显高信号;增强轴位(E)示病灶呈厚壁环形明显强化,其内见无强化低信号区;冠状位(F)示病灶周围软组织呈片状明显强化,边界不清。

病例9 患者,女,63 岁。发现左颌下区肿胀伴疼痛近 1 个月。左侧颌面部较右侧肿大,左腮腺后下极见一隆起肿物,约 4.0cm×5.5cm,质硬,压痛,界尚清,活动度较差,皮温升高,表面发红。诊断为下颌下间隙蜂窝组织炎伴脓肿,MRI 表现见图 8-2-9。

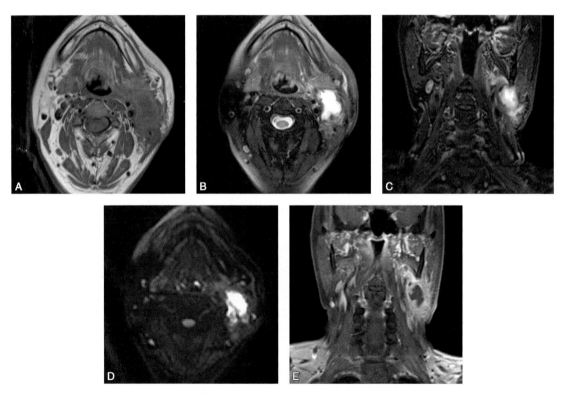

图 8-2-9 下颌下间隙蜂窝组织炎伴脓肿

MRI 示左侧下颌下间隙不规则片状异常信号灶,$T_1WI(A)$ 呈低信号、$T_2WI(B、C)$ 呈高信号,其内见局限性 T_1WI 更低信号、T_2WI 更高信号,DWI(D)病灶中心见高信号,脂肪抑制 T_1WI 增强(E)可见片状影明显强化,中心见不规则无强化,边界清楚。

【诊断思路及诊断要点】

颌面部软组织间隙感染患者多有病原牙、咽部及扁桃体炎症、异物史等;蜂窝组织炎有颌面部软组织炎性浸润与水肿,使正常解剖结构模糊,常有弥漫性肿胀和明显强化。进展期可发展为急性纵隔炎。脓肿形成典型表现为伴有薄壁包膜的肿块,边界清,病灶内还可见气体;亦可呈大小不等的多囊状结构,增强囊壁不规则增厚且明显强化。

颌面部软组织间隙感染诊断要点包括蜂窝组织炎呈片状异常信号灶,边界不清,脓肿壁呈明显环形强化,腔内容物 DWI 呈明显高信号。

第三节 特异性感染:结核

【简介】

颈部软组织结核是结核分枝杆菌侵及颈部所致,多为颈部淋巴结结核干酪样坏死物质穿破至周围软组织形成的寒性脓肿或窦道。肿大淋巴结坏死后,其内可液化形成脓肿;如未切开引流,则可溃破形成窦道。临床上有结核史或结核病接触史;全身结核病的中毒症状;结核菌素试验新近转阳或呈强阳性,或结核感染 T 细胞阳性。结核脓肿形成时需行切开引流。

【影像学表现】

颈部软组织肿胀,见液性密度/信号改变,边界不清;可单侧或双侧发生。

1. CT 表现 平扫示颈部软组织肿胀,见片状稍低密度影,因其内为干酪样坏死,CT 值多约 40HU,CT 平扫不易分辨坏死区与未坏死区;增强周边可见环形渐进性强化,中心低密度干酪样坏死区无强化(见本节"病例 1"),多位于颈部肌间隙内,可呈融合成团的多房样改变,形态趋于不规则。常伴颈部环形强化淋巴结。

2. MRI 表现 颈部软组织内异常信号,T_1WI 呈低信号,T_2WI 呈稍高信号,DWI 可呈高信号,但 ADC 值高于化脓性脓肿,周围脂肪间隙模糊;增强呈周边不规则厚壁环形强化,中心分隔状强化,环可不完整;中心寒性脓肿未见强化,边缘不规则,边界不清(见本节"病例 2")。病灶周围或颈部其他部位见多发肿大淋巴结,增强呈环形强化。

【典型病例】

病例 1 患者,男,23 岁。颈部肿物进行性增大 4 月余,伴发热 4 次。查体:右侧颌下至右侧颈部可触及多个肿大淋巴结,大小约 2.0cm×0.5cm,质韧,无触痛。诊断为颈部软组织结核伴淋巴结结核,CT 表现见图 8-3-1。

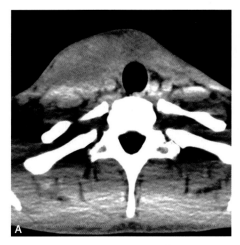
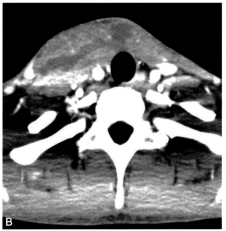

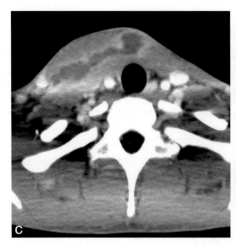
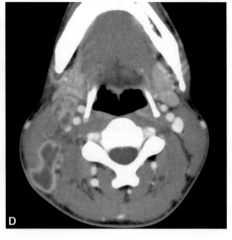

图 8-3-1　颈部软组织结核伴淋巴结结核

CT 平扫(A)见右颈前软组织肿胀;增强动脉期(B)、静脉期(C)右颈前肿胀软组织内见环形
强化呈不规则低密度影,边界不清;增强静脉期(D)右颈部见多发肿大淋巴结,呈环形强化。

病例 2　患者,男,23 岁。发现右颈部肿物 1 年余。诊断为颈部软组织结核,MRI 表现见图 8-3-2。

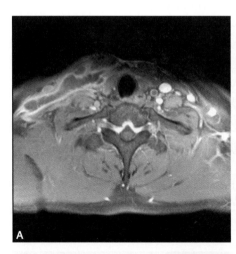
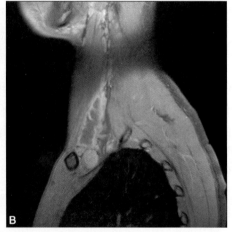

图 8-3-2　颈部软组织结核

脂肪抑制 T_1WI 增强轴位(A)示右颈根部肌间隙内一不均匀明显环形强化灶,中央低信号区未
见强化,边界尚清;矢状位(B)示病灶向颈下部的颈根部延伸。

【诊断思路及诊断要点】

颌面部软组织结核患者年轻,无明显急性炎症症状,可有全身结核中毒症状。如颌面部软组织出现不规则厚壁环形强化灶,应考虑颌面部软组织结核;常可伴有颈部淋巴结肿大,中心干酪样坏死。

颌面部软组织结核影像学诊断要点包括结核中毒症状、颈部软组织不规则环形强化灶、颈部干酪样坏死淋巴结呈环形强化。

第四节　颌面部软组织炎症影像学诊断思路

1. **诊断思路**　冠周炎定位于第三磨牙区;定性诊断第三磨牙阻生,伴周围软组织炎症性改变。颌面部间隙感染定位于颌面部软组织间隙;定性诊断需密切结合临床,多有明确的病原牙、咽炎或异物史,临床咽痛症状明显,严重者可伴呼吸困难,实验室检查白细胞计数增高;影像学检查呈片状异常密度/信号灶,边界不清,其内见局限性脓肿形成,增强呈环形强化。颌面部软组织结核影像学诊断应结合患者多有结核中毒症状,影像学检查呈片状软组织肿胀,增强不规则厚壁环形强化,伴颈部淋巴结结核。

2. **鉴别诊断思路**　颌面部间隙感染后期周围蜂窝组织炎不明显、脓肿局限时,需与颌面部间隙其他占位性病变鉴别。颌面间隙脓肿临床有明显的急性炎症症状,如发热、咽痛等;CT、MRI 增强呈环形强化,DWI 明显弥散受限,呈高信号,有别于其他占位性病变。

报告书写规范要求

（1）描述病变部位、大小、形态、密度/信号改变、强化情况、边界、累及范围等。

（2）全面观察,由病变主体开始描述,注意与周围邻近组织的关系及伴发改变。注意描述邻近骨质和颈部淋巴结情况等。

例如:咽旁间隙脓肿

影像描述:左咽旁间隙见片状低密度影,其内密度不均,边界不清。MR 平扫示左侧咽旁软组织肿胀,局部见一椭圆形异常信号,T_1WI 呈不均匀低信号、T_2WI 呈不均匀高信号,边界清楚;DWI 呈高信号;脂肪抑制 T_1WI 增强左侧咽旁间隙见一厚壁环形明显强化,大小约 3cm×2cm,其内见无强化低信号区,周围软组织见片状明显强化,边界不清。

影像学诊断:左侧咽旁间隙脓肿。

═══ 练习题 ═══

1. 名词解释

咽旁间隙

2. 选择题

（1）颈部软组织病变,增强呈明显环形强化,其内容物 DWI 呈明显高信号。应考虑颈部软组织

A. 结核　　　　　　　B. 蜂窝组织炎　　　　　C. 脓肿

D. 良性肿瘤　　　　　E. 恶性肿瘤

（2）颈部软组织病变,增强呈不规则厚壁环形强化,周围见多发圆形环形强化淋巴结,融合成团。应考虑颈部软组织

A. 结核　　　　　　　B. 蜂窝组织炎　　　　　C. 脓肿

D. 良性肿瘤　　　　　E. 恶性肿瘤

（3）下列有关颌面部软组织炎症临床与影像学表现的叙述,错误的是

    A. 全身症状有低热、盗汗　　　　　　B. 多有咽痛、肿胀症状

    C. 蜂窝组织炎多边界不清　　　　　　D. 脓肿多呈环形强化

    E. 可伴颈部淋巴结肿大

3. 简答题

（1）试述颌面间隙脓肿的影像学表现。

（2）试述颈部软组织结核的影像学表现。

选择题答案:（1）C　（2）A　（3）A

（李　坚　张春叶　曹代荣）

===== 推荐阅读资料 =====

［1］马绪臣. 口腔颌面医学影像诊断学. 6 版. 北京:人民卫生出版社,2012:100.

［2］王铁梅,余强. 口腔医学:口腔颌面影像科分册. 北京:人民卫生出版社,2015:99-125.

［3］JU W T,FU Y,LIU Y,et al. Clinical and pathological analyses of tuberculosis in the oral cavity:report of 11 case. Oral Surg Oral Med Oral Pathol Oral Radiol,2018,125(1):44-51.

［4］ZHANG C,TANG Y,ZHENG M,et al. Maxillofacial space infection experience in West China:a retrospective study of 212 cases. Int J Infect Dis,2010,14(5):e414-e417.

［5］ZHENG L,YANG C,ZHANG W,et al. Is There association between severe multispace infections of the oral maxillofacial region and diabetes mellitus? J Oral Maxillofac Surg,2012,70(7):1565-1572.

［6］RAO D D,DESAI A,KULKARNI R D. Comparison of maxillofacial space infection in diabetic and nondiabetic patients. Oral Surg Oral Med Oral Pathol Oral Radiol Endod,2010,110(4):e7-e12.

［7］MOON W K,HAN M H,CHANG K H,et al. CT and MR imaging of head and neck tuberculosis. Radiographics,1997,17(2):391-402.

第九章

颌面部软组织囊肿影像学
诊断和病理基础

2017 年 WHO 颌面部软组织囊肿分为六类,包括皮样(或畸胎瘤样)囊肿、表皮样囊肿、鳃裂囊肿、甲状舌管囊肿、舌下囊肿、鼻唇囊肿。本章对上述前四种囊肿进行详述。

第一节 皮样囊肿

【简介】

颌面部皮样囊肿(dermoid cyst)是起源于胚胎期发育性上皮残余的囊性病变,起始于胚胎的外胚层和中胚层。发病年龄多在 20~30 岁,无明显性别差异。临床表现为头颈部皮下或黏膜下无痛性缓慢生长的肿块。可合并感染突然增大,继而引发呼吸困难。治疗以手术完全切除为主。约 5% 可恶变为鳞状细胞癌。

【病理基础】

1. **大体检查** 皮样囊肿大小不一,大者直径可达 12cm,呈圆形或卵圆形,触之呈橡皮样,剖开后可见囊内含灰白色或黄白色角质物及油脂样物(图 9-1-1A)。

2. **镜下表现** 皮样囊肿的衬里上皮为角化复层鳞状上皮,与皮肤表皮类似,颗粒层明显,表面附环层状角化物,囊壁内可见皮肤附属器如皮脂腺(图 9-1-1B)、毛囊、汗腺。

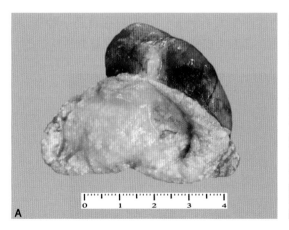
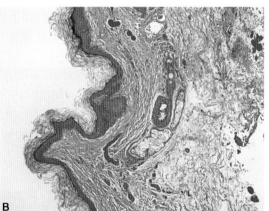

图 9-1-1 皮样囊肿病理表现
A. 囊肿内壁光滑,内含油脂样物;B. 镜下见囊壁内衬角化复层鳞状上皮,囊壁内可见皮脂腺组织(HE,×10)。

【影像学表现】

颌面部皮样囊肿好发于中线区域,以口底最为常见。以下颌舌骨肌为界,可分为口内型

(舌下区)、口外型(颏下区和下颌下区)。多为圆形或类圆形,边缘光滑,境界清楚。囊肿多较大,可使口底区肌肉向下移位,或可致口咽腔变形、变小。

1. CT表现 囊内容物或呈液性低密度,或呈脂肪密度,部分病灶内可见钙化或出现脂-液平面,囊肿壁薄而光滑呈软组织密度,增强囊内容物无强化,囊壁可见强化或无强化。

2. MRI表现 囊内容物如含液体,则T_1WI呈低信号、T_2WI呈高信号(见本节"病例1");如病变内含脂肪,则T_1WI、T_2WI均呈高信号;如有钙化,则T_2WI呈低信号。典型表现为"大理石袋"征,与病变内脂肪成分融合成结节,并镶嵌于囊肿液体有关。囊肿壁薄,增强囊内容物无强化,囊壁可见强化或无强化(见本节"病例2")。

【典型病例】

病例1 患儿,女,16岁。发现口底肿物4月余。查体:口底可见一大小约2.5cm×3.0cm的肿物,质软,表面光滑,无触压痛,舌体抬高,运动不受限,伸舌居中,舌体不麻木。诊断为皮样囊肿,MRI表现见图9-1-2。

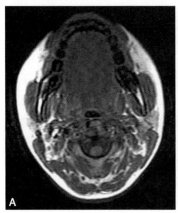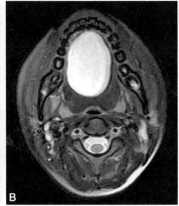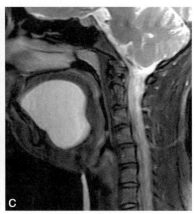

图9-1-2 病例1,皮样囊肿

轴位T_1WI(A)呈均匀低信号,轴位脂肪抑制T_2WI(B)呈均匀高信号,边缘光滑、境界清楚;矢状位脂肪抑制T_2WI(C)示病灶相邻的舌呈弧形受压推移改变。

病例2 患儿,男,15岁。发现口底、颏下肿物逐渐变大1年余。查体:口底可及一肿物,呈粉色,直径约3.0cm,质中似面团样,界清,活动度可。诊断为皮样囊肿,MRI表现见图9-1-3。

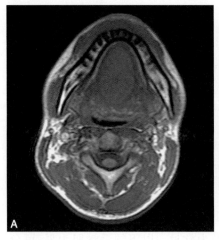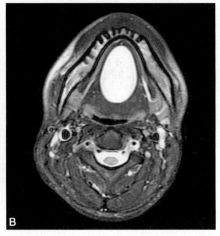

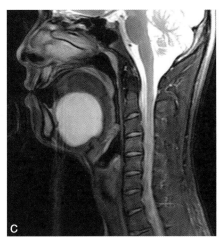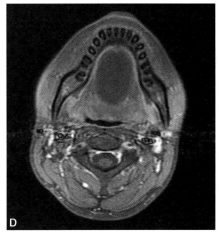

图 9-1-3　病例 2,皮样囊肿

MRI 示口底中线区一卵圆形异常信号,轴位 T_1WI(A)呈稍高信号,轴位脂肪抑制 T_2WI(B)
呈均匀高信号,边缘光滑;矢状位脂肪抑制 T_2WI(C)示相邻的舌呈受压推移改变;轴位脂肪
抑制 T_1WI 增强(D)示病灶内部无强化,囊壁无强化,边界清楚。

【诊断思路及诊断要点】

皮样囊肿 CT 表现特点:口底中线区单囊状结构,平扫密度均匀或不均匀,可有脂肪密度
或钙化影,边界清,增强 CT 上囊内容物无强化,囊壁可轻度强化。

皮样囊肿 MRI 表现特点:平扫囊内信号随囊内容物而异;包膜 T_1WI 呈低信号,T_2WI 呈略
高信号;特征性表现为"大理石袋"征。

第二节　表皮样囊肿

【简介】

表皮样囊肿(epidermoid cyst)起源于胚胎期发育性上皮残余的囊肿性病变,来源于外胚
层,多见于儿童青少年和年轻成人,无性别差异。临床表现为无痛性缓慢生长的软组织肿
块,质地柔软。遇有感染时,肿块可突然增大并出现疼痛症状。治疗上以手术完全切除
为主。

【病理基础】

1. **大体检查**　位于口底的表皮样囊肿体积可以较大,位于皮肤者一般不超过 3cm,囊腔
内含角质样物质(图 9-2-1A)。

2. **镜下表现**　表皮样囊肿的衬里上皮与皮样囊肿类似,为角化复层鳞状上皮(图 9-2-
1B),但囊壁内无皮肤附属器,继发感染时,由于囊腔内角质外溢,可引起周围软组织的异物反
应,周围软组织可见多核巨细胞、淋巴细胞、浆细胞、组织细胞浸润,感染严重时,病变可表现为
软组织炎症,仅在局部呈腔隙样结构,腔内可见少量角质物残留。

【影像学表现】

颌面部表皮样囊肿好发于颌面部两侧的浅表区域,以腮腺、鼻和口底多见。囊肿呈类圆
形,边缘光滑,境界清楚。

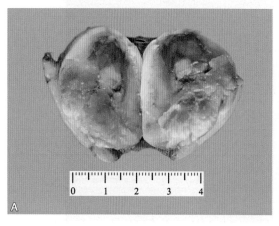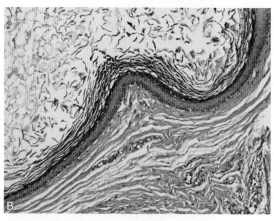

图 9-2-1 表皮样囊肿病理表现

A. 囊肿内含角质物,一侧附皮肤组织;B. 囊壁内衬角化复层鳞状上皮,可见颗粒层(HE,×20)。

1. **CT 表现** 囊内容物呈均匀液性低密度,偶见其内容物密度高于液体,囊肿壁薄,呈软组织密度,增强囊内容物无强化,囊壁可强化或无强化。

2. **MRI 表现** 囊内容物多为液性,T_1WI 呈低信号、T_2WI 呈均匀高信号,囊肿壁薄,增强囊内容物无强化,囊壁可强化或无强化(见本节"病例 1~3")。

【典型病例】

病例 1 患者,女,50 岁。右侧副神经节瘤术后 14 年,发现右耳后下肿物 10 天。查体:右耳下方可见一大小约 2cm×2.5cm×2cm 的肿物,边界清楚,无压痛。诊断为表皮样囊肿,MRI表现见图 9-2-2。

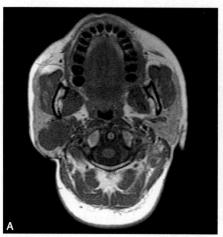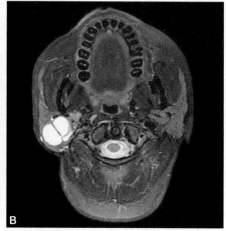

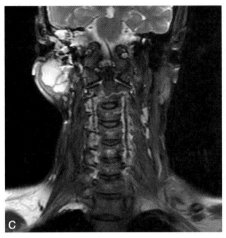
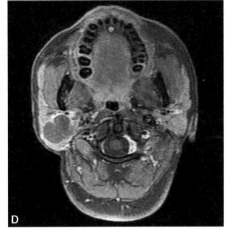

图 9-2-2　病例 1,表皮样囊肿

MR 平扫示右侧腮腺一类圆形异常信号,轴位 $T_1WI(A)$ 呈低信号,轴位、冠状位脂肪抑制 T_2WI（B、C）呈高信号,边缘光滑,境界清楚,内可见分隔,脂肪抑制 T_1WI 增强(D)示病变内部无强化,边缘呈环形强化。

病例 2　患儿,男,12 岁。发现右颌下区肿物半年余。诊断为表皮样囊肿,MRI 表现见图 9-2-3。

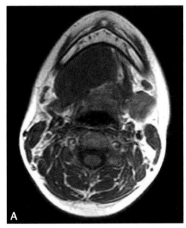
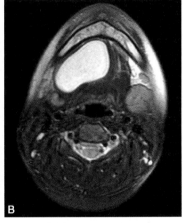
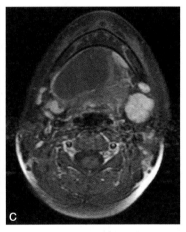

图 9-2-3　病例 2,表皮样囊肿

MR 平扫示口底偏右侧一类椭圆形异常信号,轴位 $T_1WI(A)$ 呈低信号,轴位脂肪抑制 $T_2WI(B)$ 呈高信号,信号均匀,病灶边缘光滑,境界清楚;轴位脂肪抑制 T_1WI 增强(C)示病变内部无强化,边缘部分呈环形强化。

病例 3　患者,男,35 岁。于入院前 3 个月无意间发现颈部(颏下区)一肿物。查体:颈中线上份(颏下区)可触及一圆形肿物,大小约 4cm×2.5cm,质软,界尚清。诊断为表皮样囊肿,MRI 表现见图 9-2-4。

【诊断思路及诊断要点】

表皮样囊肿 CT 表现特点:颌面部两侧的单囊样结构,可沿缝隙生长,平扫密度均匀,边缘光滑,境界清楚,增强囊内容物不强化,囊壁可强化。

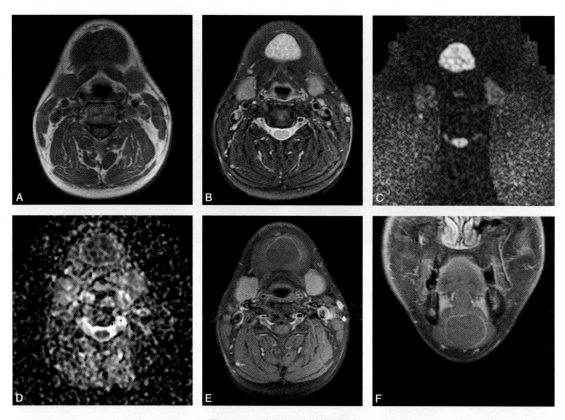

图 9-2-4 病例 3，表皮样囊肿

MR 平扫示额下脂肪间隙一类圆形异常信号，轴位 $T_1WI(A)$ 呈低信号，轴位脂肪抑制 $T_2WI(B)$ 呈高信号，病灶边界清楚，内见多发结节影，T_1WI 呈稍高信号，脂肪抑制 T_2WI 呈稍高信号；结节 DWI(C) 呈高信号，ADC 图(D)呈低信号；脂肪抑制 T_1WI 增强(E、F)示病灶内部无强化，边缘见环形强化。

表皮样囊肿 MRI 表现特点：平扫 T_1WI 呈低信号，T_2WI 呈高信号，增强囊内容物不强化，囊壁可强化。

第三节 鳃 裂 囊 肿

【简介】

鳃裂囊肿(branchial cleft cyst)是第二位常见的颌面部软组织囊肿，与胚胎期腮器或咽囊的上皮残余有关。鳃裂囊肿根据不同的发生部位，分为第一至第四腮裂囊肿。第一腮裂囊肿位于腮腺及外耳道周围，多见于 10 岁以下儿童，可形成鳃裂瘘。第二腮裂囊肿最常见，约占 90%，位于下颌下腺-扁桃体窝末端水平，多见于青少年和成人。第三、第四腮裂囊肿罕见，通常以鳃裂瘘形式出现，多见于成人。临床表现为颈部无痛性肿块，质地柔软，易继发感染而反复肿大。感染破溃经久不愈，可形成鳃裂瘘或窦。治疗采用手术完全切除。

【病理基础】

1. **大体检查** 鳃裂囊肿的囊壁呈灰红色，囊腔内可含棕黄色较浓稠液体，典型的鳃裂囊肿内壁呈细颗粒状(图 9-3-1A)。

2. **镜下表现** 镜下示鳃裂囊肿的囊壁内大量淋巴组织浸润，并有淋巴滤泡形成，致囊壁向囊腔内突起，形成肉眼可见的细颗粒。囊肿的衬里上皮以复层鳞状上皮为主(图 9-3-1B)。

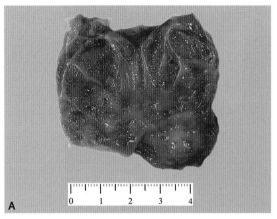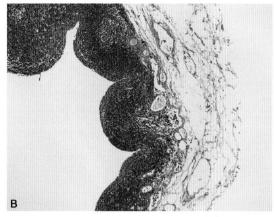

图 9-3-1　鳃裂囊肿病理表现

A.囊肿内壁可见针尖大小的颗粒;B.囊肿内衬复层鳞状上皮,囊壁内可见增生的淋巴组织,形成结节状突起(HE,×10)。

【影像学表现】

第一腮裂囊肿多发于外耳道及腮腺周围。第二腮裂囊肿多位于下颌角周围。第三腮裂囊肿多位于上颈部颈后间隙、中下颈部胸锁乳突肌前缘。第四腮裂囊肿多位于甲状腺左叶或甲状软骨表面。鳃裂囊肿均呈单囊圆形病灶,边界清楚,囊壁薄,部分反复肿大或伴有继发感染的鳃裂囊肿可呈多囊状改变。

1. CT 表现　多呈囊样低密度影,囊肿有较薄的囊壁,边界清晰(见本节"病例1")。增强囊腔内容物无强化,囊壁无强化或轻度强化,合并感染时囊壁增厚可明显强化。

2. MR 表现　T_1WI 呈明显低信号,T_2WI 呈高信号;囊壁薄而均匀,边界清晰。当囊内容物为黏液成分时,T_1WI 呈稍高或高信号。增强囊腔内容物无强化,囊壁无强化或轻度强化,合并感染时囊壁可明显强化。病灶与颈内静脉分界欠清,可推移颈动脉鞘区血管向后外移位,见本节"病例2~4"。

【典型病例】

病例 1　患者,男,23 岁。发现右颌下肿物 2 年,近来增大。诊断为鳃裂囊肿,CT 表现见图 9-3-2。

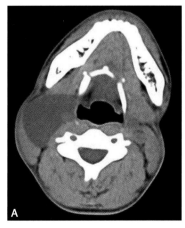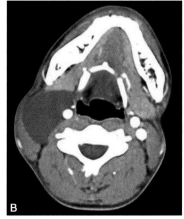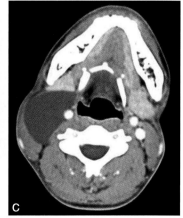

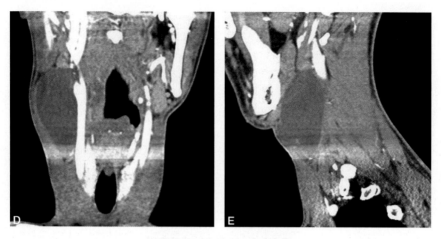

图 9-3-2　病例 1，鳃裂囊肿

A.CT 平扫轴位示右侧胸锁乳突肌深面见类椭圆形液性低密度灶，密度均匀，CT 值约
38HU，边缘光整；B~E. 增强 CT 病灶未见强化，上缘达下颌角水平，下缘达甲状腺中
部；右颈总动脉与病灶内侧缘紧邻，管壁光整，管腔强化良好。

　　病例 2　患者，女，30 岁。发现右颈部肿物 3 月余。查体：右颈部胸锁乳突肌前缘可及一肿
物，大小约 3.0cm×2.0cm，质软，界清，活动度欠佳，轻压痛。诊断为鳃裂囊肿，MRI 表现见图 9-3-3。

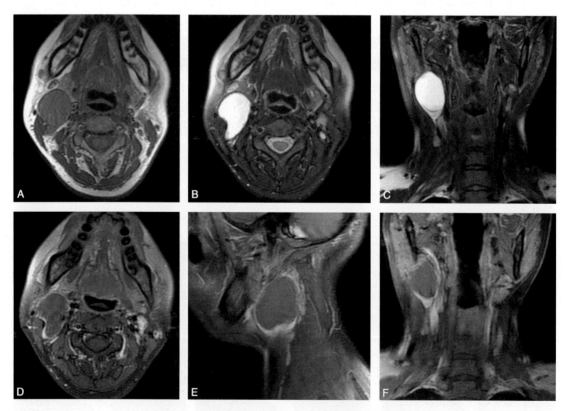

图 9-3-3　病例 2，鳃裂囊肿

MR 平扫示右侧颈动脉鞘区一类圆形异常信号，轴位 T_1WI（A）呈低信号，轴位、冠状位脂肪抑制 T_2WI
（B、C）呈均匀高信号，边界尚清；脂肪抑制 T_1WI 增强轴位（D）、矢状位（E）、冠状位（F）示部分囊壁稍
增厚并强化，周围血管、右侧腮腺及下颌下腺呈受压、推移改变。

病例 3　患者,男,17 岁。发现右颈上部一肿物半年余。查体:右颈部颈动脉三角区扪及一肿物,直径约 2.0cm,与皮肤粘连,不可推动,界欠清,局部皮肤表面发红,皮温升高,疼痛明显。诊断为鳃裂囊肿合并感染,MRI 表现见图 9-3-4。

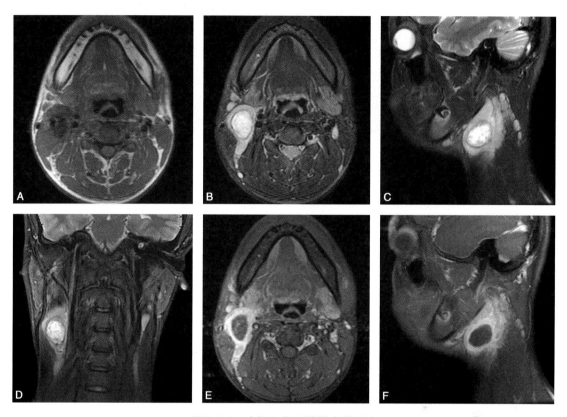

图 9-3-4　病例 3,鳃裂囊肿合并感染

MR 平扫示右侧胸锁乳突肌内侧、腮腺下方一椭圆形异常信号,T_1WI(A)呈低信号,脂肪抑制 T_2WI(B~D)呈高信号,信号不均匀;脂肪抑制 T_1WI 增强(E、F)示囊壁增厚且明显强化,与周围组织分界欠清,病灶大小约 3.1cm×2.5cm×4.2cm,周围见多发强化淋巴结。

病例 4　患者,男,32 岁。发现右颈部肿物 3 月余。查体:右颈部可及一大小约 4.0cm×5cm 肿物,质软,无压痛,表面皮温、肤色正常。诊断为鳃裂囊肿合并感染,MRI 表现见图 9-3-5。

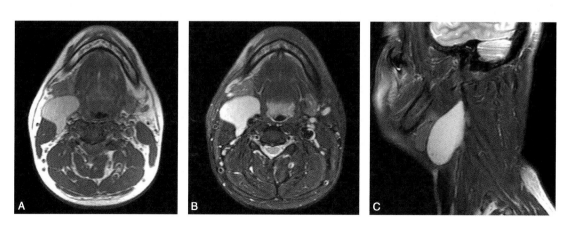

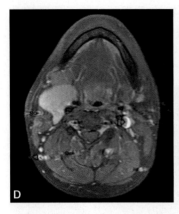
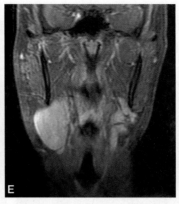
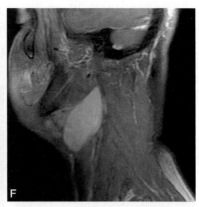

图 9-3-5　病例 4,鳃裂囊肿

MR 平扫示右侧下颌角区一类椭圆形异常信号,轴位 $T_1WI(A)$ 呈高信号,轴位(B)、矢状位(C)脂肪抑制 T_2WI 呈均匀高信号;脂肪抑制 T_1WI 增强轴位(D)、冠状位(E)、矢状位(F)示病灶无明显强化,病灶与右侧腮腺分界清楚,右侧下颌下腺受压前移。

【诊断思路及诊断要点】

鳃裂囊肿 CT 表现特点:囊状结构,囊壁薄,境界清楚,增强囊内容物无强化,囊壁可强化;合并感染时囊壁增厚,囊液密度增高,囊壁强化明显。

鳃裂囊肿 MRI 表现特点:囊液 T_1WI 呈均匀低信号,T_2WI 呈高信号,囊内含黏液成分时 T_1WI 信号可增高。

第四节　甲状舌管囊肿

【简介】

甲状舌管囊肿(thyroglossal duct cyst,TGDC)是胚胎期甲状舌管残余,为最常见的非牙源性先天性颈部异常。甲状舌管起源于舌后 1/3 的舌盲孔,以后逐渐下降,最后达甲状软骨和环状软骨前缘的甲状腺床。甲状舌管正常应在胚胎期第 5~6 周开始消退,如不消退且持续分泌,可导致 TGDC。多发生 10 岁以下的儿童,性别分布男女大致相仿。临床表现为颈部柔软无痛性肿物,可伴声音嘶哑、吞咽及呼吸困难。首选治疗方案为切除 TGDC、管道及舌盲孔。约 1% 的 TGDC 可发生癌变,多为乳头状癌。

【病理基础】

1. **大体检查**　TGDC 多数位于近舌骨处的软组织内,囊腔内含胶冻样黏稠物,继发感染时,囊内容物可含棕黄色脓样物,内壁常光滑(图 9-4-1A)。

2. **镜下表现**　TGDC 的衬里上皮为纤毛柱状上皮或复层鳞状上皮,偶可见立方状上皮或肠道上皮,也可几种上皮同时存在,纤维囊壁内可见散在炎性细胞浸润,囊壁内有时可见增生的甲状腺滤泡组织(图 9-4-1B)。

【影像学表现】

TGDC 多发生于舌骨区,也可发生于舌骨上区及舌骨下区。舌骨及其上方水平病变多位于颈中线区,舌骨下方水平病变多位于颈侧区。TGDC 多呈类圆形,直径 2~4cm,边缘光滑,境界清楚。

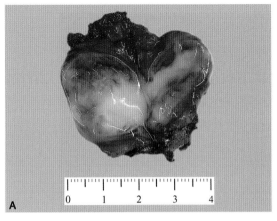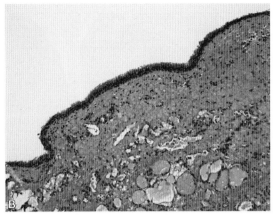

图 9-4-1　甲状舌管囊肿病理表现

A. 囊肿位于舌骨旁软组织内,内壁光滑,内含棕黄色黏稠物;B. 囊壁内衬纤毛柱状上皮,囊壁内可见甲状腺滤泡组织(HE,×20)。

1. CT 表现　囊内容物呈液性低密度,偶有分隔;囊壁薄而均匀,呈软组织密度,继发感染时囊壁可增厚。增强囊腔内容物无强化,囊壁可轻度强化,合并感染时囊壁呈厚壁环形强化。

2. MRI 表现　典型者囊液呈水样液性信号,T_1WI 呈明显低信号,T_2WI 呈明显高信号(见本节"病例1");如囊液含高蛋白分泌物,T_1WI 可呈高信号(见本节"病例2、3");囊壁 T_1WI、T_2WI 呈略低信号或等信号。增强囊液无强化,囊壁呈薄壁环形强化,合并感染时呈厚壁环形强化。若囊壁出现壁结节或钙化,应怀疑癌变可能。

【典型病例】

病例 1　患者,男,24 岁。颈部正中肿物术后 10 年,复发 1 个月。查体:颈部正中大小约 4.0cm×4cm 肿物,质地中等,随吞咽上下活动。诊断为 TGDC,MRI 表现见图 9-4-2。

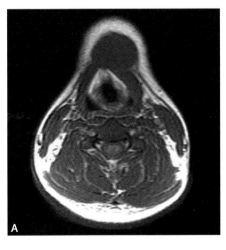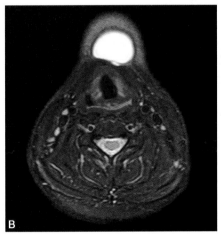

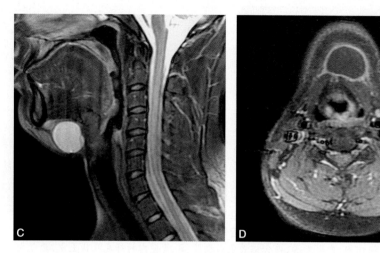

图 9-4-2　病例 1，甲状舌管囊肿

MR 平扫示舌骨水平颈部中线区圆形异常信号，轴位 T_1WI（A）呈均匀低信号，轴位脂肪抑制 T_2WI（B）呈均匀高信号，矢状位脂肪抑制 T_2WI（C）示囊样高信号位于颈前区舌骨水平，边缘光滑。轴位增强（D）示病灶内部无强化，边缘呈环形强化。

　　病例 2　患者，男，62 岁。发现颈前肿物 2 年，2 年间肿物逐渐增大。查体：右颈前见一类圆形隆起性肿物，大小约 4cm×4cm，表面皮肤光滑，肿物随吞咽上下移动，无压痛，质中。诊断为 TGDC，MRI 表现见图 9-4-3。

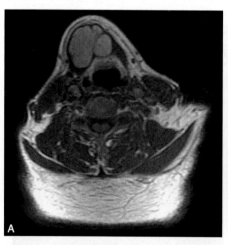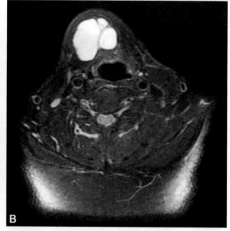

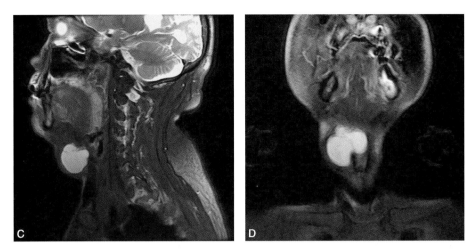

图 9-4-3 病例 2，甲状舌管囊肿

MR 平扫示颈前正中略偏右侧一不规则异常信号，呈分叶状，其内有分隔，T₁WI(A)呈高信号，脂肪抑制 T₂WI(B~D)呈高信号，境界清楚。

病例 3 患者，男，31 岁。发现颈前肿物 3 年余。查体：颈正中偏左侧可触及一圆形肿物，约 4cm×4cm，质软，边界清楚，活动度可，无明显压痛。诊断为 TGDC，MRI 表现见图 9-4-4。

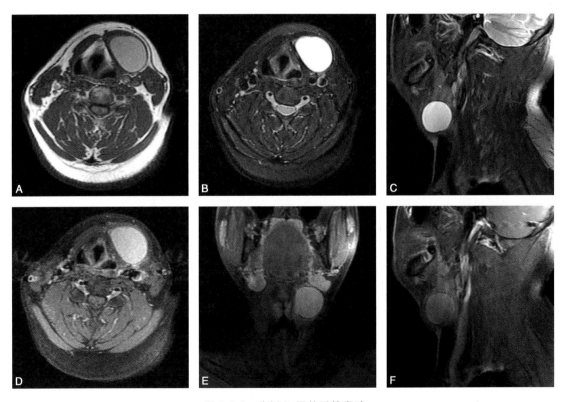

图 9-4-4 病例 3，甲状舌管囊肿

MR 平扫示颈部舌骨体左侧前方见一类圆形异常信号，轴位 T₁WI(A)呈稍高信号，轴位(B)、矢状位 (C)脂肪抑制 T₂WI 呈均匀高信号，境界清楚；脂肪抑制 T₁WI 增强轴位(D)、冠状位(E)、矢状位(F) 示病灶无明显强化。

【诊断思路及诊断要点】

颈部中线舌骨及其上、下水平囊性密度/信号,边缘光滑,境界清楚,应考虑 TGDC。诊断要点包括颈部中线、囊性病变,囊壁增厚提示合并感染。

第五节 颌面部软组织囊肿影像学诊断思路

1. **诊断思路** 对于颌面部软组织囊肿,一般 CT 平扫呈类圆形均匀液性低密度影,囊壁薄,边缘光滑,境界清楚;增强扫描示囊内容物无强化,囊壁呈均匀环形强化。如果囊液蛋白含量高,可呈均匀稍高密度;若合并感染,囊壁可增厚。

2. **鉴别诊断思路** 颌面部软组织囊肿囊内容物的影像表现与其病理成分相对应,所以临床常可见高密度囊肿(内容物并非单纯液体)或 T_1WI 高信号囊肿(囊肿内囊液蛋白含量较高,或囊液含有血液),除皮样囊肿可含有较复杂的成分外,通常多数囊肿的囊内容物成分单一,分布均匀,因而常较难区分各种囊肿。颌面部软组织囊肿的治疗通常以手术切除为主。

报告书写规范要求

(1) 描述病变部位、大小、形态、密度/信号改变、强化情况、边界、累及范围等。

(2) 全面观察,由病变主体开始描述,注意与周围邻近组织的关系和伴发改变。注意描述邻近颌骨骨质情况、颈部淋巴结情况等。

例如:鳃裂囊肿

影像描述:右侧胸锁乳突肌内侧、腮腺下方见一椭圆形异常信号,T_1WI 呈低信号,脂肪抑制 T_2WI 呈高信号,信号不均匀;脂肪抑制 T_1WI 增强示囊壁增厚且明显强化,病灶大小约 3.1cm×2.5cm×4.2cm,境界欠清;周围软组织呈片状强化,境界不清;颈部右侧见数个强化淋巴结。

影像学诊断:右侧鳃裂囊肿合并感染。

=== 练习题 ===

---

1. **名词解释**

"大理石袋"征

2. **选择题**

(1) "大理石袋"征是下列哪种颌面部软组织囊肿的特征性变现

    A. 皮样囊肿   B. 表皮样囊肿   C. 鳃裂囊肿

    D. 甲状舌管囊肿   E. 淋巴管囊肿

(2) 鳃裂囊肿中最常见的是

    A. 第一鳃裂囊肿   B. 第二鳃裂囊肿

    C. 第三鳃裂囊肿   D. 第四鳃裂囊肿

    E. 第五鳃裂囊肿

(3) 好发于颌面部两侧浅表区域的软组织囊肿是

    A. 皮样囊肿   B. 表皮样囊肿   C. 鳃裂囊肿

    D. 甲状舌管囊肿   E. 淋巴管囊肿

3. 简答题

试述皮样囊肿与表皮样囊肿的影像学鉴别诊断要点。

选择题答案：(1) A (2) B (3) B

（李　坚　张春叶　黄婉蓉）

═══ 推荐阅读资料 ═══

［1］王铁梅,余强.口腔医学:口腔颌面影像科分册.北京:人民卫生出版社,2015:142-160.

［2］李晓琳,夏爽,祁吉.颈部不同区域囊性病变多层螺旋CT的鉴别诊断.中华放射学杂志,2011,45(2):174-178.

［3］WONG K T,LEE Y Y,KING A D,et al. Imaging of cystic or cyst-like neck masses. Clin Radiol,2008,63(6):613-622.

［4］PAPADOGEORGAKIS N,PETSINIS V,PARARA E,et al. Branchial cleft cysts in adults. Diagnostic procedures and treatment in a series of 18 cases. Oral Maxillofac Surg,2009,13(2):79-85.

［5］KOELLER K K,ALAMO L,ADAIR C F,et al. Congenital cystic masses of the neck:radiologic-pathologic correlation. Radiographics,1999,19(1):121-146.

［6］KHAN M A,NICHOLS T A. Imaging cystic head and neck masses. Berlin Heidelberg:Springer,2013. 1.

［7］GADDIKERI S,VATTOTH S,GADDIKERI R S,et al. Congenital cystic neck masses:embryology and imaging appearances,with clinicopathological correlation. Curr Probl Diagn Radiol,2014,43(2):55-67.

［8］MILLER M B,RAO V M,TOM B M. Cystic masses of the head and neck:pitfalls in CT and MR interpretation. AJR Am J Roentgenol,1992,159(3):601-607.

［9］SAMARA C,BECHRAKIS I,KAVADIAS S,et al. Thyroglossal duct cyst carcinoma:case report and review of the literature,with emphasis on CT findings. Neuroradiology,2001,43(8):647-649.

［10］LEV S,LEV M H. Imaging of cystic lesions. Radiol Clin North Am,2000,38(5):1013-1027.

第 十 章

颌面部软组织良性肿瘤及瘤样病变
影像学诊断和病理基础

颌面部软组织良性肿瘤及瘤样病变按 WHO 分类常见的有以下六类：神经鞘瘤、神经纤维瘤、副神经节瘤（包括颈动脉体副神经节瘤、喉副神经节瘤、中耳副神经节瘤、迷走神经副神经节瘤）、脉管畸形、脂肪瘤、结节性筋膜炎。

第一节 神 经 鞘 瘤

【简介】

神经鞘瘤（neurilemmoma）是一种生长缓慢的、起源于神经鞘膜施万细胞的良性肿瘤，又称施万细胞瘤（Schwannoma）。口腔颌面部神经鞘瘤主要发生于成人，以 20～50 岁居多，无明显性别差异。在头颈部，神经鞘瘤的发病率约占全身体表神经鞘瘤的 25%～45%。临床上，较小的神经鞘瘤通常缺乏症状，肿物增大后可压迫周围组织而产生症状，如咽旁间隙的神经鞘瘤可致咽腔缩小和呼吸困难。通常不引起相应神经的功能改变，但在手术切除后可出现相应神经功能缺失的症状。此外，约 1% 的神经鞘瘤可发生恶变。

【病理基础】

1. 大体检查 肿块呈球形或卵圆形，表面光滑，包膜完整，切面呈淡黄或灰白色，有光泽，可伴出血（图 10-1-1A）、囊性变等退行性改变。

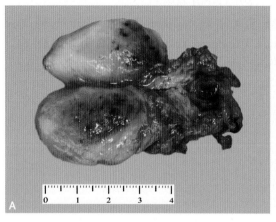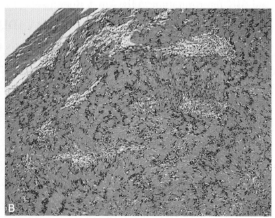

图 10-1-1 神经鞘膜瘤病理表现

A. 肿瘤有包膜，与周围组织界限清楚，切面灰白至浅黄色，伴出血；B. 肿瘤细胞排列呈"栅栏状"，之间夹杂细胞稀疏区（HE，×10）。

2. 镜下表现　肿瘤界限清楚,可见完整的纤维包膜。肿瘤细胞呈梭形和短梭形,排列成交替分布的束状区(Antoni A 区)和网状区(Antoni B 区)。Antoni A 区具有"栅栏状"(图 10-1-1B)排列的肿瘤细胞具有诊断价值,有时可排列成"洋葱皮样"或"旋涡状"结构,或形成 Verocay 小体结构。Antoni B 区细胞排列疏松、零乱,可伴囊性变,并可见大而不规则的血管,血管周围可见含铁血黄素沉积和灶性泡沫样组织细胞浸润。病史较长者,肿瘤内的间质和血管可发生退行性改变,包括囊腔形成、钙化、陈旧性出血的机化、间质内或血管周围广泛而明显的玻璃样变性,还可见一些核大深染的瘤细胞,但核分裂罕见,称为陈旧性或退变性神经鞘瘤。

肿瘤细胞表达 S-100 和 SOX10,还可表达 Vimtenin、CD57、PGP9.5、GFAP,肿瘤边缘细胞和退变区细胞可表达 CD34。

【影像学表现】

口腔颌面部神经鞘瘤与三叉神经、面神经、舌咽神经、迷走神经、舌下神经及颈交感干的走行密切相关,以发生于迷走神经、颈交感干走行区最为多见。通常该肿瘤主要发生于咽旁间隙和颈动脉间隙。而深部咀嚼肌间隙、腮腺间隙、下颌下间隙、舌、腭、鼻腔、鼻窦和颈后三角间隙等区域也可发生神经鞘瘤,但相对少见。该肿瘤常沿神经干走行方向呈梭形生长,边界清楚,可见包膜。

1. CT 表现　平扫多表现为软组织样密度,部分病灶可因囊性变而表现为低密度。增强 CT 神经鞘瘤多呈渐进性均匀或不均匀强化。颈动脉鞘区神经鞘瘤常将颈内、颈外动脉推向前方,颈内、颈外动脉分叉角增大(见本节"病例 1"),但不如颈动脉体瘤常见和明显。

2. MRI 表现　神经鞘瘤平扫 T_1WI 多呈等或低信号,T_2WI 呈不均匀高信号;如肿瘤有囊变,则 T_1WI 呈低信号,T_2WI 呈高信号。增强呈均匀或不均匀强化(见本节"病例 2")。

3. 其他表现　位于颈动脉间隙、咽旁间隙和深部咀嚼肌间隙的神经鞘瘤可侵犯中颅底。CT 和 MRI 表现为颅底诸孔道的膨大、颅底骨壁吸收和变薄(见本节"病例 3")。

【典型病例】

病例 1　患者,女,60 岁。发现右颈肿物 3 个月。诊断为神经鞘瘤,CT 表现见图 10-1-2。

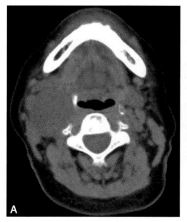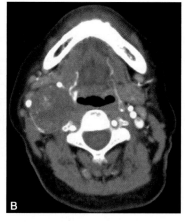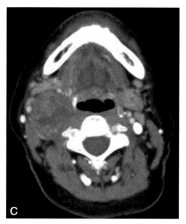

图 10-1-2　神经鞘瘤 CT 表现

平扫(A)示右颈动脉鞘区团块状软组织影,呈低密度,边界清楚;增强动脉期(B)示病灶呈轻度强化,静脉期(C)病灶中度强化,内见小片状无强化低密度区,颈内、颈外动脉分别向前外、前内移位,分叉角增大。

病例 2　患者,男,39 岁。咽部不适半年余。诊断为神经鞘瘤,MRI 表现见图 10-1-3。

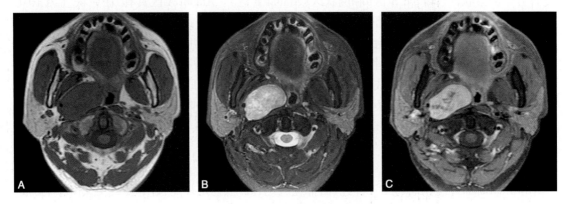

图 10-1-3　神经鞘瘤 MRI 表现

平扫示右咽旁间隙椭圆形异常信号,轴位 $T_1WI(A)$ 呈低信号,病灶与右侧腮腺深叶的脂肪带分界清楚,提示病灶来源于咽旁间隙;轴位脂肪抑制 $T_2WI(B)$ 呈不均匀高信号,内见小斑片状更高信号;C. 脂肪抑制 T_1WI 增强(C)示病灶不均匀明显强化,境界清楚。

病例 3　患者,女,61 岁。反复左侧头痛 3 年。诊断为神经鞘瘤,MRI 和 CT 表现见图 10-1-4。

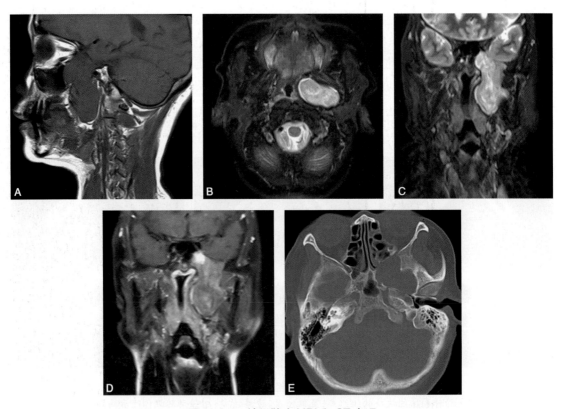

图 10-1-4　神经鞘瘤 MRI 和 CT 表现

MR 平扫示左翼腭窝-咽旁间隙不规则异常信号,边界清楚,矢状位 $T_1WI(A)$ 呈低信号,轴位(B)及冠状位(C)脂肪抑制 T_2WI 呈不均匀高信号;脂肪抑制 T_1WI 增强(D)示病灶呈不均匀轻中度强化。CT 骨窗(E)示病灶周围骨质呈压迫吸收改变,左侧翼腭窝扩大。

【诊断思路及诊断要点】

口腔颌面部神经鞘瘤具有一般良性肿瘤生长的特点。比较特征性的影像学表现为病灶常沿神经走行方向生长,囊变多见,增强呈渐进性均匀或不均匀强化。但位于咽旁间隙的神经鞘瘤应注意与腮腺深叶的肿瘤鉴别,如肿瘤与腮腺深叶之间有脂肪带存在,则多提示肿瘤源于咽旁间隙,神经鞘瘤的可能性大;反之,则多提示肿瘤源于腮腺深叶,腮腺深叶多形性腺瘤的可能性较大。

第二节 神经纤维瘤/神经纤维瘤病

【简介】

神经纤维瘤(neurofibroma)是一种可能来源于神经内膜细胞、生长缓慢的良性肿瘤。通常将神经纤维瘤分为局灶性神经纤维瘤、弥漫性神经纤维瘤和丛状神经纤维瘤3类。神经纤维瘤可以独立存在,也可以为1型神经纤维瘤病(neurofibromatosis type 1,NF-1)的一部分。神经纤维瘤病(neurofibromatosis,NF)又称 von Recklingghausen 病或多发性神经纤维瘤,是一种起源于神经嵴的常染色体显性遗传性疾病,具有家族发病倾向,可侵犯全身各系统和器官,引起多种临床症状。根据临床及遗传学表现,可将 NF 分为 NF-1(NF 或周围型 NF)和 2 型神经纤维瘤病(neurofibromatosis type 2,NF-2)(双侧听神经瘤或中心型 NF)。局灶性神经纤维瘤多与 NF 无关;弥漫性神经纤维瘤及丛状神经纤维瘤则与 NF 关系密切。神经纤维瘤约占所有头颈部良性软组织肿瘤的 5%,较神经鞘瘤少见。多数肿瘤生长缓慢,但部分呈侵袭性生长。发生于头颈部的神经纤维瘤可因功能神经受累出现神经麻痹症状,也可因瘤体迅速增大而出现局部压迫、邻近器官移位而导致明显畸形及受累器官的功能障碍。

【病理基础】

1. **大体检查** 不同亚型的肿瘤大体表现有一定差异,可表现为边界相对清晰的肿块;也可表现为真皮和浅表筋膜区的皮下组织增厚,界限不清(图 10-2-1A);肿块局限在神经内时,可表现为沿受累神经分布的多个结节,可见肿瘤穿进和穿出神经束,NF-1 患者可表现为皮肤表面多个大小不等的结节。

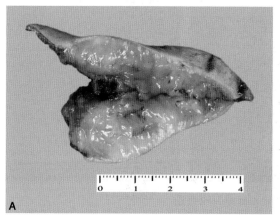
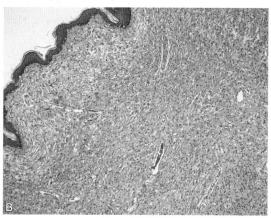

图 10-2-1 神经纤维瘤病理表现

A.肿瘤位于皮下,质嫩,呈灰黄色,与周围组织无明显界限;B.真皮及皮下见纤细的肿瘤细胞弥漫性生长,与周围组织界限不清(HE,×10)。

2. 镜下表现 肿瘤无包膜,与周围组织界限不清(图 10-2-1B)。肿瘤由含量、比例不同的梭形细胞、黏液及胶原构成,边界不清。瘤细胞胞质淡伊红色,细胞核深染,部分两端尖,呈"波浪状"或"弯曲状",该表现具有一定的特征性。肿瘤细胞可沿结缔组织间隔和脂肪小叶间隔扩展性生长,包绕皮肤附件组织。肿瘤细胞也可排列成丛状或结节状,类似神经束,结节间伴有明显的黏液变性。在体积较大或病变较长的病例中,可见散在的有核异型细胞,但无核分裂,称为非典型性或奇异性神经纤维瘤。

肿瘤细胞表达 S-100、SOX10、NF、CD57。

【影像学表现】

口腔颌面部神经纤维瘤多位于颌面、颈部真皮或皮下组织,深部相对少见。肿瘤多沿三叉神经和面神经分布,既可累及眼、舌、腭和面颈部软组织间隙,也可累及唾液腺和甲状腺组织。弥漫性和丛状神经纤维瘤多呈不规则形,边界模糊。部分丛状神经纤维瘤还可累及颅颌面骨。局灶性神经纤维瘤多呈圆形或梭形肿块,界限清楚。

1. CT 表现 神经纤维瘤平扫多表现为较低的不均匀软组织密度,部分病灶可因出血而密度增高;增强 CT 病灶多无或轻度强化。部分丛状神经纤维瘤可表现为"靶征"的局灶性强化。

2. MRI 表现 神经纤维瘤平扫 T_1WI 多呈等低信号,T_2WI 呈均匀或不均匀等高信号。特征性"靶征"在 T_2WI 上表现为病灶中央的低信号和病灶周边的高信号;增强 MRI 多有均匀或不均匀强化表现。部分丛状神经纤维瘤增强 MRI 可有"靶征"表现,即病灶中央区呈明显强化(见本节"病例 1、2")。

3. 其他表现 约 40% 的 NF-1 可伴颌面、颈部骨结构异常,可以是骨外形的异常变小、增大或局部缺损,也可以是骨结构的异常改变(如颈椎椎体的扇形改变或颈椎间孔的扩大)。此外,部分 NF-1 病变可伴有眼眶、脊柱和颅骨异常(见本节"病例 3")。NF-2 以中枢神经系统受累为主,皮肤病变少见。表现为双侧听神经瘤,可伴有脑膜瘤、三叉神经瘤,可伴发髓内肿瘤如星形细胞瘤、室管膜瘤,椎管内髓外肿瘤如神经鞘瘤、脊膜瘤等。

【典型病例】

病例 1 患儿,女,16 岁。发现左面部肿物 11 年。诊断为神经纤维瘤,MRI 表现见图 10-2-2。

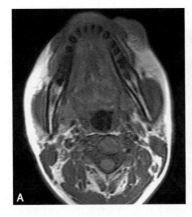
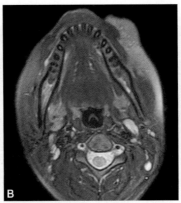
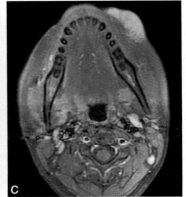

图 10-2-2 病例 1,神经纤维瘤 MRI 表现

平扫示左颌面部皮肤及皮下软组织增厚隆起,境界不清,轴位 T_1WI(A)呈低信号;轴位脂肪抑制 T_2WI(B)呈高信号;C.脂肪抑制 T_1WI 增强(C)示病灶不均匀明显强化。

病例 2 患者,男,28 岁。左耳闷伴耳鸣半年。诊断为神经纤维瘤,MRI 表现见图 10-2-3。

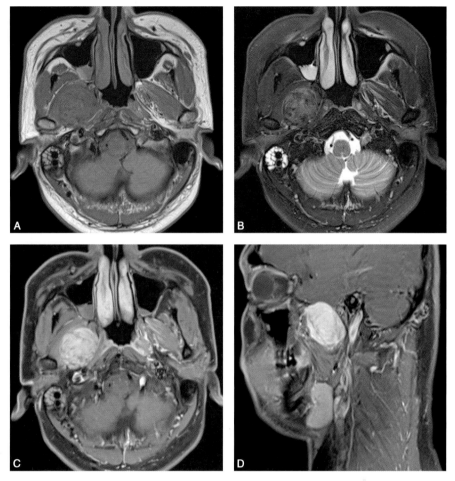

图 10-2-3 病例 2,神经纤维瘤 MRI 表现

平扫示右咽旁间隙团块状异常信号,境界清楚,轴位 $T_1WI(A)$ 呈等信号;轴位脂肪抑制 $T_2WI(B)$ 呈高低混杂信号;脂肪抑制 T_1WI 增强轴位(C)示病灶明显强化,矢状位(D)示病灶部分突向颅内。

病例 3 患者,男,35 岁。发现头部肿物 30 余年,迅速增大 1 天。诊断为神经纤维瘤,CT 表现见图 10-2-4。

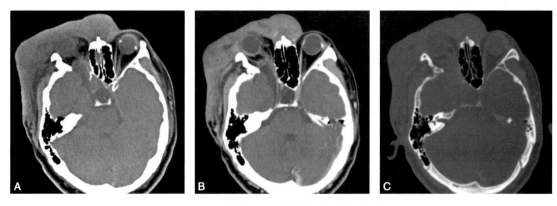

图 10-2-4 病例 3,1 型神经纤维瘤病 CT 表现

A. 平扫示右额颞部皮下、眼眶周围见片状异常密度影,境界欠清,呈等、稍低密度;B. 增强呈轻中度不均匀强化,右眼球突出;C. 骨窗示右额颞骨骨质毛糙,密度不均。

【诊断思路及诊断要点】

口腔颌面部多发肿块伴皮肤牛奶咖啡斑及颅骨畸形,较易诊断为 NF-1。但单发的神经纤维瘤在影像学上较难与神经鞘瘤鉴别,需结合临床及病理学检查。

第三节　副神经节瘤

【简介】

副神经节瘤(paraganglioma)是一组起源于外胚层神经嵴细胞的神经源性肿瘤,可发生于从颅底至盆腔和骶椎的广泛区域。头颈部副神经节瘤多来自副交感神经节细胞,可分为颈动脉体副神经节瘤(carotid body paraganglioma)、颈静脉副神经节瘤(jugulotympanic paraganglioma)、迷走神经副神经节瘤(vagal paraganglioma)、喉副神经节瘤(laryngeal paraganglioma)、混合性副神经节瘤(mixed paraganglioma)。以颈动脉体副神经节瘤多见,约占所有头颈部副神经节瘤的 60%。颈动脉体副神经节瘤是起源于颈动脉分叉处颈动脉体细胞的肿瘤,故又称化学感受器瘤(chemodectoma)、球瘤(glomus tumor)、非嗜铬细胞副神经节瘤(non-chromaffin paraganglioma)和神经内分泌肿瘤(neuroendocrine tumor)。该肿瘤多为良性,恶性约占 6%~10%,7% 的患者可双侧发病,有家族史患者约占 10%。副神经节瘤好发于成人,平均发病年龄 40~60 岁,女性多见。临床主要表现为无痛性肿块,症状多由其发生部位和肿瘤大小所致。患者可偶有疼痛、声音嘶哑、吞咽困难、霍纳(Horner)综合征和头痛。如果为可分泌儿茶酚胺的功能性副神经节瘤,则患者可有高血压。

【病理基础】

1. 大体检查　肿瘤大部分位于颈动脉分叉处,部分与颈动脉粘连或包绕颈动脉。肿瘤呈圆形、卵圆形或分叶状,常有纤维性假包膜,切面呈灰黄或棕红、暗红色,可见出血和囊性变。见图 10-3-1A。

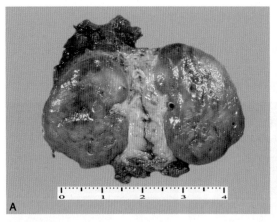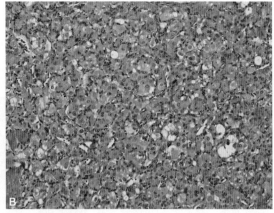

图 10-3-1　颈动脉体瘤病理表现

A. 肿瘤与周围组织界限清楚,灰红色,与血管关系密切;B. 肿瘤细胞排列呈器官样结构,间质内富血管(HE,×20)。

2. 镜下表现　肿瘤周围有一层纤维性假包膜,包膜也可不连续。镜下可见肿瘤实质由排列成器官样或细胞球结构的卵圆形或多边形主细胞和位于主细胞周围的梭形支持细胞组成。

器官样或细胞球结构的大小和形状有较大变化,主细胞可出现程度不一的多形性,但一般无核分裂。肿瘤间质为富血管的纤维性间质。见图 10-3-1B。

副神经节瘤主细胞表达 ChgA、Syn、NSE 和 CD56,支持细胞表达 S-100。

【影像学表现】

颈动脉体副神经节瘤通常位于颈总动脉分出颈内动脉和颈外动脉处(见本节"病例 1、2")。颈静脉副神经节瘤多来源于颈静脉孔穹窿,肿瘤主体位于颈静脉孔内,向上侵犯鼓室,向内侵犯颅内,并沿颈内静脉向上、向下生长。迷走神经副神经节瘤多位于咽旁间隙,肿瘤沿神经向上、向下生长,可至颅底,甚至经颈静脉孔进入后颅窝。

1. CT 表现　副神经节瘤平扫表现为椭圆形软组织密度肿块,边界清楚。增强呈明显强化(见本节"病例 1、3"),CT 值可达 90~130HU。颈动脉体副神经节瘤常推移颈内、颈外外动脉,使之分离,造成两动脉之间距离增大。随着病变体积的增大,可以使颈内、颈外动脉镶嵌入病灶边缘,甚至出现包埋。颈动脉 CT 血管造影可见颈总动脉分叉处上方的颈内、颈外动脉之间距离增加,形成特征性的"抱球状"或"高脚杯状"。颈静脉副神经节瘤常使颈静脉孔扩大,边缘呈"虫蚀样"骨质破坏,增强可见病灶血供丰富(见本节"病例 4")。

2. MRI 表现　副神经节瘤平扫 T_1WI 呈等信号,T_2WI 呈不均匀高信号,肿瘤内部见多发纡曲的点状流空血管影为其特征性表现。T_1WI 可见"椒盐征","椒"代表血管流空的低信号,"盐"代表亚急性期出血所致的高信号。亚急性期出血不常见,因而在肿瘤内常仅见到血管流空的低信号。增强病灶强化明显(见本节"病例 2、4")。

【典型病例】

病例 1　患者,男,49 岁。发现双侧颈上部肿物渐增大 1 月余。诊断为双侧颈动脉体副神经节瘤,CT 表现见图 10-3-2。

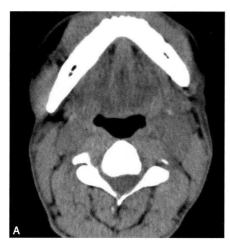
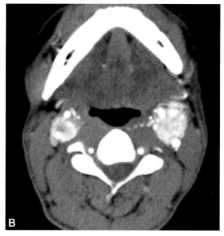

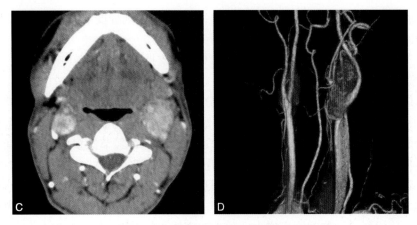

图 10-3-2　双侧颈动脉体副神经节瘤 CT 表现

A. 平扫示双侧颈动脉鞘区团块状软组织影,呈低密度,境界清楚;B. 增强动脉期病灶呈不均匀明显强化,双侧颈内、颈外动脉分别向后、前移位,分叉角增大;C. 静脉期病灶仍呈持续强化;D. VR 示颈内、颈外动脉分叉角增大,呈"高脚杯状"。

病例 2　患者,女,20 岁。发现右颈部肿物 20 余天。诊断为右侧颈动脉体副神经节瘤,MRI 表现见图 10-3-3。

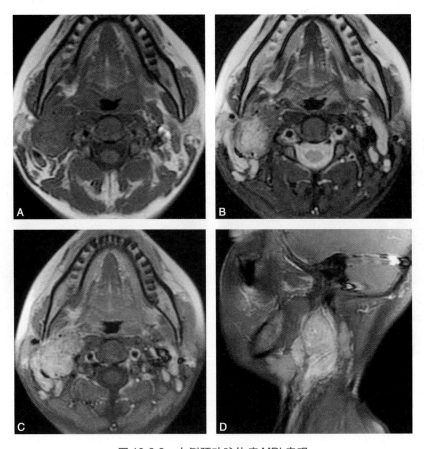

图 10-3-3　右侧颈动脉体瘤 MRI 表现

平扫示右侧颈动脉鞘区团块状异常信号,境界清楚,轴位 T_1WI(A)呈低信号,脂肪抑制 T_2WI(B)呈稍高信号,中央呈更高信号,可见"椒盐征";轴位增强(C)病灶呈明显强化;矢状位增强(D)示颈内、颈外动脉之间距离增大。

病例3　患者,女,63岁。发现右颈部肿物2月余。诊断为迷走神经副神经节瘤,CT表现见图10-3-4。

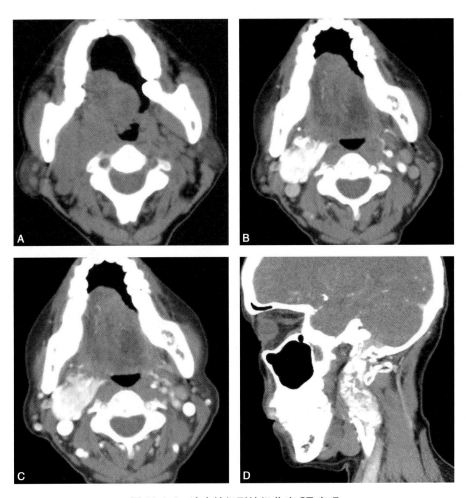

图10-3-4　迷走神经副神经节瘤CT表现

平扫(A)示右侧颈动脉鞘区团块状软组织影,呈低密度,境界清楚;增强动脉期(B)病灶呈不均匀明显强化,静脉期(C)强化更明显,右侧颈内外动脉均向前移位;矢状位(D)示病灶延伸至颈静脉孔区。

病例4　患者,女,51岁。耳鸣伴听力下降3年。诊断为颈静脉副神经节瘤,MRI和CT表现见图10-3-5。

【诊断思路及诊断要点】

颈动脉间隙软组织肿块增强后明显强化,并使颈内外动脉间距增大,应首先考虑到颈动脉体副神经节瘤。但颈动脉体副神经节瘤需与颈动脉间隙内的神经鞘瘤、血管瘤等鉴别。一般神经鞘瘤血供不丰富,增强后强化程度不如颈动脉体副神经节瘤明显,且病灶较大时可有囊变坏死;血管瘤钙化率较高,有时可见肿瘤内静脉石为其特征。颈静脉副神经节瘤需与颈静脉孔区脑膜瘤、神经源性肿瘤及桥小脑角区脑膜瘤及胆脂瘤鉴别,增强呈明显强化并可见"虫蚀样"骨质破坏有助于颈静脉副神经节瘤的诊断。

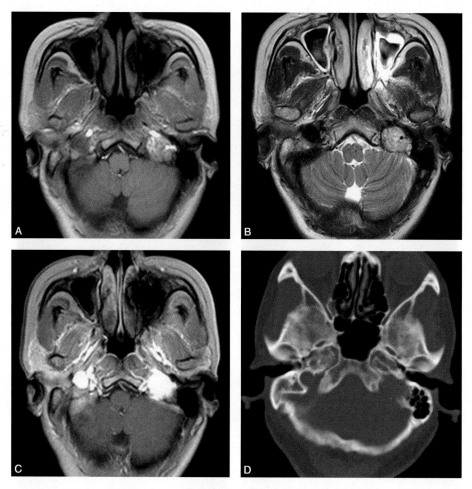

图 10-3-5　颈静脉副神经节瘤 MRI 和 CT 表现

MR 平扫示左颈静脉孔区类圆形异常信号影,境界清楚;轴位 T_1WI(A)呈低信号,可见"椒盐征",脂肪抑制 T_2WI(B)呈稍高信号;轴位脂肪抑制 T_1WI 增强(C)示病灶明显强化。D. CT 平扫骨窗(D)示颈静脉孔骨质破坏不规则,呈"虫蚀样"。

第四节　脉管畸形:毛细血管畸形、静脉畸形、动静脉畸形、淋巴管畸形

【简介】

脉管畸形(vascular malformations)是胚胎发育时期多种因素造成原始脉管生成、发育错误所导致的一大类先天性疾病,可单独累及动脉、静脉及淋巴系统,也可以同时累及多个脉管系统,是婴幼儿常见的发育畸形。这些病变可发生于身体任何部位,但以头颈部最为常见。脉管畸形分为单纯畸形、混合畸形等。单纯畸形分为毛细血管畸形(capillary malformation)、淋巴管畸形(lymphatic malformation)、静脉畸形(venous malformation)、动静脉畸形(arteriovenous malformation)及动静脉瘘(arteriovenous fistula)。混合畸形是指上述两种或两种以上的脉管畸形并存于同一病变内。

　　本节主要介绍淋巴管畸形、静脉畸形、动静脉畸形、毛细血管畸形。

　　淋巴管畸形是一种由扩张的淋巴管构成的海绵状或囊性良性淋巴管病变,临床上,淋巴管畸形多表现为无痛性肿块,质地柔软,触之有波动感。静脉畸形是临床常见的脉管畸形,由大量充满血液的血窦构成,散发病例多为单发病灶,遗传性病例一般为多发病灶,散发性静脉畸形占94%;病变位置表浅者表现为蓝紫色,柔软而压缩感明显的肿块,皮温不高、无震颤或搏动;体积较大和病程较长的病变,于体表可扪及大小不一、质地坚硬、光滑易活动的结节,为病灶内血栓机化后形成的静脉石;舌部、咽部或气管旁静脉畸形还可导致进食困难和气道阻塞。动静脉畸形是动静脉的异常吻合,为动脉血不通过正常毛细血管网之间灌注于静脉,导致静脉的动脉化;动静脉畸形多有特征的临床症状和表现,如皮肤发红和发热、病变区有搏动、溃疡出血等。脉管畸形无明显性别差异。毛细血管畸形由许多异常扩张的毛细血管或毛细血管后微静脉组成,病变主要位于较浅的皮肤乳头层和网状层,80%发生于头颈部皮肤,常沿三叉神经支配区域分布,临床表现为特征性的"葡萄酒色斑"。

　　【病理基础】

　　1. 大体检查　静脉畸形切面呈暗红色,见大小不等的海绵状腔隙,内含血液(图 10-4-1A),偶可见静脉石,与周围组织无明显界限。淋巴管畸形切面呈灰白半透明状,管腔较大时可见淋巴液。

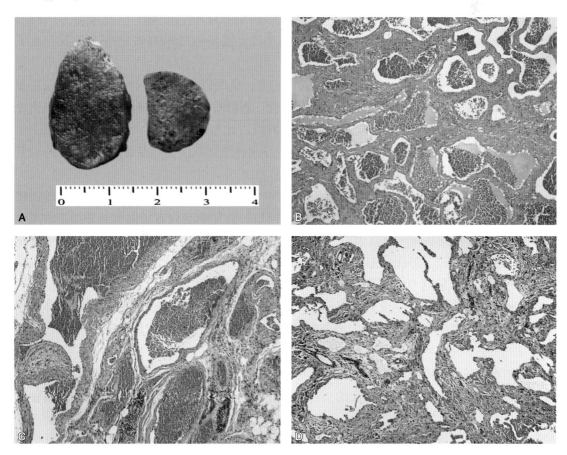

图 10-4-1　脉管畸形病理表现

A. 静脉畸形,大体切面呈暗红色,可见大小不等的腔隙;B. 静脉畸形,可见增生畸形静脉,内充满红细胞(HE,×10);C. 动静脉畸形,可见增生、畸形静脉及管壁较厚的动脉性血管(HE,×10);D. 淋巴管畸形,可见增生、畸形淋巴管(HE,×10)。

221

2. 镜下表现 静脉畸形病变无明显界限,由不规则管腔构成,管腔小至中等大小,且可相互邻接,也可为成簇状或随机分布。管腔内衬扁平、不活跃的内皮细胞,外周包绕平滑肌,但平滑肌常不完整或缺如。管腔内可含血液或血栓。如发生在骨,病变主要由薄壁血管构成,管壁通常缺乏平滑肌(图 10-4-1B)。

动静脉畸形病变由壁厚的不规则动脉、薄壁静脉及各种小血管构成(图 10-4-1C)。动脉内膜弹力层破裂、中断,管壁弹力纤维和平滑肌形成类似静脉高压样的网状结构。小血管的外观变化较大,可以融合或交叉,也可排列成化脓性肉芽肿样。

淋巴管畸形由管壁较薄的淋巴管构成,管腔内可见淋巴细胞及淡嗜伊红的淋巴液(图 10-4-1D)。部分病变与静脉畸形伴发。

毛细血管畸形主要表现为病变组织中毛细血管数目增加。病变早期时,毛细血管形态与正常组织中形态类似,随着病变延长,管腔可逐渐扩张。

血管内皮细胞表达 CD31、CD34,管壁平滑肌表达 SMA,淋巴管内皮细胞表达 D2-40、Prox-1。

【影像学表现】

淋巴管畸形主要位于颈部和下面部。儿童最常见于颈后间隙,其次为口腔。成人多见于舌下间隙、下颌下间隙和腮腺间隙。静脉畸形和动静脉畸形可见于口腔颌面部任何部位,但以软组织间隙、肌肉组织、舌和唾液腺等多见。毛细血管畸形多发生于皮肤和皮下组织。

1. CT 表现 淋巴管畸形表现为多房囊样病变。囊内容物 CT 值与水相等。增强 CT 囊内容物多无强化,但囊壁及分隔可呈轻至中度强化。静脉畸形、动静脉畸形表现为软组织密度改变。静脉畸形病灶内可见单个或多个小圆形静脉石,此为诊断该病的可靠依据;增强 CT 早期无明显强化,之后可见对比剂逐渐进入瘤体,呈渐进性强化。动静脉畸形的强化几乎与血管强化同步,并见供血动脉和增粗、纤曲的回流静脉。

2. MRI 表现 淋巴管畸形 T_1WI 呈低信号,少数可为高信号(与病变内的出血和脂肪样囊隔相对应),T_2WI 呈均匀高信号,囊分隔呈线样低信号;如病变内有出血或液体内富含蛋白成分,则可出现液-液平面。增强 MRI 瘤内容物无强化,但囊壁及分隔可见环形或弧形强化(见本节"病例 1、2")。静脉畸形 T_1WI 呈低或等信号,T_2WI 呈较均匀高信号,其内可见小圆形低信号静脉石。增强 MRI 呈渐进性强化(见本节"病例 3、4"),低信号静脉石始终无强化。动静脉畸形的特征性 MRI 征象是"信号流空",病灶内供血动脉和回流静脉在所有 MRI 序列上均为管状或大小不一多囊状结构,部分区域还可见血栓形成;增强呈明显强化(见本节"病例 5")。

毛细血管畸形主要依靠临床表现诊断,影像学检查并不必要。但在少数情况下,毛细血管畸形可能合并其他异常作为综合征的一部分。在这些病例中,影像学的作用是发现其他的异常。

【典型病例】

病例 1 患儿,男,9 岁。发现颈上中部无痛性肿物 8 年。诊断为颏下区淋巴管畸形,MRI 表现见图 10-4-2。

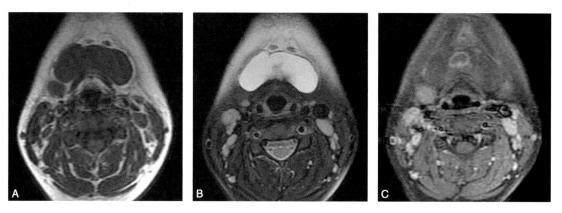

图 10-4-2　颏下区淋巴管畸形 MRI 表现

颏下区见一囊样异常信号,边界清楚;轴位 $T_1WI(A)$ 呈低信号,脂肪抑制 $T_2WI(B)$ 呈高信号;轴位脂肪抑制 T_1WI 增强(C)病灶内见小环状强化。

病例 2　患者,女,78 岁。发现右颈部肿物 4 年余。诊断为右颈部淋巴管畸形,MRI 表现见图 10-4-3。

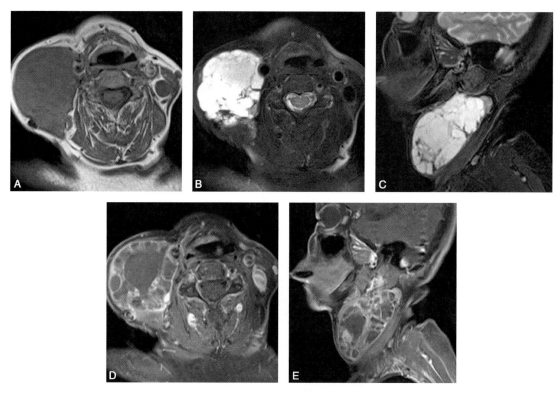

图 10-4-3　右颈部淋巴管畸形 MRI 表现

平扫示右颈部皮下团块状异常信号,境界清楚;轴位 $T_1WI(A)$ 呈低信号,轴位(B)及矢状位(C)脂肪抑制 T_2WI 呈高信号,内见多发分隔,其内见液-液平面;轴位(D)及矢状位(E)脂肪抑制 T_1WI 增强示囊壁及分隔可见强化,囊内容物不强化。

病例3 患儿,男,14岁。发现左颊部肿物6年余。诊断为左咬肌静脉畸形,MRI表现见图10-4-4。

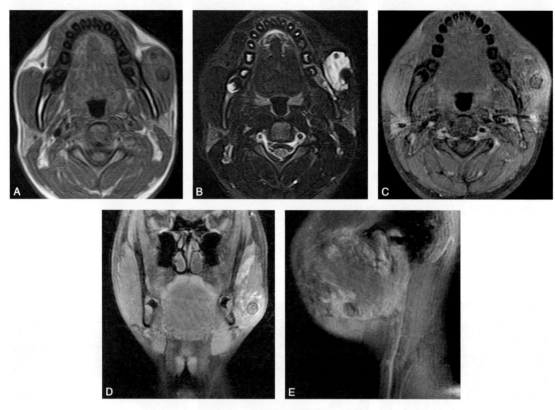

图 10-4-4 左咬肌静脉畸形 MRI 表现

平扫示左咬肌内团块状异常信号,境界清楚;轴位 T₁WI(A)呈低信号,轴位脂肪抑制 T₂WI 呈高信号(B),内见小结节状 T₁WI 及 T₂WI 低信号,系静脉石影;脂肪抑制 T₁WI 增强动脉期(C)、静脉期(D)、延迟期(E)呈渐进性强化,静脉石始终无强化。

病例4 患者,女,68岁。发现右颌下肿物1月余。诊断为右颌下区静脉畸形,MRI表现见图10-4-5。

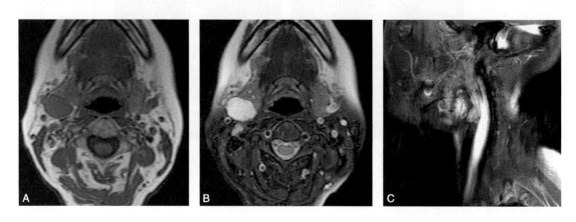

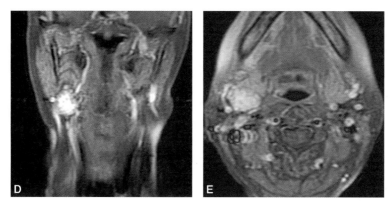

图 10-4-5　右颌下区静脉畸形 MRI 表现
右下颌下腺后方一类圆形异常信号,境界清楚;轴位 $T_1WI(A)$ 呈低信号,轴
位脂肪抑制 T_2WI 呈高信号(B);脂肪抑制 T_1WI 增强动脉期(C)、静脉期
(D)、延迟期(E)呈渐进性强化。

　　病例 5　患者,男,31 岁。发现左颌下肿物 1 月余。诊断为左颌下区-口底动静脉畸形,CT
和 MRI 表现见图 10-4-6。

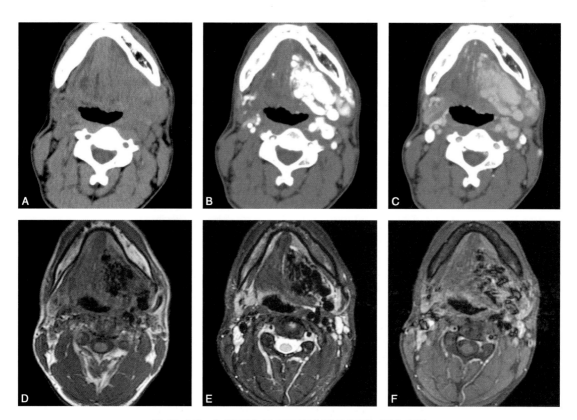

图 10-4-6　左颌下区-口底动静脉畸形 CT 和 MRI 表现
CT 平扫(A)示左口底-颌下区不规则软组织影,呈等密度,境界欠清;CT 增强动脉期(B)见多发纡曲增
粗的强化血管影,静脉期(C)与静脉强化同步。MR 平扫轴位 $T_1WI(D)$、$T_2WI(E)$ 示左颌下区多发条
状、管状流空信号;轴位 T_1WI 增强(F)示病灶部分强化,部分仍呈流空信号。

【诊断思路及诊断要点】

结合临床表现，口腔颌面部脉管畸形的诊断并不难。口腔颌面和颈部软组织肿块中如出现高密度钙化影，增强呈渐进性强化，应首先考虑静脉畸形。如病变表现为圆形、管状、弧形或不规则"流空信号"，并且增强病灶强化明显、有粗大扩张血管相伴者，应首先考虑动静脉畸形。若为多发囊样病灶，增强囊壁及分隔轻中度强化、囊内容物不强化，应首先考虑淋巴管畸形。

第五节 脂 肪 瘤

【简介】

脂肪瘤(lipoma)来源于间叶组织，是最常见的软组织肿瘤，约占所有软组织肿瘤的50%，是一种成熟脂肪细胞异常聚集的良性肿瘤，常发生在肩、背、臀部及大腿内侧皮下组织。15%发生在头颈部，仅占口腔颌面部良性肿瘤的1%~4%，常见于颈后三角区，口颊黏膜、唇部、舌、腭部等脂肪较多部位，有蒂或无蒂。该病人群发生率2%，其中5%~15%表现为多发性，40~60岁多见，男女比例5:1。其病因尚未完全明确，多认为与遗传、肥胖、放射线、糖尿病、内分泌失调等有关。脂肪瘤生长缓慢，可存在1个月~30年，手术切除一般预后良好，不易复发，可恶变为脂肪肉瘤。患者临床常无自觉症状。肿物生长缓慢，质地软，有韧性，表面光滑呈分叶状，无压缩性，不随体位移动而改变，是口腔颌面部其他良性肿瘤少有的特征。穿刺有时可抽出少量灰白色油性液体。

【病理基础】

1. **大体检查** 多数肿瘤有菲薄的纤维性包膜，呈球形、类圆形、结节状或分叶状。切面呈淡黄色或黄色(图10-5-1A)，质地柔软。

2. **镜下表现** 肿瘤由成熟的脂肪细胞组成(图10-5-1B)，与正常脂肪组织相似。瘤细胞排列紧密，可见纤维性间隔将肿瘤分成大小不等的小叶。间质血管丰富，有时可伴较多的胶原纤维，也可伴黏液变性、软骨及骨化生。

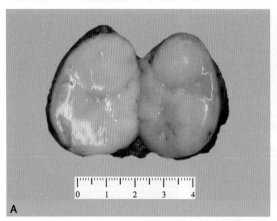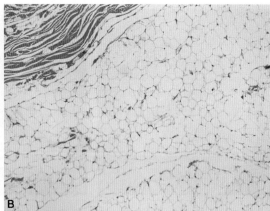

图 10-5-1 脂肪瘤病理表现

A.肿瘤有包膜，切面淡黄色，与正常脂肪组织类似；B.肿瘤由成熟的脂肪细胞构成(HE,×10)。

【影像学表现】

颌面部软组织脂肪瘤与身体其他部位的脂肪瘤相似,以单发多见。

脂肪瘤多呈圆形、椭圆形或梭形,可呈分叶状,境界清晰,大小不一,为非对称性肿块。

1. CT 表现 平扫呈均匀低密度,CT 值约−150~−50HU,增强无强化,可见病灶周围菲薄、光滑的纤维包膜及病灶内分隔。但对于直径 2cm 以下的小肿瘤 CT 诊断较困难,容易漏诊,由于部分容积效应,可呈水样或实性肿块软组织密度,有时也易误诊。

2. MRI 表现 T_1WI 呈高信号,T_2WI 呈等信号,脂肪抑制 T_1WI、脂肪抑制 T_2WI 为低信号。见本节"病例 1、2"。

【典型病例】

病例 1 患者,女,84 岁。发现左舌部肿物 3 月余。诊断为左舌脂肪瘤,MRI 表现见图 10-5-2。

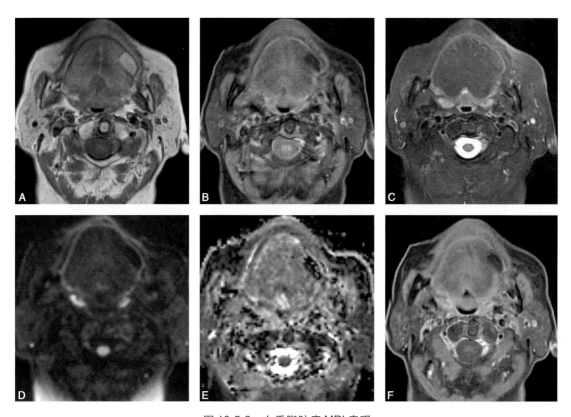

图 10-5-2 左舌脂肪瘤 MRI 表现

舌体左侧中部见一结节状异常信号,轴位 T_1WI(A)呈高信号,轴位脂肪抑制 T_1WI(B)呈低信号,轴位脂肪抑制 T_2WI(C)呈等信号,与皮下脂肪信号相似;DWI(D)呈低信号,ADC 图(E)呈低信号;脂肪抑制 T_1WI 增强(F)无强化,边界清楚。

病例 2 患者,男,56 岁。发现左颈部肿物 10 年余。诊断为左颌下区脂肪瘤,MRI 表现见图 10-5-3。

【诊断思路及诊断要点】

与脂肪瘤影像表现有关的两大主要病理特点为脂肪细胞和包膜完整,其 CT 表现为均匀的脂肪密度,MRI 表现为病灶与皮下脂肪信号相似。

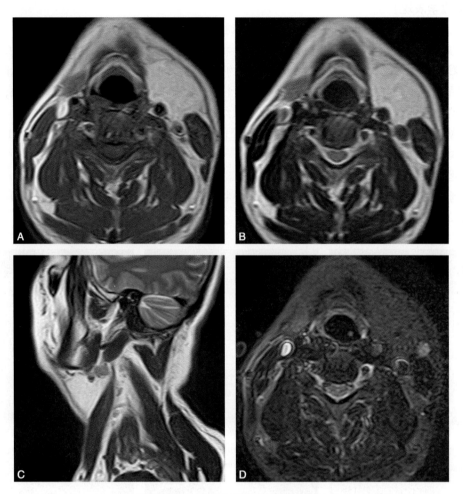

图 10-5-3 左颌下区脂肪瘤 MRI 表现

左侧下颌下角区见一不规则形异常信号,轴位 $T_1WI(A)$ 为高信号,轴位(B)及矢状位(C)T_2WI 为高信号,轴位脂肪抑制 $T_2WI(D)$ 为低信号,信号均匀,边界清楚;邻近血管及左侧胸锁乳突肌呈受压推移改变。

第六节 结节性筋膜炎

【简介】

结节性筋膜炎普遍存在于结缔组织中的一种中胚层来源的细胞。分泌前胶原、纤连蛋白和胶原酶等细胞外基质成分,伤口愈合过程中可迁移到伤口进行增殖。

结节性筋膜炎(nodular fasciitis)是一种发生于深、浅筋膜的自限性反应性成纤维细胞和/或肌成纤维细胞增生性病变。病因尚不清楚,一般认为与外伤或感染有关。本病既非真性肿瘤,亦非炎性病变,其实质是成纤维细胞和/或肌成纤维细胞增生而形成的病变。结节性筋膜炎可发生于任何年龄,多见于 20~40 岁,无性别差异。该病可发生于全身各处,尤以四肢、躯干多见,头颈部占所有病例的 7%~20%。头颈部结节性筋膜炎好发于头面部皮下组织,临床常表现为单发、快速生长的皮下结节,常有局部疼痛和触痛,病灶直径 0.5~10.0cm,一般不超过 4.0cm。

【病理基础】

1. 大体检查　肿瘤有一定界限,但无包膜,切面呈黄白或黄黄色,黏液样成分较多时可呈半透明状,胶原纤维成分较多时质地较韧图 10-6-1A。

2. 镜下表现　肿瘤有一定界限,部分病例中可见肿瘤细胞与邻近脂肪和肌肉组织穿插性生长。肿瘤细胞为条束状或交织状排列的肌成纤维细胞,呈羽毛状或培养组织样生长方式,间质多疏松或呈黏液样,常见外渗的红细胞(图 10-6-1B)。

结节性筋膜炎的肿瘤细胞弥漫性表达 SMA(图 10-6-1C),还可表达 Calponin、CD10,不表达上皮标记 AE1/AE3。结节性筋膜炎中存在 *MYH9-USP6* 融合基因,FISH 检测可见 *USP6* 基因断裂(图 10-6-1D),有助于与其他肿瘤进行鉴别诊断。

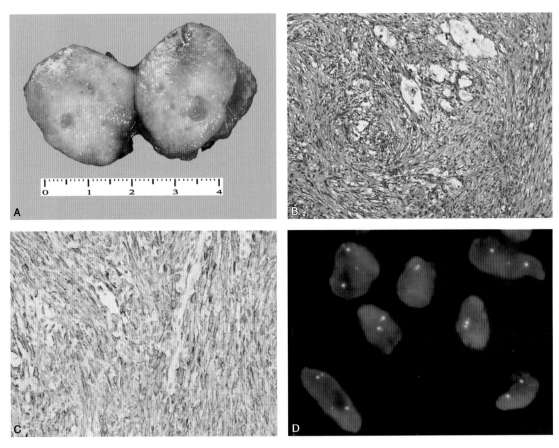

图 10-6-1　结节性筋膜炎病理表现

A. 肿块有一定界限,切面呈黄白色,伴有小的囊性变;B. 梭形肿瘤细胞排列无明显规律,间质黏液变性,伴红细胞外渗(HE,×20);C. 肿瘤细胞弥漫表达 SMA(IHC,×40);D. FISH 检测示肿瘤细胞内存在 *USP6* 基因断裂。

【影像学表现】

结节性筋膜炎起源于筋膜组织,常由浅或深筋膜向上长入皮下脂肪组织,也可向下长入骨骼肌内,或保留在深筋膜形成局部肿物。

1. CT 表现　可见紧贴筋膜生长的扁平状或椭圆形软组织密度肿块,实性多见,也可为囊性或囊实性;呈均匀的等密度,边界清,少数病变可出现侵袭性征象,如与周围肌群分界不清。CT 增强呈中度或明显强化。

2. MRI 表现　T_1WI 呈等信号,T_2WI 呈高信号,增强后病灶明显强化。"筋膜尾征"反映出病变沿筋膜生长、与周围筋膜组织相连的影像学特点。MRI 表现为病灶以宽基底与筋膜相贴,筋膜增厚并延伸至病灶外,增强后呈线状或"鼠尾状"强化。见本节"病例1、2"。

【典型病例】

病例 1　患者,男,57 岁。无意中发现右耳后肿物 1 周。诊断为结节性筋膜炎,MRI 表现见图 10-6-2。

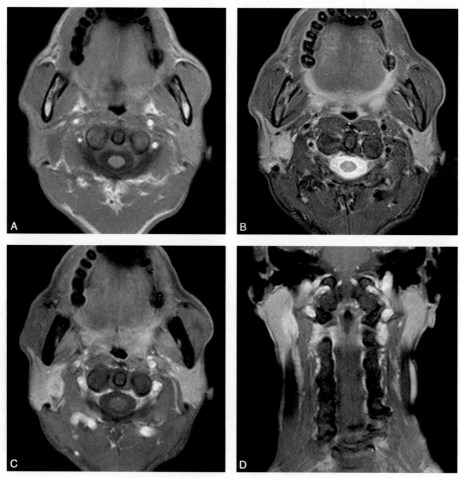

图 10-6-2　病例 1,结节性筋膜炎 MRI 表现

轴位 T_1WI(A)呈低信号,脂肪抑制 T_2WI(B)呈稍高信号,脂肪抑制 T_1WI 增强轴位(C)呈不均匀明显强化,冠状位(D)见"筋膜尾征"。

病例 2　患者,男,27 岁。发现左颌下区肿物 1 月余,快速肿大伴疼痛 20 余天。诊断为结节性筋膜炎,MRI 表现见图 10-6-3。

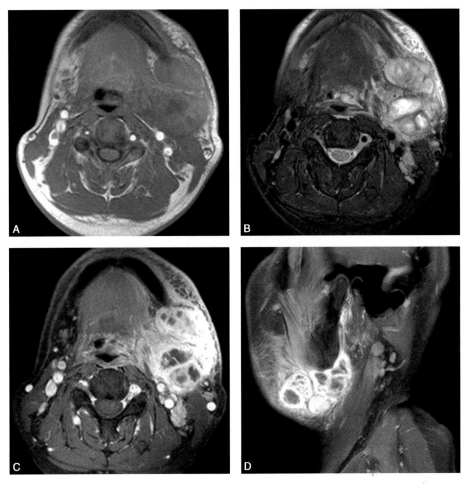

图 10-6-3 病例 2,结节性筋膜炎 MRI 表现

轴位 T_1WI(A)呈等低信号,脂肪抑制 T_2WI(B)呈高信号,信号不均;脂肪抑制 T_1WI 增强轴位(C)呈不均匀明显强化,矢状位(D)见"筋膜尾征"。

【诊断思路及诊断要点】

诊断结节性筋膜炎一般应遵循"三不诊断":体积大(直径大于 4cm)者不诊断,多发者不诊断,病史长(超过 3 个月)者不诊断。对于发病年龄轻(20~40 岁)、病变小(小于 4cm)、病程短(2~4 周)及位置浅(皮下多见)的软组织实性肿块,CT 及 MRI 出现"筋膜尾征"者应首先考虑到结节性筋膜炎可能。

第七节 颌面部软组织良性肿瘤及瘤样病变影像学诊断思路

1. 诊断思路

(1) 定位:病灶来源于颌面部间隙或软组织,注意病灶与周围结构的关系。

(2) 定性:根据病灶的位置、形态、密度/信号及增强表现进行定性诊断。对于口腔颌面部间隙多房囊样病灶,淋巴管畸形可能性大。若为境界清楚、与皮下脂肪密度/信号相似的肿块,可诊断为脂肪瘤。若软组织肿块中出现高密度钙化影,增强呈渐进性强化,应首先考虑静脉畸形。神经鞘瘤与深部神经纤维瘤较难鉴别,二者均位于神经走行区,前者以迷走神经及交感神经走行区多见,后者多分布于三叉神经及面神经走行区。神经鞘瘤典型者出现 Antoni A 区和 Antoni B 区,神经纤维瘤典型者出现"靶征",两者影像表现相似,但若表现为皮下多发结节、深部多发肿块,应先考虑神经纤维瘤。若病灶位于颈总动脉分叉处,使颈内、颈外动脉分叉角增大并且明显强化,可诊断为颈动脉体副神经节瘤,颈动脉体副神经节瘤 MRI 典型征象为"椒盐征"。若病灶位于颈静脉窝,颈静脉孔骨质"虫噬样"破坏,出现"椒盐征"并明显强化,应首先考虑颈静脉副神经节瘤。对于发病年龄轻(20~40 岁)、病变小(直径小于 4cm)、病程短(2~4 周)及位置表浅的软组织实性肿块,出现"筋膜尾征"者应首先考虑到结节性筋膜炎可能。

2. 鉴别诊断思路　淋巴管畸形应与口腔颌面部囊肿鉴别,如鳃裂囊肿、甲状舌管囊肿,后两者有特定的部位,并以单囊多见。静脉畸形应与神经源性肿瘤鉴别,除部位外,静脉畸形常出现静脉石可资鉴别,神经鞘瘤及神经纤维瘤较少见钙化,同时,静脉畸形临床表现为蓝紫色的肿物。咽旁间隙的神经鞘瘤应注意与腮腺来源的肿瘤鉴别。颈动脉鞘区神经鞘瘤应与颈动脉体副神经节瘤鉴别,神经鞘瘤可使颈内、颈外动脉间距增大,但无颈动脉体副神经节瘤明显,并且神经鞘瘤通常使颈内、颈外动脉向同一方向移位,颈动脉体副神经节瘤使颈内、颈外动脉向相反方向移位,颈动脉体副神经节瘤强化较神经鞘瘤明显。较大的结节性筋膜炎由于境界欠清,易与颌面部软组织恶性肿瘤混淆,应注意与临床病史结合,并仔细观察影像上的"筋膜尾征",可正确诊断。

报告书写规范要求

（1）描述病变部位、大小、形态、密度/信号改变、强化情况、边界、累及范围等。

（2）全面观察,由病变主体开始描述,注意周围邻近组织关系及伴发改变。注意描述邻近颌骨骨质情况、颈部淋巴结情况等。

例如:神经鞘瘤

影像描述:CT 平扫示右颈动脉鞘区一类圆形稍低密度影,CT 值为 40HU,密度均匀,境界清楚;增强动脉期、静脉期示病灶呈轻中度渐进性强化,内见小片状无强化低密度区,CT 值分别为 41~97HU、41~85HU,大小约为 3.5cm×2.8cm,右颈内、颈内外动脉分别向前外、前内移位,分叉角增大。

影像学诊断:右颈动脉鞘区占位性病变,考虑神经鞘瘤。

—— 练习题 ——

1. 名词解释

（1）椒盐征

（2）筋膜尾征

2. 选择题

（1）下列关于神经鞘瘤影像表现的叙述,错误的是

　　A. CT 可表现为低密度　　　　　　　　B. T_2WI 可表现为不均匀高信号

　　C. 增强可为不均匀强化　　　　　　　　D. 邻近骨质呈"虫噬样"破坏

　　E. 病灶内可见囊变

（2）下列有关脉管畸形表现的叙述,错误的是

A. 毛细血管畸形临床上可表现为"葡萄酒色斑"

B. 淋巴管畸形出血可出现液-液平面

C. 静脉畸形的特征是出现"流空信号"的血管影

D. 动静脉畸形内可见血栓形成

E. 婴幼儿颌面部脉管畸形发生率较高

（3）下列关于副神经节瘤的叙述，正确的是

A. 多为恶性肿瘤

B. 不能分泌肾上腺素

C. 颈动脉体副神经节瘤可包埋颈内、颈外动脉

D. 颈静脉副神经节瘤使颈静脉孔膨大，骨壁压迫吸收、边缘光整

E. 多数强化程度较轻

3. 简答题

（1）试述咽旁间隙肿瘤与腮腺深叶肿瘤的影像学鉴别要点。

（2）试述颈动脉鞘区神经鞘瘤与颈动脉体副神经节瘤的鉴别诊断。

选择题答案：（1）D　（2）C　（3）C

（江冰清　张春叶　曹代荣）

═════ 推荐阅读资料 ═════

［1］王坚,朱雄增. 软组织肿瘤病理学. 2 版. 北京:人民卫生出版社,2017:210-386,1017-1124.

［2］李江,田臻. 口腔颌面肿瘤病理学. 上海:上海世界图书出版公司,2013:70-129.

［3］NEVILLE BW,DAMM DD,ALLEN CM,et al. 口腔颌面病理学. 3 版. 李江,译. 北京:人民卫生出版社,2013:447-506.

［4］CASTELIJNS J A. Diagnostic radiology of head and neck oncology. Curr Opin Oncol,1991,3(3):512-518.

［5］BOOTZ F,GRESCHUS S,VAN BREMEN T. Diagnosis and treatment of parapharyngeal space tumors. HNO,2016,64(11):815-821.

［6］Gutmann D,Ferner R,Listernick R,et al. Neurofibromatosis type 1. Nat Rev Dis Primers,2017,3:17004.

［7］HASSELL D S,BANCROFT L W,KRANSDORF M J,et al. Imaging appearance of diffuse neurofibroma. AJR Am J Roentgenol,2008,190(3):582-588.

［8］WOOLEN S,GEMMETE J J. Paragangliomas of the head and neck. Neuroimaging Clin N Am,2016,26(2):259-278.

［9］SADICK M,MÜLLER-WILLE R,WILDGRUBER M,et al. Vascular anomalies (Part Ⅰ):classification and diagnostics of vascular anomalies. RoFo,2018,190(9):825-835.

［10］NAVARRO O M. Magnetic resonance imaging of pediatric soft-tissue vascular anomalies. Pediatr Radiol,2016,46(6):891-901.

第十一章

颌面部软组织中间型肿瘤影像学诊断和病理基础

第一节　孤立性纤维性肿瘤

【简介】

WHO（2013）软组织肿瘤分类将孤立性纤维瘤（solitary fibrous tumor，SFT）定义为一种少见的梭形细胞间叶肿瘤，可能来源于成纤维细胞，常表现为明显的血管外皮瘤样结构。发病部位广泛，好发于胸膜（约50%），也可发生于肺、脑膜、腹膜腔、四肢、盆腔等部位，头颈部SFT罕见。该病发病年龄约20~70岁，平均约50岁，男女发病率无明显差异。临床症状和发病部位有关。头颈部SFT一般表现为局部缓慢生长的无痛性包块。该肿瘤以手术切除为主要治疗手段。多数SFT呈良性过程，但属于中间型肿瘤，10%~30%呈恶性，可局部复发、扩散及远处转移，术前影像学的准确诊断、定位对于手术方案的制订具有重要意义。

【病理基础】

1. **大体检查**　肿瘤呈类圆形或圆形，界限较清，可被覆假包膜，切面呈灰白色，质韧，可呈编织状。

2. **镜下表现**　肿瘤界限较清（图11-1-1A），由短梭形至长梭形的肿瘤细胞排列成无结构样、杂乱状、席纹状、条束状、鱼骨样、血管外皮瘤样及栅栏状。瘤细胞间含有粗细不等、形状不一的胶原纤维，可呈瘢痕样、石棉样。血管丰富，呈分支状或"鹿角状"排列（图11-1-1B）。当肿瘤细胞表现为密度增加、异型明显、核分裂易见，并有出血、坏死时，称为非典型性和恶性孤立性纤维性肿瘤。

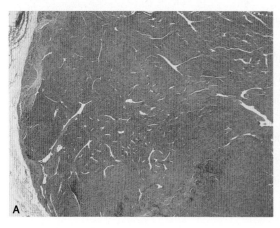
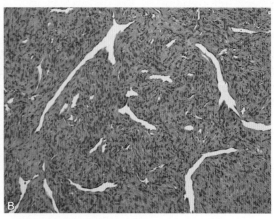

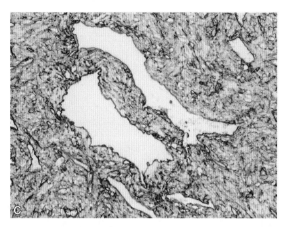
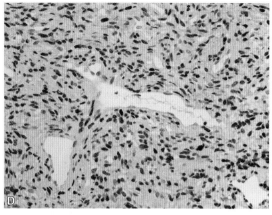

图 11-1-1　孤立性纤维瘤病理表现

A.肿瘤与周围组织界限清楚(HE,×4);B.肿瘤细胞呈短梭形,排列杂乱,间质富血管,部分血管分支呈"鹿角状"(HE,×20);C.肿瘤细胞表达 CD34(IHC,×40);D.肿瘤细胞表达 STAT6(IHC,×40)。

肿瘤细胞表达 Vimtenin、CD34(图 11-1-1C)、Bcl-2、CD99、STAT6(图 11-1-1D),灶性或弱阳性表达肌源性标记 SMA、Desmin。

【影像学表现】

CT 表现:平扫一般呈等密度,钙化少见,增强后强化方式与病灶内部成分有关,呈明显均匀或不均匀强化。

MRI 表现:T_1WI 以等信号为主,T_2WI 的等或稍高信号中夹杂条片状低信号,是多数 SFT 的 MRI 表现,强化多表现为不均匀或欠均匀明显强化,ADC 值一般高于 $1.0×10^{-3}mm^2/s$,TIC 呈速升平台型。

【典型病例】

病例　患者,女,50 岁。发现右咽部肿块 6 月余。诊断为 SFT,CT 和 MRI 表现见图 11-1-2。

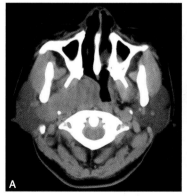
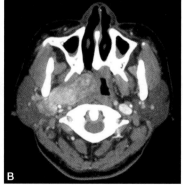
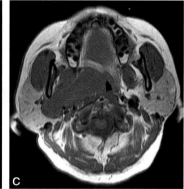

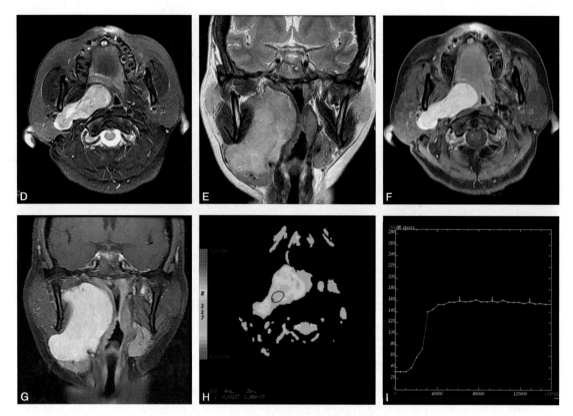

图 11-1-2　孤立性纤维瘤 CT 和 MRI 表现

CT 平扫轴位(A)示右侧咽旁长椭圆形软组织肿块,边界清楚,CT 值约 12~42HU;增强 CT 轴位(B)呈明显不均匀强化,CT 值约 76~150HU;MR T_1WI(C)呈等信号,脂肪抑制 T_2WI 轴位(D)、冠状位(E)呈明显高信号,其内可见条状低信号,增强轴位(F)、冠状位(G)示病灶明显强化,ADC 值(H)约 $1.37\times10^{-3}mm^2/s$,TIC(I)呈速升平台型。

【诊断思路及诊断要点】

SFT 的 CT 平扫一般呈等密度,增强后呈明显均匀或不均匀强化。MRI 上 T_1WI 以等信号为主,T_2WI 呈等或稍高信号并夹杂条片状低信号,强化多表现为不均匀或欠均匀明显强化,ADC 值一般高于 $1.0\times10^{-3}mm^2/s$,TIC 呈速升平台型。

第二节　侵袭性纤维瘤病

【简介】

侵袭性纤维瘤病(aggressive fibromatosis,AF)又称韧带样型纤维瘤病、韧带样肿瘤、肌肉腱膜纤维瘤病。2013 年 WHO 将其归类为成纤维细胞/肌成纤维细胞性肿瘤中的具有局部侵袭性的中间性肿瘤。该病为起源于深部软组织的成纤维细胞克隆性增生性病变,主要见于肌肉内结缔组织及其被覆的筋膜或腱膜,常向邻近肌肉组织或脂肪组织浸润生长,通常手术切除后容易复发。AF 较少见,每年每百万人中有 2~4 人发病,占软组织肿瘤的 3%,占所有肿瘤的0.03%,发生于头颈部的 AF 约占全身 AF 的 5%~9%,多见于儿童或青少年,也可偶见于中年人。

【病理基础】

1. 大体检查　肿瘤呈类圆形或不规则形，界限多不清，切面呈灰白色，质韧（图11-2-1A）。

2. 镜下表现　肿瘤界限不清，主要由增生的成纤维细胞和肌成纤维细胞及多少不等的胶原纤维组成。肿瘤细胞呈条束状排列，也可排列成波浪状、交织状、席纹状，细胞无明显异型（图11-2-1B），核分裂罕见，可浸润邻近的横纹肌组织（图11-2-1C）和脂肪组织。间质为含量不等的胶原纤维，可出现黏液样变性，胶原成分明显时，呈瘢痕样。

肿瘤细胞不同程度地表达肌源性标记，包括 SMA、MSA、Des，不表达 CD34、S-100，病变位于深部软组织者，β-catenin 表达定位于细胞核（图11-2-1D），具有一定的鉴别诊断价值。

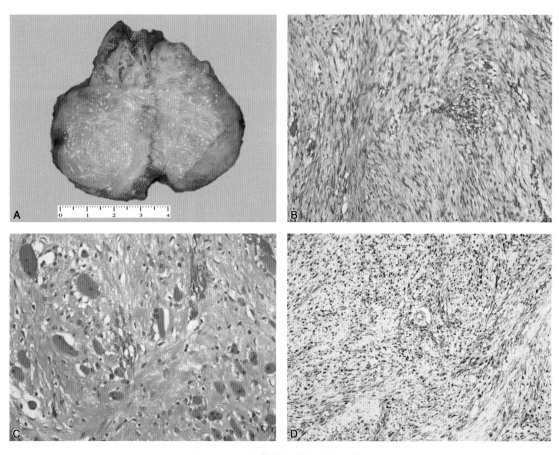

图 11-2-1　侵袭性纤维瘤病病理表现

A. 肿瘤无包膜，切面呈灰白、灰黄色，部分区域呈编织状；B. 肿瘤细胞排列呈条束状，无明显异型（HE，×20）；C. 病变累及横纹肌组织（HE，×40）；D. β-catenin 表达定位于细胞核（IHC，×40）。

【影像学表现】

CT 多表现为边界较清楚的肿块，呈等密度或略高密度，增强后病灶多呈轻度到中度强化，坏死和钙化极少见。

MRI 多表现为 T_1WI 等信号、T_2WI 高信号，病灶整体信号较均匀，瘤内见特征性的低 T_1WI 及 T_2WI 信号的胶原纤维成分，对诊断具有一定提示作用，MRI 增强后多呈不均匀明显强化。AF 的 ADC 值一般高于其他软组织肉瘤。

【典型病例】

病例 患者,女,34岁。右咽部不适3月余。诊断为AF,CT和MRI表现见图11-2-2。

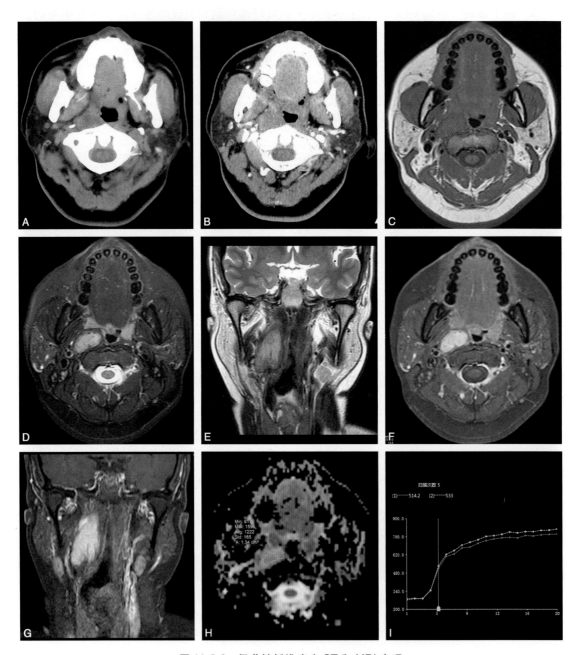

图11-2-2 侵袭性纤维瘤病CT和MRI表现

CT示右侧咽后间隙软组织肿块影,平扫(A)CT值约56HU,增强(B)CT值约91HU,密度欠均匀,右侧
颈动脉鞘区血管向前外移位,邻近骨质未见破坏;MRI示右侧咽后间隙见一类椭圆形异常信号灶,境
界清楚,T₁WI(C)呈等信号,T₂WI(D、E)呈高信号,其内见少许点、条状低信号,增强(F、G)明显强化,
信号较均匀,ADC值(H)约$1.22×10^{-3}mm^2/s$,TIC(I)呈速升平台型。

【诊断思路及诊断要点】

AF 的影像学表现与构成成分(如胶原纤维及黏液等成分)有关,瘤内见特征性的 T_1WI 及 T_2WI 低信号的胶原纤维成分对诊断具有一定提示作用,MRI 增强后多呈不均匀明显强化,ADC 值一般高于其他软组织肉瘤。

第三节　炎性肌成纤维细胞瘤

【简介】

Brunn 于 1939 年首先描述了发生在肺部的类似炎性肌成纤维细胞瘤(inflammatory myofibroblastic tumor,IMT)的病例,并认为是一种特殊的炎症性病变。长期以来,对该病究竟是否为肿瘤一直存在争议,因此也产生了诸多不同的名称,如浆细胞肉芽肿、炎性肌纤维组织增生等。随着分子生物学的进展,发现 IMT 中存在 ALK 等融合基因,由此明确 IMT 是真性肿瘤。2013 年最新版 WHO 软组织肿瘤分类将其定义为由肌成纤维细胞和梭形成纤维细胞组成的肿瘤,伴浆细胞、淋巴细胞和/或嗜酸性粒细胞的炎症浸润,主要见于软组织和内脏,将其归类为成纤维细胞/肌成纤维细胞肿瘤。头颈部是肺以外 IMT 的好发部位,占全身 IMT 的 5%,占肺外 IMT 的 14%~18%。头颈部 IMT 好发于眼眶、喉、口腔、扁桃体、咽旁间隙、甲状腺、腮腺、泪腺等。IMT 可发生于任何年龄,最常见于儿童和青年,男性略多,男女比例约 1.3 : 1.0。

【病理基础】

1. **大体检查**　肿瘤呈结节状或分叶状,界限不清,切面呈灰白或灰黄色,质韧,伴有黏液变性者局灶可呈半透明状。

2. **镜下表现**　肿瘤界限不清,由排列成旋涡状或束状的成纤维细胞和肌成纤维细胞组成,间质内伴有大量的炎性细胞(包括淋巴细胞、浆细胞、嗜酸性粒细胞、中性粒细胞)浸润(图 11-3-1A、图 11-3-1B),还可见组织细胞。根据肿瘤细胞的数量和间质特点,可分为 3 种基本的组织学图像,包括间质黏液水肿样的结节性筋膜炎样型,肿瘤细胞丰富、可见组织细胞样细胞的纤维组织细胞瘤样型,以及瘤细胞稀疏、间质伴不同程度胶原化的纤维瘤病样型。

肿瘤细胞表达 Vimtenin,不同程度地表达肌源性标记,包括 SMA、MSA、Des,约 50% 的病例表达 ALK(图 11-3-1C),33% 的病例表达 CKpan。发生于儿童和青少年的 IMT 发生 ALK 基因与多种基因的重排,头颈部者 CLTC-ALK 基因重排多见,FISH 检测可见 ALK 基因断裂(图 11-3-1D)。少数病例也可有 ROS1-PDGFRβ 融合基因和 ETV6-NTRK3 融合基因。

【影像学表现】

IMT 的影像学表现缺乏特异性,无论是 CT 还是 MRI 都难以与炎症相鉴别。CT 主要表现为密度不均匀的软组织肿块,少见坏死和钙化灶,增强明显强化。MRI 可反映 IMT 内部的组织情况,显示病灶与周围组织结构的关系。MRI 多表现为边界不清、形态不规则的软组织肿块,有侵犯邻近肌肉或伴骨质破坏等征象;T_1WI 呈等信号或稍低混杂信号、T_2WI 呈低信号有一定提示意义;由于 IMT 含有大量肌成纤维细胞,该细胞 T_2WI 呈低信号。IMT 为富血供肿瘤,内有大量血管网,故 MRI 增强明显强化。少数病例可出现神经孔道的侵犯。

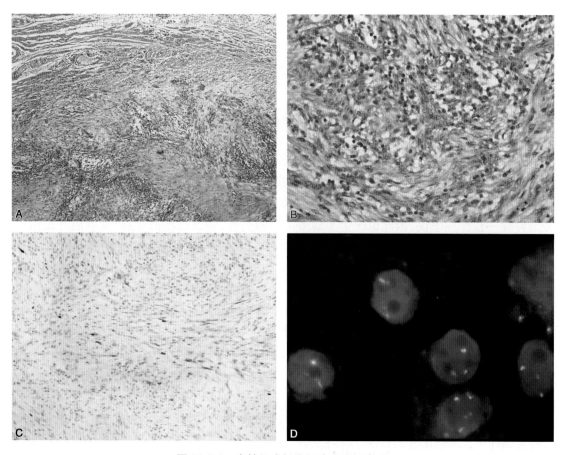

图 11-3-1　炎性肌成纤维细胞瘤病理表现

A.病变与周围组织无明显界限,累及横纹肌(HE,×10);B.梭形肿瘤细胞间可见淋巴细胞、浆细胞浸润(HE,×40);C.部分肿瘤细胞表达 ALK-1(IHC,×20);D.FISH 检测示肿瘤细胞中 *ALK-1* 基因断裂。

【典型病例】

病例　患者,女,53 岁。张口受限 4 月余。诊断为 IMT,CT 和 MRI 表现见图 11-3-2。

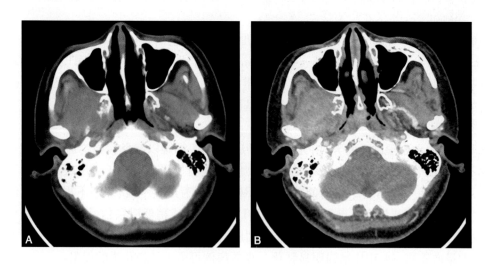

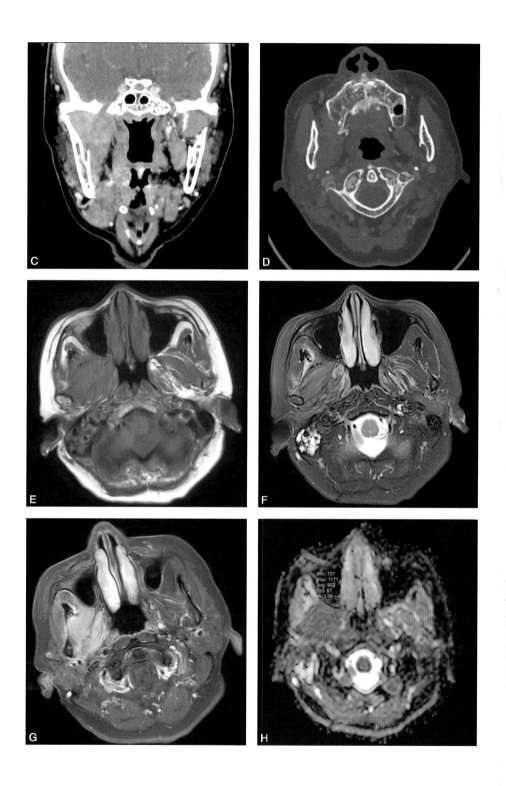

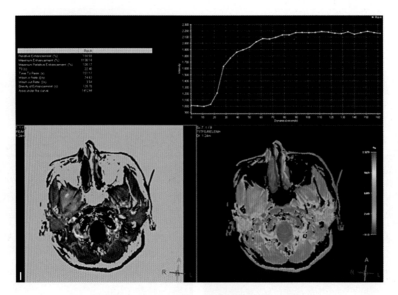

图 11-3-2　炎性肌成纤维细胞瘤 CT 和 MRI 表现

CT 平扫（A）示右侧翼内肌、翼外肌区软组织增厚，脂肪间隙消失，增强（B）呈明显不均匀强化，冠状位（C）可见右侧颅底卵圆孔增宽，CT 骨窗（D）显示右侧上颌后牙区牙槽骨及翼板骨质吸收破坏；MRI 示病灶形态不规则，T_1WI（E）及 T_2WI（F）以等信号为主，增强（G）明显强化，可见卵圆孔区及颅内强化，ADC 值（H）约 $0.9×10^{-3} mm^2/s$，TIC（I）呈速升平台型。

【诊断思路及诊断要点】

IMT 在 CT 主要表现为形态不规则的软组织密度影，增强呈中等或明显强化，可破坏颌面部骨质结构。MRI 多表现为边界不清、形态不规则的软组织肿块，T_1WI 呈等信号或稍低混杂信号；T_2WI 信号多变，若表现为低信号，则提示病灶含有大量肌成纤维细胞。少数病例可出现神经孔道的侵犯。

第四节　低度恶性肌成纤维细胞肉瘤

【简介】

低度恶性肌成纤维细胞肉瘤（low-grade myofibroblastic sarcoma，LGMS）是一种少见的间叶组织肿瘤，2013 年 WHO 将 LGMS 作为一种独立的类型，与 IMT 归入中间性（偶有转移）成纤维细胞/肌成纤维细胞肿瘤。LGMS 主要发生于成人，儿童罕见，男性略多见，发病部位以四肢和头颈部多见，尤其多见于舌和口腔其他部位。无痛性、渐进性生长是 LGMS 的临床特征之一，多数肿瘤界限欠清楚，肿瘤沿结缔组织间隔呈不规则浸润。

【病理基础】

1. **大体检查**　肿瘤质地较硬，界限不清，切面呈灰白色、纤维样。

2. **镜下表现**　肿瘤界限不清，常弥漫浸润至周围横纹肌及脂肪组织。肿瘤细胞呈梭形，细胞量中等，排列呈束状，有时可呈鱼骨状，细胞可有程度不等的异型性，核分裂可见（图 11-4-1A）；间质内可见数量较多的薄壁小血管，少数病例可见少量慢性炎症细胞浸润，也可呈黏液样或伴出血。

肿瘤细胞表达 Vimentin，不同程度表达 SMA（图 11-4-1B）和 Des，不表达上皮性标记。

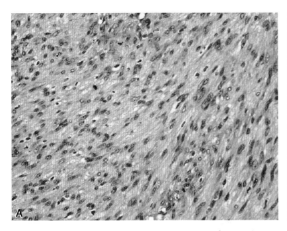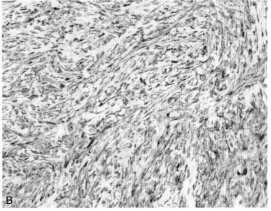

图 11-4-1　低度恶性肌成纤维细胞肉瘤病理表现

A. 肿瘤细胞呈梭形,排列呈条束状,有异型性,可见核分裂(HE,×40);B. 肿瘤细胞弥漫表达 SMA(IHC,×40)。

【影像学表现】

LGMS 多呈分叶状或不规则形软组织肿块,边界不清,病灶无包膜,多呈浸润性生长,易侵犯邻近脂肪、纤维或肌肉组织、骨组织及神经组织。CT 主要表现为密度不均匀的肿块,可侵犯周围骨质结构。MR T_1WI 多呈等信号,T_2WI 多呈稍高信号,少数呈高信号或等、稍低信号,信号多不均匀,增强呈中度-明显强化,与肿瘤内丰富的薄壁血管有关,液化坏死可见,钙化及出血少见。

【典型病例】

病例　患者,男,60 岁。发现左侧颞部肿胀不适 3 月余。诊断为 LGMS,CT 和 MRI 表现见图 11-4-2。

【诊断思路及诊断要点】

LGMS 与 IMT 及其他软组织恶性肿瘤鉴别较困难,CT 及 MRI 有助于明确病灶范围,ADC 值及 TIC 有助于判断病灶良恶性。

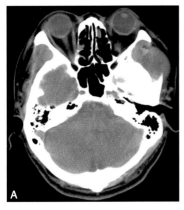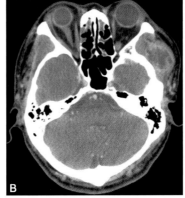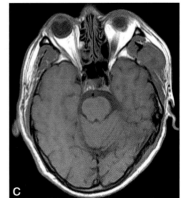

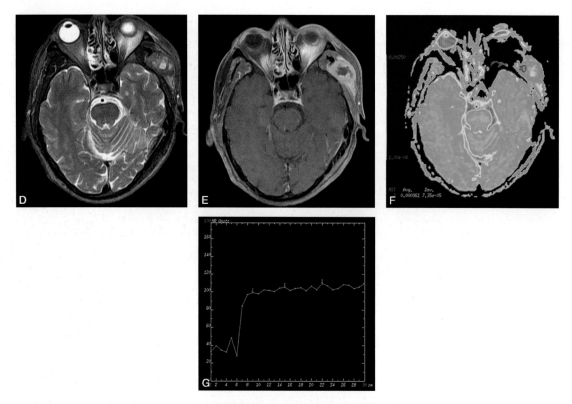

图 11-4-2　低度恶性肌成纤维细胞肉瘤 CT 和 MRI 表现

CT 平扫(A)示左侧颞部软组织肿块影,密度不均匀,境界欠清楚,增强(B)明显不均匀强化,内见明显液化坏死,邻近颞骨未见明显破坏。MRI 示左侧颞部团块状异常信号,边界清,$T_1WI(C)$呈等低信号,脂肪抑制$T_2WI(D)$呈等高信号,增强(E)明显不均匀强化,ADC 值(F)约 $0.96×10^{-3}mm^2/s$,TIC(G)呈速升平台型。

第五节　隆凸性皮肤纤维肉瘤

【简介】

隆凸性皮肤纤维肉瘤(dermatofibrosarcoma protuberans,DFSP)是真皮和皮下间叶性肿瘤,于1890 年首次报道,1925 年 Hoffman 将其命名为 DFSP。新的 WHO 肿瘤分类认为 DFSP 是表浅的低度恶性肿瘤。常发生于躯干、四肢近端、头颈部皮肤及皮下组织。DFSP 是起源于真皮纤维组织并延伸至皮下组织的局部低度恶性肿瘤,可浸润真皮层、皮下组织及肌肉,组织学上将其分为经典型 DFSP 和其他各种亚型 DFSP。根据 DFSP 瘤细胞的形态特征及是否含有一些特殊细胞,将其分为黏液型、色素型、纤维肉瘤型及萎缩型等多种亚型。DFSP 临床不少见,约占软组织肉瘤的 1.0%~1.8%,占全部恶性肿瘤的 0.1% 以上;可发生于任何年龄,最常见于青壮年,发病高峰年龄为 20~40 岁,男性发病率高于女性。本病最常见的临床表现为缓慢生长的无痛性结节或包块,质地多较坚实。DFSP 浸润能力低,虽然术后复发率高,但较少引起转移及患者死亡。

【病理基础】

1. **大体检查**　肿瘤位于真皮或皮下,表现为界限不清的结节状肿块,质地坚韧、灰白,发生黏液变性时可呈胶冻状。复发病变可表现为多灶性。

2. **镜下表现**　肿瘤位于真皮和皮下,与表皮间多有一条狭窄的无细胞带,界限不清,由弥漫浸润性生长的短梭形细胞构成。肿瘤中心区域瘤细胞可呈特征性席纹状排列,而在肿瘤的浅表和周边区域,瘤细胞纤细,呈不规则的条束状排列,细胞异型不明显,但可见核分裂。肿瘤浸润至脂肪组织时常沿小叶间隔浸润而形成特征性的蜂窝状(图 11-5-1A、图 11-5-1B)、蕾丝样或板层状浸润图像。肿瘤内血管较丰富。对于 5%～10% 的病例,部分区域瘤细胞异型明显,核分裂增多,失去典型的席纹状排列,代之以条束状或鱼骨状排列,类似于纤维肉瘤,称为纤维肉瘤型,该型预后较差。

肿瘤细胞表达 Vimtenin、CD34(图 11-5-1C)。不表达上皮性标记、S-100、Des、SMA。85% 的病例存在 *COL1A1-PDGFB* 融合性基因,可用 FISH 检测(图 11-5-1D),以此与其他肿瘤鉴别。

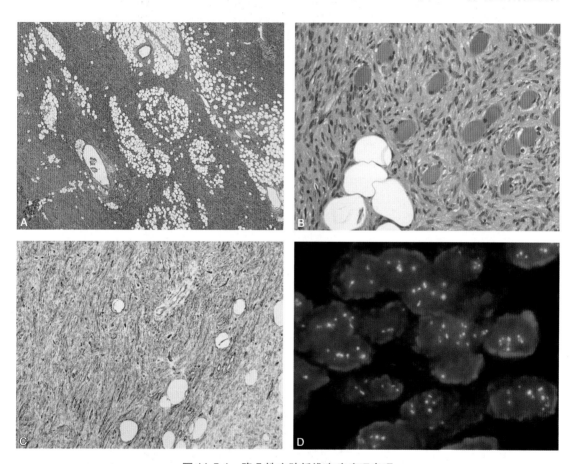

图 11-5-1　隆凸性皮肤纤维肉瘤病理表现

A. 肿瘤细胞位于皮下,在脂肪组织间呈蜂窝状浸润性生长(HE,×4);B. 肿瘤细胞无明显异型,侵犯脂肪和横纹肌(HE,×40);C. 肿瘤细胞表达 CD34(IHC,×20);D. 融合探针 FISH 检测示肿瘤细胞存在 *COL1A1-PDGFB* 基因融合。

【影像学表现】

DFSP 在 CT 表现为与皮肤关系密切的软组织结节或肿块,形态较规则,呈类圆形,边界清晰,平扫呈等或稍低密度,增强后呈中度至明显强化,强化均匀或不均匀。MRI 具有良好的软组织分辨率,可清晰显示病变的范围及组织成分,为病变的定性诊断提供依据;T_1WI 呈较均匀的等或稍低信号,T_2WI 呈稍高或高信号,脂肪抑制序列多呈不均匀高信号,内可见条片状低信号区,增强表现与 CT 类似,出现"皮肤尾征"有一定提示意义。该病变虽为低度恶性肿瘤,但 ADC 值偏高,TIC 多为持续上升型。

【典型病例】

病例 患者,男,45 岁。发现左上颌颊部肿物 10 年余。诊断为 DFSP,CT 和 MRI 表现见图 11-5-2。

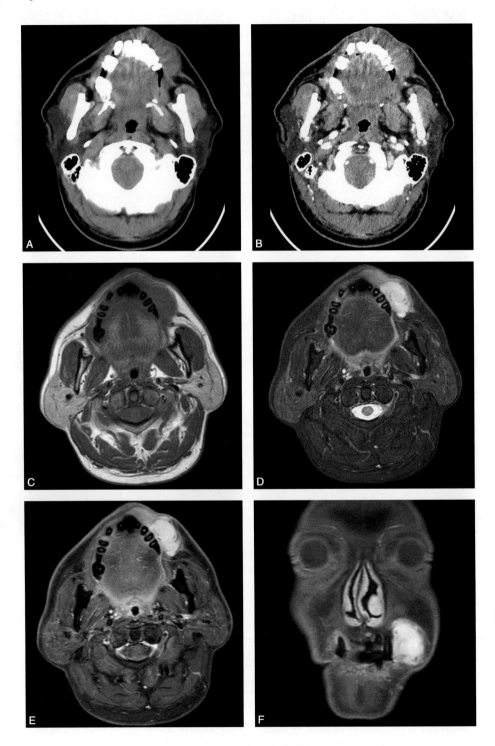

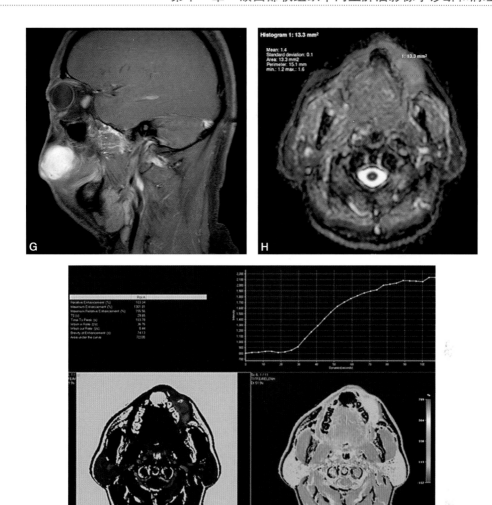

图 11-5-2 隆凸性皮肤纤维肉瘤 CT 和 MRI 表现

CT 平扫(A)示左侧上颌颊部见软组织增厚,境界不清,密度欠均匀,增强(B)呈中度强化,邻近颌骨未见明显破坏。MRI 示左侧上颌软组织肿块,$T_1WI(C)$呈等信号,脂肪抑制 T_2WI(D)呈高信号,内见少许流空血管,增强(E~G)呈明显均匀强化,ADC 值(H)约 1.4×$10^{-3}mm^2/s$,TIC(I)呈持续上升型。

【诊断思路及诊断要点】

DFSP 为与皮肤关系密切的软组织结节或肿块,多呈圆形或类圆形,CT 扫描中病灶多呈中等稍低均匀密度,MRI 上 T_1WI 呈等信号,T_2WI 呈高信号,部分可见"皮肤尾征"或与颈深筋膜关系密切,需要注意的是,MR 功能成像 ADC 值较高,TIC 呈持续上升型。

第六节 颌面部软组织中间型肿瘤的影像学诊断思路

1. 诊断思路

(1)定位:颌面部软组织中间型肿瘤可发生于口腔颌面部任何部位。

(2)定性:颌面部软组织中间型肿瘤从形态学上来说,一般境界较清楚,信号/密度可均匀或不均匀,增强后强化程度不一,部分肿瘤如 IMT,可引起邻近骨质破坏或增生等改变。MR 功能成像有助于鉴别诊断和判断良恶性,但 DFSP 是低度恶性肿瘤,MR 功能成像一般呈良性表现。

2. 鉴别诊断思路 颌面部中间型软组织肿瘤可发生于任何部位,需结合影像图像仔细分析其具体发病部位。病变如发生于唾液腺,则需要与腺源性肿瘤鉴别,发生较表浅的病变则需要与上皮来源的肿瘤鉴别,发生于咀嚼肌间隙的病变则需要与唾液腺肿瘤及神经源性肿瘤等相鉴别。

> **报告书写规范要求**
>
> (1) 描述病变部位、大小、形态、边界、累及范围等。
>
> (2) 全面观察,由病变主体开始描述,注意与周围邻近组织关系及伴发改变。尤其邻近颌骨骨质、颅底结构的情况、颈部淋巴结情况等。
>
> 例如:孤立性纤维瘤
>
> 影像描述:右侧咽旁间隙见软组织肿块影,大小约 2.3cm×3.0cm×3.2cm,T_1WI 呈等信号,T_2WI 呈高信号,其内见条状低信号,增强后明显不均匀强化。DWI 呈稍高信号,ADC 值约 $1.2×10^{-3}$mm^2/s,TIC 呈速升平台型。邻近颌骨及颅底骨质未见明显异常。双侧颈部未见明显肿大淋巴结。
>
> 影像学诊断:右侧咽旁间隙占位:孤立性纤维瘤可能。

═══════ **练习题** ═══════

1. 名词解释

孤立性纤维瘤

2. 选择题

(1) 隆凸性皮肤纤维肉瘤的动态增强 MRI 特点是

    A. 无明显强化型   B. 速升速降型   C. 速升平台型

    D. 持续上升型   E. 以上均可

(2) 孤立性纤维瘤的典型 CT 表现为

    A. 轻度强化   B. 中度强化   C. 不强化

    D. 明显强化   E. 以上均可

3. 简答题

试述孤立性纤维瘤与隆凸性皮肤纤维肉瘤的影像学鉴别诊断要点。

选择题答案:(1) D   (2) D

(姜梦达 张春叶 陶晓峰)

═══════ 推荐阅读资料 ═══════

[1] 冷银萍,昌兴菊,胡梦青,等.头颈部孤立性纤维瘤的影像学表现及误诊分析.实用放射学杂志,2018,34(10):1502-1505,1525.

［2］卢超,徐胜,张国庆.头颈部炎性肌纤维母细胞瘤的影像学表现.中国中西医结合影像学杂志,2015,13(6):681-683.

［3］史凤霞,李红玲,刘建滨,等.隆突性皮肤纤维肉瘤的影像学表现及临床病理分析.中国医学影像学杂志,2018,26(8):636-640.

［4］王坚,朱雄增.软组织肿瘤病理学.2 版.北京:人民卫生出版社,2017:210-386,1017-1124.

［5］李江,田臻.口腔颌面肿瘤病理学.2 版.上海:上海世界图书出版公司,2013:70-129.

［6］NEVILLE BW,DAMM DD,ALLEN CM,et al.口腔颌面病理学.3 版.李江,译.北京:人民卫生出版社,2013:447-506.

第十二章

口腔黏膜上皮来源恶性肿瘤影像学诊断和病理基础

第一节 舌 癌

【简介】

舌癌（carcinoma of tongue）是舌部病变中最常见疾病，起源于黏膜层的上皮性肿瘤，鳞状细胞癌中居首位。男女比例为 10∶1，好发于 50~80 岁人群，中位年龄约 52 岁，有年轻化趋势。舌癌病理类型还包括腺样囊性癌、黏液表皮样癌，均起源于小唾液腺。腺样囊性癌为一种基底细胞样肿瘤，由上皮细胞及肌上皮细胞组成，占所有唾液腺肿瘤的 10%，最常见于硬腭的小腺体，其次见于舌根部，舌体罕见，组织病理类型分为管型、筛孔型及实体型，三型细胞成分逐渐增加，预后逐渐变差。舌癌常发生于舌体者约占 75%，以舌中 1/3 舌侧缘最常见，约占所有舌癌的 23%，此外，舌癌也可发生在舌根部，预后较前者差，淋巴结转移更常见，更易侵犯深部舌肌及邻近结构，如舌动脉和神经。临床症状常见有舌疼痛、溃疡或意外发现口腔肿物，但舌根部舌癌常无症状。

【病理基础】

1. 大体检查 肿块表面呈溃疡状或呈外生性，部分可见周边黏膜表面灰白，呈白斑样改变，肿块较大时表面可附坏死物，伴恶臭，剖面可见肿瘤界限不清，呈灰白色，浸润横纹肌组织（图 12-1-1A）。

2. 镜下病理 口腔黏膜各部位鳞状细胞癌表现有一定共性，经典型鳞状细胞癌镜下见鳞状分化的肿瘤细胞排列成大小不等的上皮团或条索，浸润至上皮固有层及黏膜下层。根据肿瘤细胞的角化程度、细胞及细胞核的异型程度及核分裂的多少，将口腔鳞状细胞癌分为高分化（Ⅰ级）、中分化（Ⅱ级）、低分化（Ⅲ级）三个级别（图 12-1-1B~图 12-1-1D）。多数口腔黏膜鳞状细胞癌为高分化或中分化。肿瘤间质为伴有肌成纤维细胞增生的肿瘤性间质，血管增生，同时有多少不等的淋巴细胞、浆细胞、巨噬细胞、嗜酸性粒细胞浸润。

除经典型鳞状细胞癌外，口腔黏膜鳞状细胞癌尚有其他组织学亚型，包括基底样鳞状细胞癌、梭形细胞鳞状细胞癌、腺鳞癌、穿掘性癌、疣状癌、淋巴上皮癌、乳头状鳞状细胞癌、棘层松解型鳞状细胞癌。穿掘性癌、疣状癌、乳头状鳞状细胞癌预后较经典型鳞状细胞癌好，其余亚型均与经典型者类似或较经典型者预后差。

口腔黏膜鳞状细胞癌表达上皮性标记包括 CKpan、CKH、EMA、CK5/6，同时表达 P63、P40，分化较好者不表达间叶性标记 Vimtenin，分化差者可不同程度表达 Vimtenin。

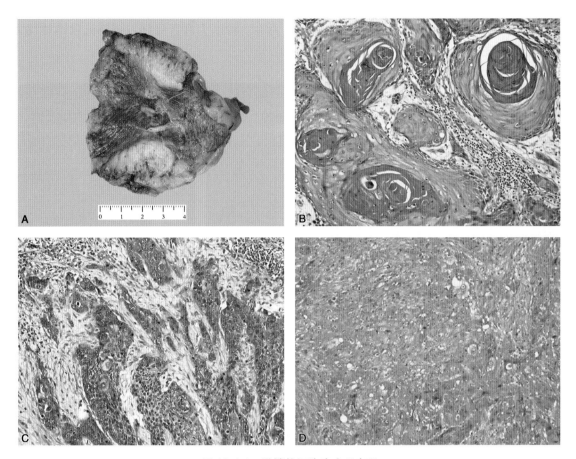

图 12-1-1　舌鳞状细胞癌病理表现

A. 肿块表面呈溃疡状,切面灰白,界限不清,浸润横纹肌组织;B. 高分化鳞状细胞癌示肿瘤细胞团分化好,中央见明显角化(HE,×20);C. 中分化鳞状细胞癌示部分肿瘤细胞团伴明显鳞化,细胞有异型,可见核分裂(HE,×20) D. 低分化鳞状细胞癌示肿瘤细胞分化差,部分细胞核呈泡状核,细胞异型明显,核分裂多见(HE,×20)。

【影像学表现】

舌癌以舌中 1/3 舌侧缘多见,呈条片状、圆形及不规则形,边界不清。

1. CT 表现　由于颌骨的射束硬化伪影、金属假牙伪影及 CT 软组织分辨率低,舌癌病变常显示不清。平扫多呈等密度,少数呈低密度,因病灶常发生坏死、囊变,密度常不均,增强可见不均匀中度环形强化。CT 显示邻近骨皮质破坏较 MRI 清楚,表现为骨皮质中断;骨髓腔破坏表现为脂肪低密度被高密度病灶所取代。

2. MRI 表现　T_1WI 呈低或混杂低信号,T_2WI 呈高信号,脂肪抑制 T_2WI 表现为高信号或混杂高信号;DWI 呈高信号,ADC 图呈低信号。增强后不均匀强化,程度不一,以中度或重度强化为主(见本节"病例 1"),肿瘤较大时可出现无强化的低信号坏死区。侵犯邻近骨质时,以 T_1WI 表现为相应部位肿胀,骨质疏松,骨皮质低信号消失,高信号的正常骨髓组织被中等信号的肿瘤组织取代,增强后出现强化。舌外肌受累时其正常形态变形/消失,周围环绕以病灶,增强可见强化。可伴颈部淋巴结转移,转移淋巴结可坏死而呈不均匀强化(见本节"病例1、2")。

【典型病例】

病例 1　患者,女,50 岁。发现右舌肿物 3 月余。诊断为右舌癌伴右颈部淋巴结转移,MRI 表现见图 12-1-2。

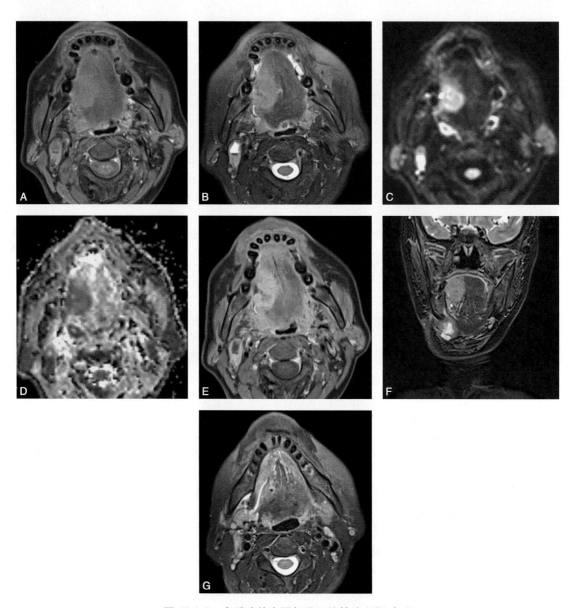

图 12-1-2　右舌癌伴右颈部淋巴结转移 MRI 表现

舌体右侧中后部见一不规则形异常软组织影,轴位脂肪抑制 T_1WI(A)呈等信号,轴位脂肪抑制 T_2WI(B)呈高信号,DWI(C)呈高信号,ADC 图(D)呈低信号,脂肪抑制 T_1WI 增强(E)呈不均匀明显强化,边界不清;右颈部 Ⅱ 区见一转移淋巴结,呈不均匀强化,内见无强化坏死区;T_2WI 冠状位(F)示右颈部 Ⅰb 区见一稍高信号肿大淋巴结,内见更高信号坏死区;T_2WI 轴位(G)肿块下方层面见右侧下颌下腺导管扩张,邻近右侧下颌骨骨质未见异常。病灶未累及舌中线。

病例 2　患者,男,53 岁。发现右舌部肿物伴疼痛 3 月余。诊断为右舌癌伴右颈部淋巴结转移,累及口底及舌下腺,MRI 表现见图 12-1-3。

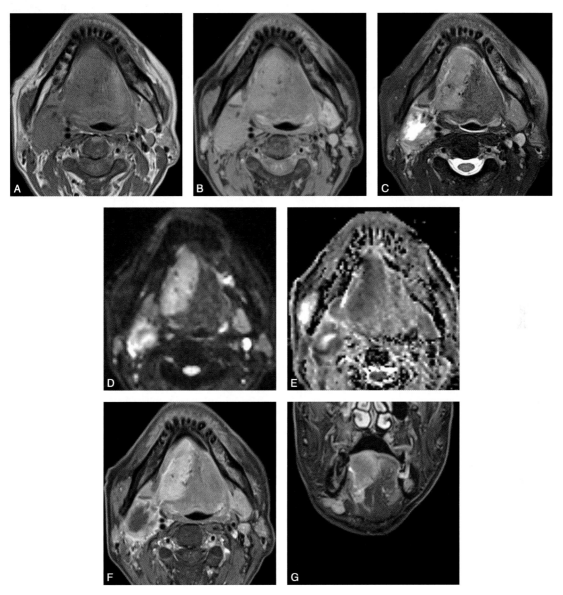

图 12-1-3　右舌癌伴右颈部淋巴结转移,累及口底及舌下腺 MRI 表现

舌体右侧见一异常软组织,轴位 $T_1WI(A)$ 为稍低信号,轴位脂肪抑制 $T_1WI(B)$ 呈等信号,轴位脂肪抑制 $T_2WI(C)$ 呈高信号,DWI(D)呈高信号,ADC 图(E)呈低信号,增强(F)呈不均匀明显强化,边界尚清。右侧颈部 II 区见转移淋巴结,呈不均匀明显强化,中央见无强化坏死区;冠状位 $T_2WI(G)$ 示病灶累及右侧口底及舌下腺,病灶跨越舌中线。

【诊断思路及诊断要点】

舌癌常见于老年男性,舌中 1/3 舌侧缘,以鳞状细胞癌占大多数,坏死多见,边界不清。CT 平扫密度与舌肌相似,增强因坏死而呈不均匀强化。MRI 常见坏死区域,T_1WI 呈低信号,T_2WI 呈高信号,增强后呈不均匀强化,弥散受限;颈部 I ~ III 区常见淋巴结转移,内见坏死,呈不均匀环形强化,壁毛糙。

第二节　颊　癌

【简介】

颊癌(carcinoma of the buccal mucosa)在中国约占口腔癌的30%,临床常表现为颊部肿物并逐渐增大或面部肿胀,多数质硬、固定,少数质中,部分有局部压痛及溃烂,因患者常伴张口受限,从而给临床检查带来困难。以鳞状细胞癌多见,侵袭性强,具有高复发率。早期可手术或放射治疗,晚期则需综合治疗。

【病理基础】

1. **大体检查**　大多数肿块表现为外生性,也可表现为浸润性溃疡。外生性者表面可呈颗粒状,切面灰白,可见浸润至黏膜下。

2. **镜下表现**　可表现为经典型或其他亚型鳞状细胞癌。具体同本章第一节。

【影像学表现】

颊癌形态不规则,边界不清,无完整包膜。

CT表现:由于颌骨的射束硬化伪影、金属假牙伪影及CT软组织分辨率低,常显示不清,平扫呈等密度,增强显示清楚,呈不均匀轻中度强化,其内可见不规则斑片状液化坏死灶。肿瘤侵袭性强,向前上方可破坏上颌骨并侵入上颌窦,向后上可侵入颞下间隙并延伸至颞间隙,向后外可侵入咬肌间隙并破坏下颌支骨质,向后内可突破翼下颌韧带进入翼颌间隙,向外下可沿下颌骨及颊肌浅面下行至下颌骨下缘处,向内可侵犯牙龈。

MRI表现:T_1WI呈等信号,T_2WI呈稍高信号,DWI呈高信号,ADC图呈低信号。增强后因坏死不均匀强化,以轻中度强化为主(见本节"病例")。

【典型病例】

病例　患者,男,69岁。左颊黏膜溃疡伴疼痛1月余。诊断为左颊癌累及左侧颊肌,MRI表现见图12-2-1。

【诊断思路及诊断要点】

诊断颊癌首先应定位,确定病变起源于颊黏膜,评估病变性质及范围。早期颊癌局限于黏膜,病变进展侵犯黏膜并沿颊肌向后侵犯翼颌间隙,这是最常见的播散方式,此外,还需要注意颊癌累及颊间隙时,与腮腺导管的关系,病变常沿着腮腺导管播散。

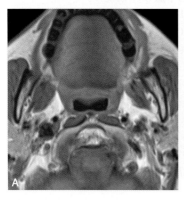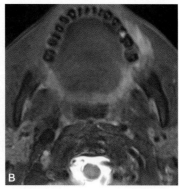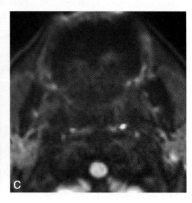

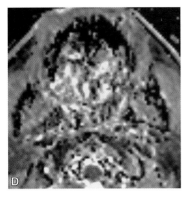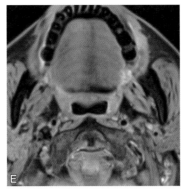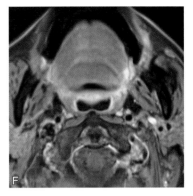

图 12-2-1　左颊癌累及左侧颊肌 MRI 表现

左侧颊部见一结节状异常信号,轴位 $T_1WI(A)$ 呈等信号,轴位脂肪抑制 $T_2WI(B)$ 呈高信号,DWI(C) 呈高信号,ADC 图(D)呈低信号,脂肪抑制 $T_1WI(E)$ 呈低信号,脂肪抑制 T_1WI 增强(F)呈不均匀明显强化,边界不清;邻近左侧颊肌正常形态消失,并可见强化,左侧颊肌外侧颊间隙存在。

第三节　牙　龈　癌

【简介】

牙龈癌(carcinoma of gingiva)在口腔肿瘤中居第二位,但占口腔癌不足 10%,主要病理类型为鳞状上皮来源的鳞状细胞癌,分化程度较高,下颌多于上颌。吸烟、嗜酒、咀嚼槟榔等不良生活习惯容易导致牙龈癌的发生。该病男性多于女性,好发于 50~70 岁,临床表现多样,常误诊为良性肿瘤及炎症。肿瘤侵袭性强,早期向牙槽突及颌骨浸润,使骨质破坏,引起牙齿松动和疼痛。下颌牙龈癌可侵及口底和颊部软组织,上颌牙龈癌可侵犯上颌窦和腭部;有较高的发病率、转移率、复发率和致死率。颈部淋巴结转移以 Ⅰ、Ⅱ 和Ⅲ区居多,转移数量逐渐递减,通常为同侧转移。治疗原则以手术为主,辅以化疗和放射治疗等的综合治疗,放射治疗常作为牙龈癌的辅助治疗。

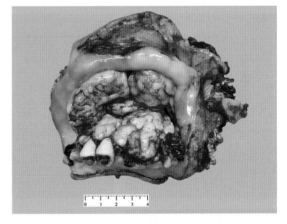

图 12-3-1　牙龈黏膜鳞状细胞癌病理表现

肿块表面呈菜花状,累及颊部黏膜组织。

【病理基础】

1. 大体检查　部分以外生性肿块为主(图 12-3-1),下方仅累及牙槽嵴,部分也可以向深部骨组织浸润为主,黏膜表面仅见局部溃疡,但实际病灶远大于表面破溃的范围,剖面可见肿瘤组织浸润至骨组织,位于上颌者可穿透骨组织侵犯至上颌窦。

2. 镜下表现　可表现为经典型或其他亚型鳞状细胞癌,在各亚型中,乳头状鳞状细胞癌相对较多见。

【影像学表现】

牙龈癌形态不规则,边界不清。

1. **X 线表现** 颌骨骨质破坏(见本节"病例1")。

2. **CT 表现** 平扫表现为上下颌牙龈区不规则肿块,为等或稍低密度,密度不均匀,呈浸润性生长。增强后肿块明显不均匀强化,坏死囊变区不强化,增强后肿块边界及轮廓显示清楚。

3. **MRI 表现** T_1WI 呈等-稍低信号,T_2WI 呈高信号,DWI 呈高信号,无特异性。颌骨受累时,骨皮质低信号消失,骨髓腔 T_1WI 高信号区被低信号取代,T_2WI 上髓腔内肿瘤组织呈高信号,增强可见强化(见本节"病例2")。

【典型病例】

病例1 患者,男,39 岁。左下后磨牙拔牙创口不愈 1 月余。诊断为左牙龈癌侵犯左侧下颌骨及相邻肌肉,影像学表现见图 12-3-2。

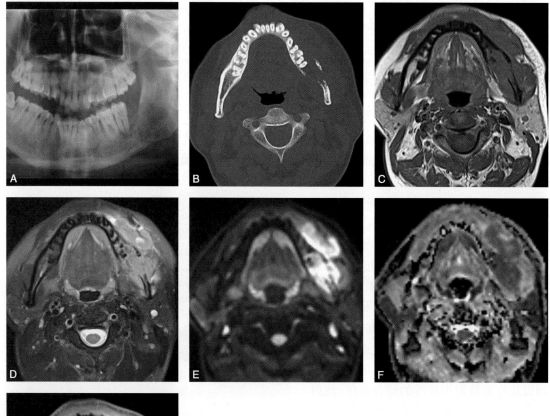

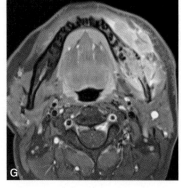

图 12-3-2 左牙龈癌侵犯左侧下颌骨及相邻肌肉曲面体层片和 MRI 表现

口腔曲面体层片(A)及 CT(B)示左侧下颌骨体骨质破坏,边界不清。MRI 示下颌骨左侧及其周围不规则软组织肿块,轴位 T_1WI(C)呈等信号,轴位脂肪抑制 T_2WI(D)呈高信号,DWI(E)呈高信号,ADC 图(F)呈低信号;脂肪抑制 T_1WI 增强(G)呈不均匀明显强化,边界不清。病灶邻近的下颌骨左侧骨质破坏,内见肿瘤组织信号,病灶延伸至近下颌骨中线区,左侧颏肌受侵犯,左侧颏间隙消失。病灶与左侧咬肌及翼内肌分界不清。

病例 2 患者,女,67 岁。发现左下唇肿物伴溃疡不愈 6 月余。诊断为左牙龈癌侵犯左下颌骨,伴左侧颈部淋巴结转移,MRI 表现见图 12-3-3。

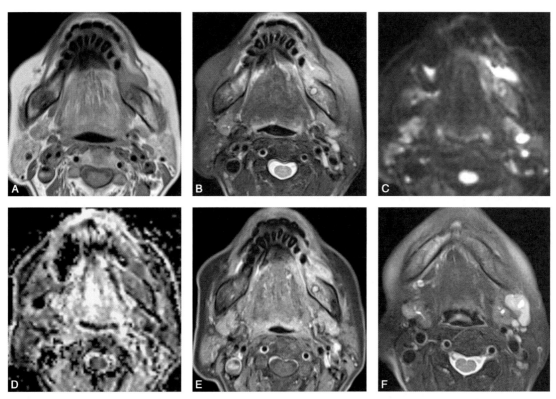

图 12-3-3 左牙龈癌侵犯左下颌骨,伴左侧颈部淋巴结转移 MRI 表现

下颌骨体左侧及其周围见一不规则形软组织信号,轴位 T_1WI(A)呈等信号,轴位脂肪抑制 T_2WI(B)呈高信号,DWI(C)呈高信号,ADC 图(D)呈低信号,增强(E)呈不均匀明显强化,边界不清;邻近下颌骨左侧骨质破坏,内见肿瘤组织信号;左侧颈部 Ⅰ b 区见转移淋巴结,T_2WI 呈不均匀高信号(F)。

【诊断思路及诊断要点】

上颌牙龈癌距上颌窦及腭部很近,易向上侵犯上颌窦和腭部,下颌牙龈癌毗邻口底及颊部组织,向内易侵及口底,向外侧侵及颊部软组织;下颌牙龈癌多转移至患侧颌下及颏下淋巴结,然后转移至颈深淋巴结,上颌牙龈癌则转移至患侧颌下及颈深淋巴结。此外,牙龈癌常侵犯颊间隙、咀嚼肌间隙及舌下间隙,尤其颊间隙累及时对手术很重要,因为肿瘤向外累及比向内累及时手术切缘更难确定。

第四节 口底癌、唇癌

【简介】

口底癌(carcinoma of the mouth floor)是指发生在口底黏膜的癌,以鳞状细胞癌多见,以 40~70 岁为发病高峰,男性多见,发病主要与吸烟、饮酒相关。常见临床症状有口腔疼痛、溃疡或意外发现口腔肿物。口底包括舌下腺,因此口底癌易与舌下腺来源的肿瘤相混淆。口底癌常侵犯邻近下颌骨或舌,向深部侵犯舌下腺,阻塞下颌下腺导管,向上可扩散到舌腹面,向下可侵犯到下颌舌骨肌或舌根部,向下侵犯下颌舌骨肌时,标志着肿瘤从舌下间隙进入下颌下间隙。口底癌隐匿性淋巴结转移率高。颈部Ⅰ区、Ⅱ区淋巴结转移多见。

唇癌(lip cancer)指发生于唇红缘黏膜处的癌。唇黏膜是介于红唇与皮肤交界,上、下唇吻合线,两侧口角之间的红唇黏膜。约90%~95%发生于下唇红缘部,以高分化鳞状细胞癌多见,腺癌很少见,男女发病比例为7:1,高发年龄为50~70岁,可能与局部长期受异物刺激、强烈的紫外线照射有关,唇癌由于部位暴露,易较早发现,以手术治疗为主,预后较好。唇癌转移风险低,颈部Ⅰ区、Ⅱ区淋巴结转移多见。

【病理基础】

1. 大体检查　多数为溃疡性肿块,也可表现为外生性为主的肿块,剖面呈灰白色,侵犯口底软组织。

2. 镜下表现　可表现为经典型或其他亚型鳞状细胞癌。具体同本章第一节。

【影像学表现】

口底癌以口底前正中线2cm以内多见,口底癌及唇癌均形态不规则,边界不清。

1. CT表现　平扫呈等密度,增强呈不均匀中度强化。

2. MRI表现　T_1WI呈低或混杂低信号,脂肪抑制T_2WI呈高信号或混杂高信号。DWI呈高信号,ADC图呈低信号。增强后因坏死不均匀强化,以中度或重度强化为主(见本节"病例1、2")。

【典型病例】

病例1　患者,男,62岁。发现右舌下肿物半年余。诊断为右口底癌,MRI表现见图12-4-1。

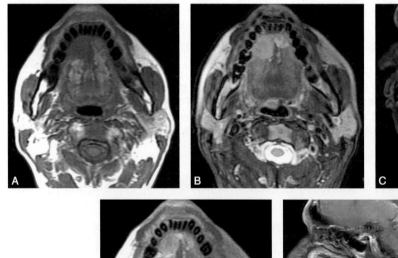
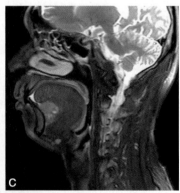
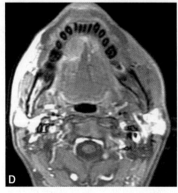
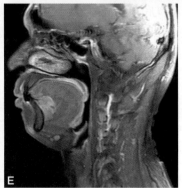

图12-4-1　右口底癌MRI表现

右口底区见一类圆形异常信号结节,T_1WI轴位(A)呈低信号,脂肪抑制T_2WI轴位(B)呈高信号,脂肪抑制T_2WI矢状位(C)直观地显示病灶位于舌下方口底区。增强轴位(D)结节见强化,增强矢状位(E)结节强化更明显,呈中度强化,内见无强化低信号区,边界尚清,相邻的下颌骨骨质未见异常。

病例 2 患者,男,60 岁。左下唇溃疡伴肿胀 8 月余。诊断为左下唇癌,MRI 表现见图 12-4-2。

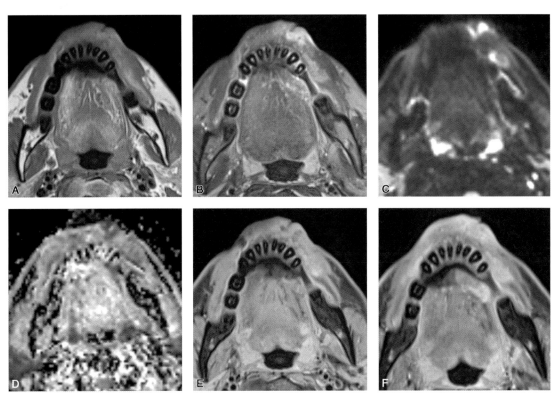

图 12-4-2 左下唇癌 MRI 表现

左下唇部见一不规则软组织,轴位 T_1WI(A)呈等信号,轴位脂肪抑制 T_2WI(B)呈高信号,DWI(C)呈高信号,ADC 图(D)呈低信号,轴位脂肪抑制 T_1WI(E)呈等信号,脂肪抑制 T_1WI 增强(F)可见不均匀明显强化,内见类圆形无强化低信号区,边界不清;邻近下颌骨骨质未见异常。

【诊断思路及诊断要点】

口底癌、唇癌位置表浅,易行活组织检查。影像学检查主要用于评价病灶累及范围,有无累及下颌骨、舌下腺、舌、下颌下舌骨肌等,颈部淋巴结转移情况。CT 可较好地评价邻近骨皮质破坏情况,MRI 可较好地评价骨髓质破坏情况。

第五节 口 咽 癌

【简介】

口咽癌(oropharyngeal carcinoma)的发病与吸烟、饮酒相关,亦与人乳头瘤病毒(human papilloma virus,HPV)感染相关,60% 的口咽癌 HPV 阳性;90%~95% 为鳞状细胞癌,分化程度较差,以 50~80 岁男性多见。患者临床表现为吞咽困难、吞咽疼痛及发现无痛性肿块,就诊时常有淋巴结转移,以颈部 Ⅱ、Ⅲ 及 Ⅳ 区多见。病变进展快,预后较差。与 HPV 阴性者相比,HPV 阳性感染者年龄较小(多小于 40 岁),肿瘤通常较小,但易淋巴结转移,治疗效果及预后比 HPV 阴性者好。

【病理基础】

1. 大体检查 HPV 阴性的口咽部鳞状细胞癌可呈溃疡性或外生性,切面灰白,肿瘤浸润周围软组织。HPV 阳性的口咽鳞状细胞癌大体观察肿块可不明显,仅表现为局灶溃疡或突起,剖面可见肿瘤主要位于黏膜下,浸润性生长,切面灰白,可见点状坏死。

2. 镜下表现 HPV 阴性的口咽部鳞状细胞癌与口腔其他部位的鳞状细胞癌镜下表现类似。HPV 阳性的口咽部鳞状细胞癌表现为非角化型鳞状细胞癌,常见肿瘤细胞巢与隐窝上皮相延续(图 12-5-1A),仅部分表面上皮伴有异常增生。多数病例无角化或角化不明显,肿瘤细胞核浆比例大,核分裂易见(图 12-5-1B),肿瘤细胞巢内坏死易见。肿瘤间质常富淋巴组织和血管。

肿瘤细胞表达鳞状细胞癌的标记,同时表达 P16 蛋白(图 12-5-1C),原位杂交(图 12-5-1D)或聚合酶链反应(polymerase chain reaction,PCR)可检测到 HPV 感染。

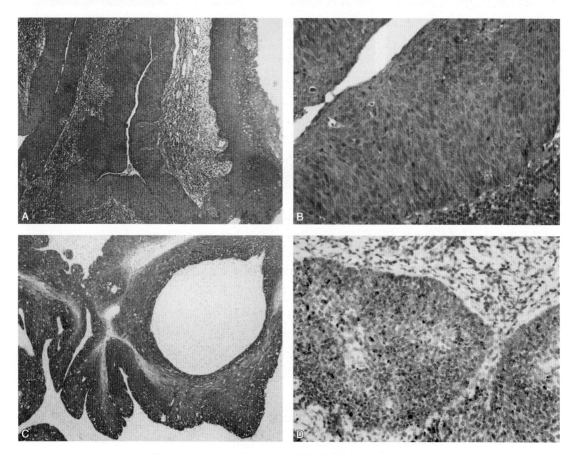

图 12-5-1 人乳头瘤病毒相关性鳞状细胞癌病理表现

A. 可见肿瘤源于隐窝上皮,表面黏膜上皮无明显异常增生(HE,×10);B. 肿瘤细胞异型明显,可见较多核分裂(HE,×40);C. 肿瘤细胞弥漫强阳性表达 P16 蛋白(IHC,×20);D. 原位杂交检测显示肿瘤细胞感染 HPV(原位杂交,×40)。

【影像学表现】

口咽癌形态不规则,边界不清,单侧多见。

1. CT 表现 平扫呈软组织密度,增强不均匀明显强化,可见无强化坏死区。

2. MRI 表现 病灶较小时,局部因吞咽运动伪影显示欠佳,需要多方位观察。T_1WI 呈等信号,脂肪抑制 T_2WI 呈不均匀稍高信号,DWI 呈高信号,ADC 图呈低信号。增强呈不均匀中重度强化(见本节"病例")。

【典型病例】

病例 患者,男,58 岁。发现右颈部肿大 2 月余,舌根肿物 1 月余。诊断为右口咽癌伴右颈部淋巴结转移,MRI 表现见图 12-5-2。

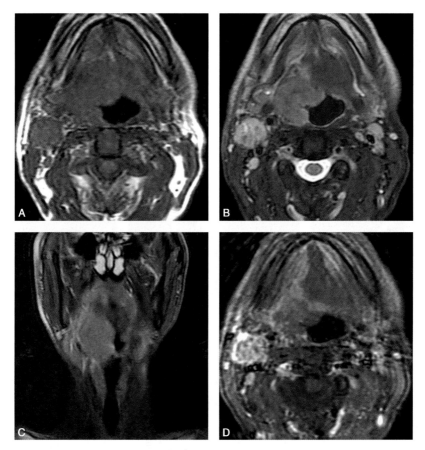

图 12-5-2 右口咽癌伴右颈部淋巴结转移 MRI 表现

口咽右侧壁见一团块状异常软组织信号,轴位 $T_1WI(A)$ 呈等信号,轴位(B)和冠状位(C)脂肪抑制 T_2WI 呈高信号,脂肪抑制 T_1WI 增强(D)呈不均匀明显强化,病灶与右侧扁桃体分界不清,向下达梨状窝水平,相应口咽腔及右侧梨状窝变窄。右侧颈部Ⅱ区见 1 枚转移淋巴结,增强呈不均匀明显强化。

【诊断思路及诊断要点】

口咽癌的诊断首先应准确定位,判断口咽黏膜是否破坏消失。因口咽癌易侵犯周围结构,故还需评估肿瘤有无累及舌中线、舌肌、翼内肌和翼外肌,是否累及会厌前间隙、咽旁间隙、翼颌间隙,颅底是否受侵犯,颈部淋巴结转移情况,尤其是Ⅱ~Ⅳ区淋巴结。此外,多数扁桃体癌起源于前扁桃体支柱,应注意肿瘤是否沿腭舌肌向上累及软腭及硬腭,甚至鼻咽。

第六节　转　移　癌

【简介】

口腔颌面部转移癌十分少见,约占所有口腔恶性肿瘤的 1%,常来源于乳腺、肺、肾、结肠等,男性多见。口腔颌面部转移癌常同时累及口腔骨组织和软组织,最常发生在腭骨,其次为牙龈、舌等,男性多见于肺,女性多见于乳腺,50~70 岁多见;约 70% 为腺癌。患者常以口腔表现为首发而原发肿瘤未出现明显临床表现,包括疼痛、肿块、感觉异常和麻木等。发生口腔转移时,患者已为晚期,预后差,应采取姑息疗法。

【病理基础】

口腔黏膜的转移癌多见于牙龈,包括肾透明细胞癌、乳腺癌、肺癌、前列腺癌等。

【影像学表现】

转移癌的影像学表现一般无特异性,与原发肿瘤的影像学表现相似(见本节"病例"),确诊需依据病理学诊断。

【典型病例】

病例　患者,男,40 岁。拔牙后左颌下肿胀 2 月余。诊断为左口腔转移癌伴左颈部淋巴结转移,MRI 表现见图 12-6-1。

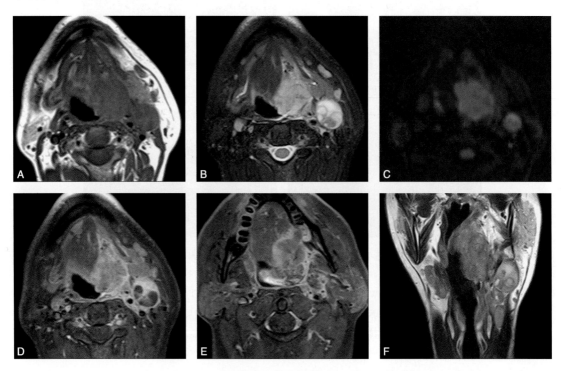

图 12-6-1　左口腔转移癌伴左颈部淋巴结转移 MRI 表现

左侧舌根-左侧腭扁桃体见一不规则形软组织,轴位 $T_1WI(A)$ 呈等信号,轴位 $T_2WI(B)$ 呈不均匀高信号,DWI(C)呈高信号,增强(D、E)呈不均匀明显强化,边界不清;病灶侵犯左侧下颌骨、左侧舌骨舌肌及左侧颈动脉鞘区部分血管,病灶与左侧下颌舌骨肌、翼内肌及下颌下腺分界不清,冠状位 $T_2WI(F)$ 示局部口咽腔狭窄变形向右侧移位。左侧颈部 Ⅱ 区见 1 枚类圆形转移淋巴结,为囊实性,T_2WI 呈混杂高信号,增强呈不均匀明显强化。

【诊断思路及诊断要点】

口腔转移性肿瘤与原发肿瘤发生时间间隔常较长,应仔细询问患者病史。

第七节 颌面部黏膜上皮来源恶性肿瘤影像学诊断思路

1. **诊断思路** 口腔黏膜上皮来源恶性肿瘤临床易通过活检获得结果,但难以确定病变浸润的深度。影像学检查可以了解肿瘤内部结构、囊性或实性,在熟悉解剖结构、了解临床病史的基础上,判断肿瘤内部结构是囊性、实性或囊实性,有无周围浸润。90%以上为鳞状细胞癌,内可见坏死区,边界不清。

2. **鉴别诊断思路** 影像学检查主要用于评估肿瘤与周围结构的关系。需要熟悉解剖结构,先定位,再定性。影像检查用于明确病变范围,包括是否跨越舌中线,舌外肌、翼内外肌、颊间隙、咀嚼肌间隙、翼颌间隙、会厌前间隙、咽旁间隙等受累情况,是否通过下颌舌骨肌累及下颌下间隙,下颌骨及上颌骨有无累及,神经血管及颅底是否受侵犯,颈部淋巴结转移情况,最终进行肿瘤分期。

报告书写规范要求

（1）描述病变部位、大小、形态、密度/信号改变、强化情况、边界、累及范围等。

（2）全面观察,注意病变始发因素的描写,由病变主体开始描述,注意周围邻近组织关系及伴发改变。注意描述邻近颌骨骨质的情况、颈部淋巴结情况等。

例如:舌癌

影像描述:舌体右侧见团块状异常信号影,T_1WI 呈稍低信号,脂肪抑制 T_2WI 呈稍高信号,DWI 呈明显高信号,增强病灶明显强化,病灶内部信号尚均匀,病灶累及口底及舌下腺,跨过舌中线,境界尚清楚,大小约 3.1cm×1.6cm;双侧颈部见多发淋巴结,大者位于侧颈区,增强明显且不均匀强化,大小约 1.5cm×0.9cm。

影像学诊断:右舌癌伴颈部淋巴结转移。

═══ 练习题 ═══

1. **名词解释**

   口底癌

2. **选择题**

（1）舌癌最常发生的年龄

   A. 20~40 岁 　 B. 40~50 岁 　 C. 50~60 岁 　 D. 60~70 岁 　 E. 50~80 岁

（2）口腔癌发病的最主要因素为

   A. 烟酒 　　　　　　　　 B. 紫外线 　　　　　　　　 C. 咀嚼槟榔

   D. HPV 感染 　　　　　　 E. 进食过烫食物

（3）口腔转移癌最常发生在

   A. 舌 　　　 B. 腭骨 　　　 C. 牙龈 　　　 D. 下颌骨 　　　 E. 上颌骨

3. 简答题

（1）试述颊癌侵犯周围结构的路径。

（2）简述经典型黏膜鳞状细胞癌和HPV相关性鳞状细胞癌的病理表现异同点。

选择题答案：（1）E （2）A （3）B

（许奇俊 张春叶 曹代荣）

===== 推荐阅读资料 =====

[1] 李江,田臻.口腔颌面肿瘤病理学.上海:上海世界图书出版公司,2013:42-69.

[2] NEVILLE BW,DAMM DD,ALLEN CM,et al.口腔颌面病理学.3版.李江,译.北京:人民卫生出版社,2013:316-397.

[3] EI-Naggar AK, Chan JKC, Grandis JR, et al. WHO Classfication of Head and Neck Tumours. 4th ed. IARC:Lyon,2017:105-131.

[4] TART R P,KOTZUR I M,MANCUSO A A,et al. CT and MR imaging of the buccal space and buccal space masses. Radiographics,1995,15(3):531-550.

[5] CHOI YS,PARK M,KWON HJ,et al. Human papillomavirus and epidermal growth factor receptor in oral cavity and oropharyngeal squamous cell carcinoma:correlation with dynamic contrast-enhanced MRI parameters. AJR Am J Roentgenol,2016,206(2):408-413.

[6] KIMURA Y,SUMI M,SUMI T,et al. Deep extension from carcinoma arising from the gingiva:CT and MR imaging features. AJNR Am J Neuroradiol,2002,23(3):468-472.

[7] TROTTA B M,PEASE C S,RASAMNY J J,et al. Oral cavity and oropharyngeal squamous cell cancer:Key imaging findings for staging and treatment planning. Radiographics,2011,31(2):339-354.

[8] FANG W S,WIGGINS R H,ILLNER A,et al. Primary lesions of the root of the tongue. Radiographics,2011,31(7):1907-1922.

[9] LA'PORTE S J,JUTTLA J K,LINGAM R K. Imaging the floor of the mouth and the sublingual space. Radiographics,2011,31(5):1215-1230.

[10] WATANABE M,TADA M,SATOMI T,et al. Metastatic rectal adenocarcinoma in the mandibular gingiva:a case report. World J Surg Oncol,2016,149(1):199.

第十三章

颌面部间叶来源恶性肿瘤影像学诊断和病理基础

第一节　横纹肌肉瘤

【简介】

横纹肌肉瘤(rhabdomyosarcoma,RMS)是儿童最常见的软组织肉瘤,占儿童软组织肉瘤的50%以上,其中约40%发生于头颈部。RMS可发生于各年龄段,发病年龄多小于12岁,40%~43%发生于5岁以下,预后差。RMS恶性程度高,早期即可侵犯邻近组织,发生局部淋巴结及全身转移。组织学上RMS分胚胎性、腺泡状及梭形细胞/硬化性,头颈部RMS以胚胎性最常见。头颈部RMS发病部位为脑膜旁(包括鼻腔、鼻窦、鼻咽、颞下窝及中耳)、眼眶及其他部位,其中脑膜旁最常见。

【病理基础】

1. **大体检查**　肿瘤界限不清,质地坚实或较软,切面灰白(图13-1-1A)或灰红,呈胶冻样、鱼肉样,有时可夹杂纤维样条索,常伴出血、坏死和囊性变。

2. **镜下表现**　RMS界限不清,常呈浸润性生长至周围组织,且有多种组织学亚型,不同亚型间临床、镜下形态、分子遗传学均有其一定的特征性,胚胎性、腺泡状和梭形细胞/硬化性RMS以头颈部多见。

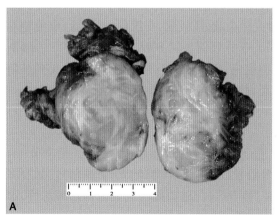
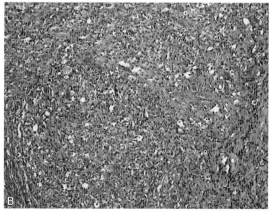

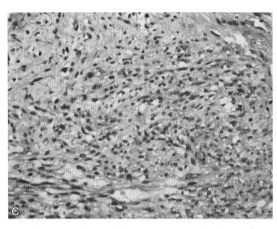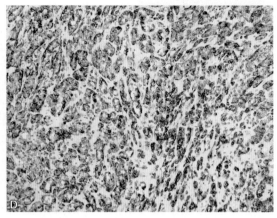

图 13-1-1 横纹肌肉瘤病理表现

A. 肿块无包膜,与周围组织界限不清,切面灰黄灰白色;B. 胚胎性横纹肌肉瘤肿瘤细胞呈圆形至卵圆形,浸润至横纹肌(HE,×20);C. 可见胚胎性横纹肌肉瘤胞浆嗜伊红的特征性细胞(HE,×40);D. 免疫组化结果示胚胎性横纹肌肉瘤瘤细胞胞浆表达 Desmin(IHC,×40)。

胚胎性 RMS 瘤细胞形态多样,可见分化至不同阶段的横纹肌母细胞,呈星状或小圆形,胞质稀少,核分裂多见,瘤细胞向成熟方向分化时,可呈蝌蚪样、梭形、带状、网球拍样、卵圆形等,此时瘤细胞胞浆丰富(图 13-1-1B、图 13-1-1C),核偏位,呈"拖尾现象",梭形横纹肌母细胞内可见横纹,有助于诊断。肿瘤间质稀疏,部分可富含黏液。肿瘤细胞表达 Desmin(图 13-1-1D)、MSA、MyoD1、Myogenin。

腺泡状 RMS 肿瘤细胞排列呈片状或巢状,之间为纤维血管性间隔。肿瘤细胞主要为未分化的原始间叶细胞,呈圆形、卵圆形或多边形,核分裂易见。此外,尚可见少量早期分化较幼稚的横纹肌母细胞,可见少量嗜伊红胞质。肿瘤细胞表达 Desmin、MSA、MyoD1、Myogenin,部分可表达 CKpan、CD56、Syn,还可不同程度地表达 CD99、ALK。约 70%~90%病例存在特征性的 *PAX3-FOXO1A*、*PAX7-FOXO1A* 融合性基因,另外还包括 *PAX3-NCOA1*、*PAX3-NCOA2* 融合基因。

梭形细胞/硬化性 RMS 的特点为肿瘤细胞间含有较多的胶原纤维或嗜伊红至嗜碱性的玻璃样基质。梭形细胞 RMS 的瘤细胞呈长梭形,排列呈束状、席纹状、交织状、波浪状,瘤细胞异型不明显,肿瘤细胞表达 Desmin、MyoD1、Myogenin,部分病例表达 SMA。硬化性 RMS 的瘤细胞由分化较原始的圆细胞、多边形细胞和梭形细胞组成,胞质多少不等,核分裂易见,排列呈条束状、梁状、索状、列兵状、微小腺泡状、囊状等形态,肿瘤细胞表达 MyoD1,灶性表达 Des,Myogenin 多为阴性。

【影像学表现】

CT 平扫肿块表现为等密度、低密度、均匀或混杂密度肿块,增强后显著强化(见本节"病例"),病灶边界相对欠清晰。MR 检查,T_1WI 呈等信号或接近等信号,T_2WI 呈高信号,如有坏死则呈更高信号,增强后明显不均匀强化(见本节"病例")。磁共振功能成像提示偏恶性,部分肿瘤可表现为"嗜神经"生长改变。

【典型病例】

病例 患者,女,17 岁。左侧面部肿胀 10 日余。诊断为 RMS,CT 和 MRI 表现见图 13-1-2。

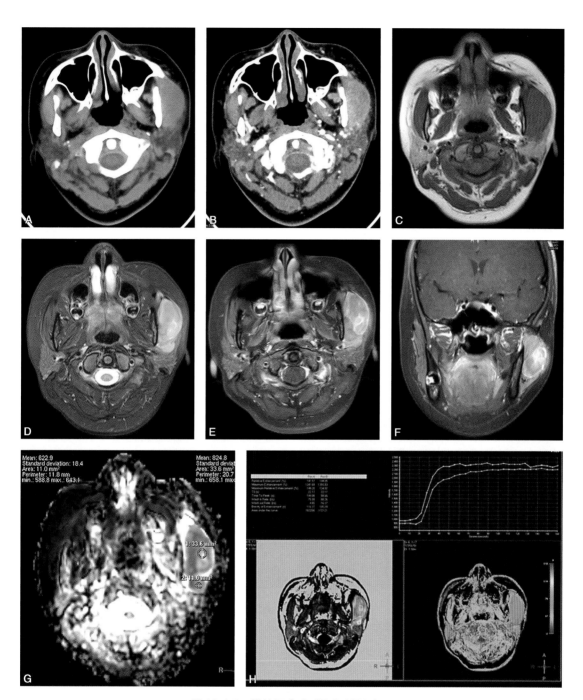

图 13-1-2　横纹肌肉瘤 CT 和 MRI 表现

CT 平扫轴位(A)示左侧咬肌肿胀,CT 值约 55HU,增强轴位(B)呈明显不均匀强化,CT 值约 78HU,邻近骨质未见明显破坏;MR T_1WI(C)呈等信号,脂肪抑制 T_2WI(D)呈高信号,增强(E、F)病灶明显强化,ADC 值(G)约 $0.7×10^{-3}mm^2/s$,TIC(H)呈速升平台型。

【诊断思路及诊断要点】

头颈部 RMS 在 CT 平扫上呈等密度,增强多不均匀强化,邻近骨质可受累,呈溶骨性。MRI 能更清晰显示病变范围,发生于面深部的肿瘤可呈"嗜神经"生长改变,该病与其他软组织肉瘤鉴别较困难,但磁共振功能成像(ADC 值及 TIC),尤其 ADC 值偏低往往提示恶性。

第二节　脂肪肉瘤

【简介】

脂肪肉瘤(liposarcoma)是成人第二常见的软组织肉瘤,占所有软组织肉瘤的 14%~18%。脂肪肉瘤起源于间充质细胞而非成熟的脂肪细胞。根据病理、形态学 WHO 将脂肪肉瘤分为分化良好型、去分化型、黏液型、圆形细胞型、多形性和混合型。脂肪肉瘤主要发生于成年人,发病高峰年龄为 40~60 岁,很少见于儿童,男女发病率大致相等。该病临床起病隐匿,通常表现为缓慢生长的无痛性包块。

【病理基础】

1. **大体检查**　肿瘤体积一般较大,呈结节状或分叶状,境界清楚,高分化者可有包膜,分化差者无包膜,切面呈黄或黄白色,可伴出血、坏死和囊性变。

2. **镜下表现**　高分化脂肪肉瘤主要由成熟脂肪组织和少量脂肪母细胞组成,同时可见散在核深染、外形不规则的异型细胞或多核样细胞(图 13-2-1)。分化差的脂肪肉瘤可见多少不等的脂肪母细胞,但多数肿瘤细胞未呈现向脂肪组织分化。肿瘤细胞不同程度表达 S-100。

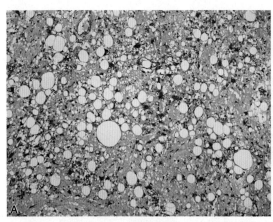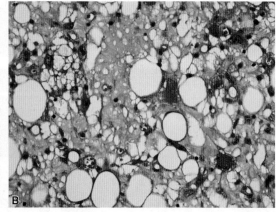

图 13-2-1　脂肪肉瘤病理表现

A.肿瘤由成熟脂肪细胞及异型细胞组成(HE,×10);B.可见脂肪母细胞和多核样细胞(HE,×40)。

【影像学表现】

脂肪组织肿瘤因其特征性的脂肪 CT 值,故诊断不难,但脂肪肉瘤多表现为混杂密度,由于肿瘤生长较快,可累及血管、神经,侵入肌肉间隙。CT 平扫脂肪肉瘤呈极低密度,其中夹杂等密度的条状或团块状软组织密度,增强可见强化(见本节"病例")。

MRI 上 T_1WI 及 T_2WI 均可见高信号脂肪成分,脂肪抑制可呈低信号,增强后可见实质性强化成分及分隔样改变(见本节"病例")。

【典型病例】

病例　患者,女,81 岁。发现左侧颌面部肿物 1 年余。诊断为脂肪肉瘤,CT 和 MRI 表现见图 13-2-2。

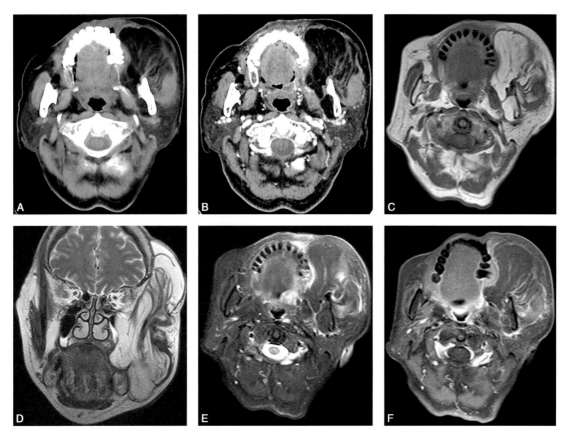

图 13-2-2　脂肪肉瘤 CT 和 MRI 表现

CT 平扫轴位(A)示左颌面部肿胀,见不规则软组织密度及低密度脂肪影,其内见分隔,增强(B)可见软组织成分强化;MR 冠状位 T_1WI(C)及 T_2WI(D、E)见左颌面部弥漫性高信号脂肪内混杂少许软组织成分及分隔,脂肪抑制 T_2WI 呈低信号,软组织成分及分隔呈稍高信号,增强(F)软组织成分及分隔可见强化。

【诊断思路及诊断要点】

　　颌面部脂肪肉瘤罕见,若 CT 和 MRI 可见病灶内特征性的脂肪密度/信号,以及分隔和实质强化成分,则需考虑脂肪肉瘤的可能。

第三节　腺泡状软组织肉瘤

【简介】

　　腺泡状软组织肉瘤(alveolar soft part sarcoma,ASPS)于 1952 年由 Christopherson 等首次报道,因肿瘤内聚集成群的多边形细胞缺乏中心凝聚力而形成类腺泡状外观而得名。其在所有软组织肉瘤中所占比例为 0.5%~1.0%,是一类罕见的软组织恶性肿瘤。该肿瘤患者的发病年龄分布广泛,但主要集中在 15~35 岁的青少年和中青年。患者中女性较为多见,男女比例可达 1:(1.5~2)。ASPS 的发病部位几乎遍及全身,包括脑、舌、眼眶、肩胛骨、胃、胸膜、腹壁、子宫、阴道、骶骨及大腿等,但最常见于四肢和躯干。头颈部的病例相对较少,发病部位主要集中在舌、眼眶、颅骨、桥小脑角、鼻窦及颌骨等。病变位于头颈部患者,发病年龄偏小,以婴幼儿、儿童和青少年为主。

【病理基础】

1. 大体检查 肿瘤呈类圆形或结节状,可有包膜或界限清楚,切面呈灰褐、灰红或灰黄色(图 13-3-1A),质地偏软,可伴出血、坏死或囊性变。

2. 镜下表现 肿瘤由排列成器官样或腺泡状的富胞浆的上皮样细胞构成,细胞内含 PAS 阳性的嗜伊红颗粒,核分裂少见。细胞巢之间为富血管的纤维性间质,肿瘤周边可见扩张的静脉性血管,血管内常见瘤栓(图 13-3-1B、图 13-3-1C)。

肿瘤细胞表达 TFE3,且常表达 MyoD1,但 MyoD1 的定位不同于 RMS 的胞核着色,阳性表达常位于胞浆,并呈颗粒状着色。肿瘤细胞中存在 *TFE3* 基因和 *ASPSCR1* 基因融合形成 *TFE3-ASPSCR1*,FISH 检测可见肿瘤细胞中存在 *TFE3* 基因断裂(图 13-3-1D)。

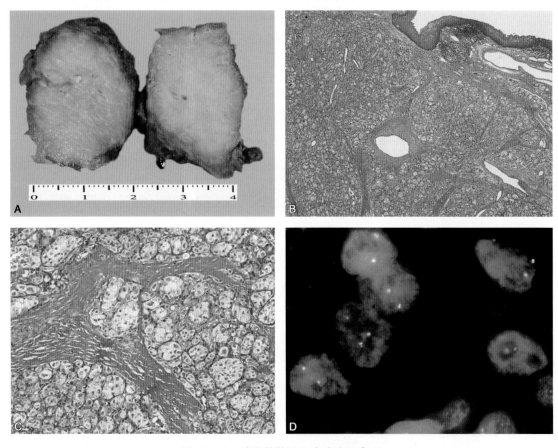

图 13-3-1 腺泡状软组织肉瘤病理表现

A. 肿瘤无完整包膜,切面呈灰黄色;B. 肿瘤细胞位于黏膜下,成片排列,之间有纤维组织间隔(HE,×4);
C. 肿瘤周边可见静脉性血管(HE,×20);D. TFE3 分离探针 FISH 检测示肿瘤细胞内红绿信号分离。

【影像学表现】

增强 CT 可见与血管畸形相似的血管改变,但同时能见到强化的软组织肿块影及液化坏死区域,邻近骨质可见破坏(见本节"病例")。

MRI 上 T_1WI 呈等信号或稍高信号,T_2WI 呈高信号,增强后呈不均匀强化,多数病灶内或周边可见显著的血管流空效应(见本节"病例")。

【典型病例】

病例　患者,女,42 岁。发现左口底肿物 3 个月。诊断为 ASPS,CT 和 MRI 表现见图 13-3-2。

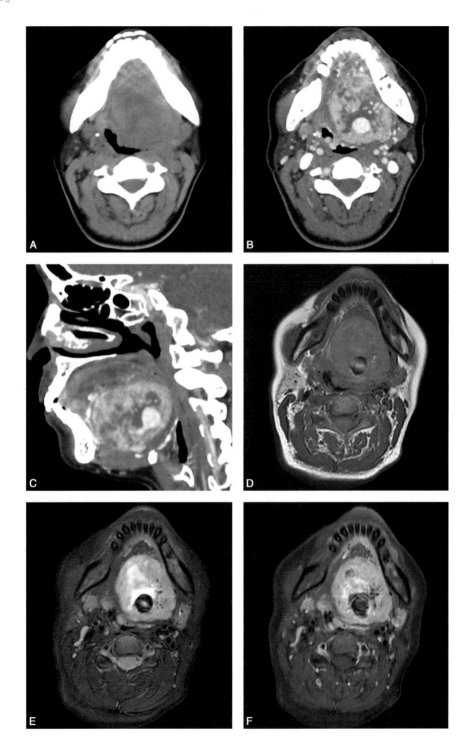

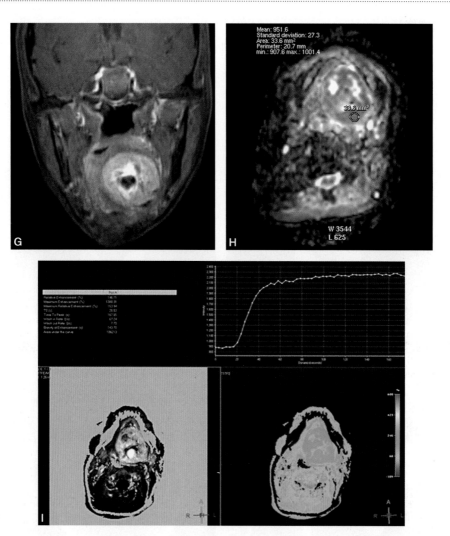

图 13-3-2 腺泡状软组织肉瘤 CT 和 MRI 表现

CT 平扫(A)可见双侧舌腹、口底软组织肿块影,密度不均匀,增强后(B、C)可见明显不均匀强化、液化坏死区及粗细不等的明显强化血管影。MRI 示双侧舌腹、口底软组织肿块影,$T_1WI(D)$呈等、稍高信号,脂肪抑制 $T_2WI(E)$ 呈不均匀高信号,脂肪抑制 T_1WI 增强(F、G)呈明显不均匀强化,所有序列内均可见流空血管影,ADC 值(H)约 $0.95×10^{-3}\,mm^2/s$,TIC(I)呈速升平台型。

【诊断思路及诊断要点】

如果 CT 检查显示病灶中央液化坏死、周围明显强化,MR 上 T_1WI 呈等信号或稍高信号,T_2WI 呈高信号且不均匀强化,病灶内和周围出现明显的流空效应,则需要考虑 ASPS 可能。

第四节 恶性黑色素瘤

【简介】

恶性黑色素瘤(malignant melanoma)是来源于黑色素细胞的恶性肿瘤,是一种临床少见的高度恶性肿瘤,好发于皮肤,也可发生在黏膜。在我国,颌面部的恶性黑色素瘤,常在色素痣的基础上发生,主要由交界痣或复合痣中的交界痣成分恶变而来,口腔内的恶性黑色素瘤以发生在黏膜多见,口腔颌面部黏膜恶性黑色素瘤最常发生部位是硬腭(超过 40%),其次为牙龈,其他部位有颊部、唇、舌、口底及软腭。典型病损为多发或广泛色素斑点伴结节型肿块,对于无色素型的恶性黑色素瘤则无颜色改变。恶性黑色素瘤常发生广泛转移,约 70% 早期转移至区域性淋巴结。肿瘤还可经血行转移至肺、肝、骨等器官,其远处转移率高达 40%,且局部容易复发,预后较差。

【病理基础】

1. 大体检查　肿瘤边界不清,可表现为黏膜表面灰黑色改变并伴有局部隆起,多数肿瘤切面呈黑色或部分区域呈黑色,具有很大的提示作用。少数无色素性恶性黑色素瘤切面可呈灰黄/灰白色鱼肉状改变。

2. 镜下表现　肿瘤细胞形态多样,可呈上皮样、短梭形、梭形,排列呈片状或巢状,细胞异型明显,核分裂易见,核仁呈典型的双嗜性,胞浆淡染或嗜伊红色,内可含色素颗粒(图 13-4-1A、图 13-4-1B)。异型明显、胞浆内含色素颗粒的典型表现有助于诊断。胞浆内不含色素颗粒的梭形细胞恶性黑色素瘤易误诊为其他软组织肉瘤,胞浆内不含色素颗粒的上皮样恶性黑色素瘤易误诊为癌。肿瘤细胞表达 S-100(图 13-4-1C)、SOX10(图 13-4-1D)、MelanA、HMB45、Tyro 等有助于诊断。

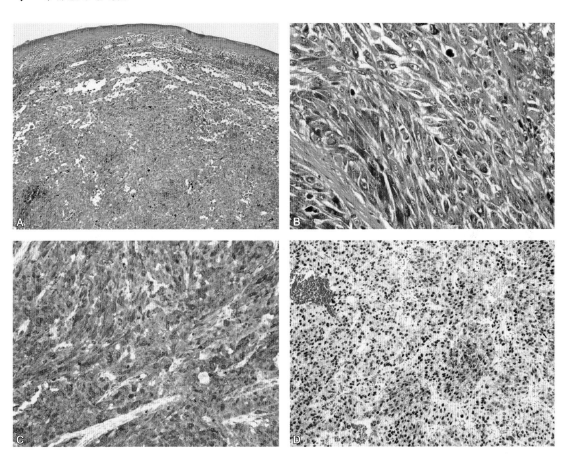

图 13-4-1　恶性黑色素瘤病理表现

A. 黏膜下见成片上皮样异形细胞,部分胞浆内含色素,间质血管丰富(HE,×10);B. 部分肿瘤细胞呈梭形,胞浆内含色素,可见核分裂(HE,×40);C. 肿瘤细胞表达 S-100(IHC,×20);D. 肿瘤细胞表达 SOX-10(IHC,×20)。

【影像学表现】

恶性黑色素瘤 CT 表现为平扫等密度,增强明显强化,境界欠清晰(见本节"病例")。MRI

表现与病灶内部黑色素成分及是否出血有关,典型表现为 T_1WI 高信号, T_2WI 低信号,增强明显强化。口腔颌面部的黑色素瘤多为黏膜病变,MR 检查较少应用。

【典型病例】

病例 患者,男,54 岁。右上颌牙龈黑斑 1 年,触之易出血。诊断为恶性黑色素瘤,CT 表现见图 13-4-2。

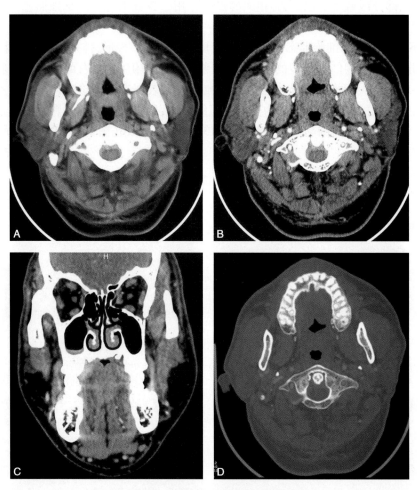

图 13-4-2 恶性黑色素瘤 CT 表现

平扫(A)示右侧上颌腭侧牙龈软组织明显增厚,CT 值约 80HU,大小约 1.0cm×1.8cm,边界不清,增强(B、C)见明显强化,CT 值约 165HU,骨窗(D)邻近牙槽骨及腭部骨质未见明显破坏。

【诊断思路及诊断要点】

恶性黑色素瘤 CT 表现为平扫等密度、增强明显强化病灶,无明显特征性改变。MRI 典型表现为 T_1WI 高信号, T_2WI 低信号,增强测得 TIC 可反映强化改变。

第五节 恶性淋巴瘤

【简介】

淋巴瘤(lymphoma)是淋巴网状系统的恶性增生性疾病,起源于人类免疫系统细胞及其前体细胞的恶性肿瘤。淋巴系统的恶性肿瘤是一组表现形式多样的疾病,分为霍奇金淋巴瘤(Hodgkin's lymphoma,HL)和非霍奇金淋巴瘤(non-Hodgkin lymphoma,NHL)两大类。口腔颌面部淋巴瘤可分为单纯淋巴结病变、单纯结外病变、同时有淋巴结和结外病变。本节介绍黏膜相关淋巴组织(mucosa-associated lymphoid tissue,MALT)淋巴瘤,它属于 NHL 的一种独特亚型,多发生于胃肠道,较少见于唾液腺。良性淋巴上皮病可继发 MALT 淋巴瘤,良性淋巴上皮病通常可分为弥漫型、萎缩型、肿块型、感染型。其中肿块型需要与 MALT 淋巴瘤鉴别。

【病理基础】

1. **大体检查** 肿块呈结节状,可有部分包膜,切面呈灰红色,质地均匀,质嫩(图 13-5-1A),可伴有少量囊性变。

2. **镜下表现** 病变无界限,可见大量淋巴组织取代了正常腺体,并伴淋巴滤泡形成,在淋巴组织内可见大小、多少不等的增生上皮团(淋巴上皮病表现)。病变早期为增生上皮团周围及上皮团内较一致的肿瘤性淋巴样细胞浸润(图 13-5-1B),随着病变进展,肿瘤细胞可向周围扩展,最终融合呈片状。少部分病变可伴浆细胞转化或向高级别肿瘤转化,如弥漫性大 B 细胞淋巴瘤。

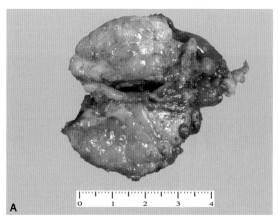
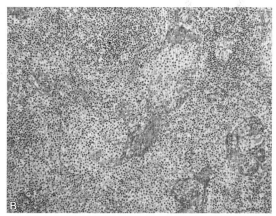

图 13-5-1 黏膜相关淋巴组织淋巴瘤病理表现

A. 肿块界限不清,呈灰红色,质嫩;B. 可见增生上皮团内和上皮团周围胞浆透亮一致的淋巴细胞浸润(HE,×20)。

肿瘤性淋巴细胞表达 B 细胞标记物,包括 CD19、CD20、CD79a、PAX5,不表达 T 细胞标记物,如 CD3、CD4、CD5、CD7、CD8。

【影像学表现】

CT 主要表现为腮腺的弥漫性增大,其内见多发结节状软组织密度影,增强可见强化(见本节"病例 1"),此时与肿块型淋巴上皮病难以鉴别。MRI 主要在淋巴上皮病表现的基础上见软组织结节及肿块影,增强可见强化,尤其 MR 功能成像,ADC 值约 $0.5 \times 10^{-3} \text{mm}^2/\text{s}$,TIC 多呈速升平台型(见本节"病例 2")。

【典型病例】

病例 1 患者,女,71 岁。双侧腮腺区肿胀伴口干 1 年余。诊断为恶性淋巴瘤,CT 表现见图 13-5-2。

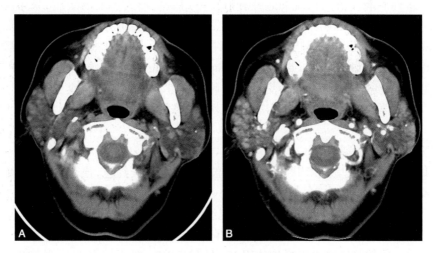

图 13-5-2 恶性淋巴瘤 CT 表现

平扫(A)见双侧腮腺肿胀,密度不均匀增高,其内见点状钙化及多发软组织结节,增强(B)可见软组织结节强化。

病例2 患者,女,69 岁。双侧腮腺区肿胀 2 年余。诊断为恶性淋巴瘤,MRI 表现见图 13-5-3。

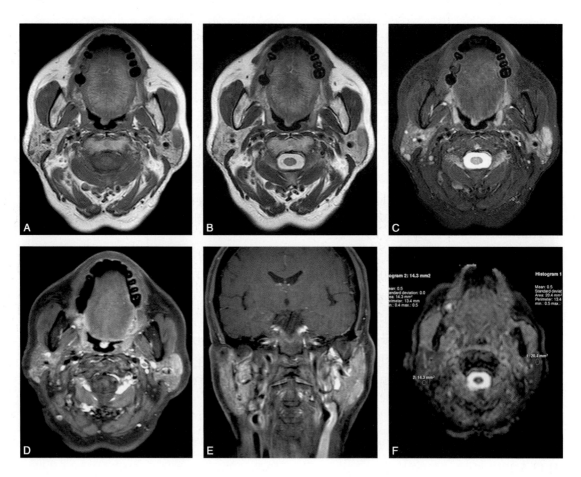

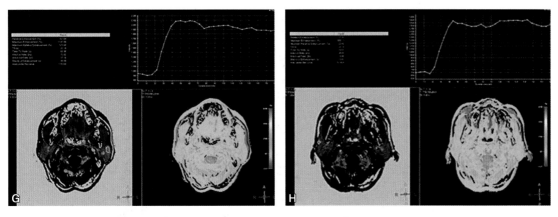

图 13-5-3　恶性淋巴瘤 MRI 表现

双侧腮腺肿胀,信号不均,$T_1WI(A)$见多发斑点状、结节状等信号,较大者位于左侧腮腺,$T_2WI(B)$、脂肪抑制 $T_2WI(C)$呈点状、结节状高信号,增强(D、E)可见明显强化,ADC 值(F)$0.5×10^{-3}mm^2/s$,TIC(G、H)呈速升平台或速升缓慢廓清型。

【诊断思路及诊断要点】

恶性淋巴瘤单纯 CT 诊断较困难,通常与肿块型淋巴上皮病难以鉴别;MR 功能成像如 ADC 值及 TIC 可辅助诊断。

第六节　颌面部间叶来源恶性肿瘤影像学诊断思路

1. 诊断思路

(1) 定位:颌面部软组织间叶来源恶性肿瘤可发生于口腔颌面部任何部位,仔细分析其具体定位有助于鉴别诊断。

(2) 定性:颌面部软组织间叶来源恶性肿瘤从形态学上来说,一般境界欠清,信号/密度可均匀或不均匀,增强后强化程度不一,可引起明显的骨质破坏。MR 功能成像有助于鉴别诊断,尤其 ADC 值及 TIC。

2. 鉴别诊断思路
颌面部软组织间叶来源恶性肿瘤可发生于任何部位,需要结合影像图像仔细分析对其进行准确定位,进而与相应部位的良恶性肿瘤鉴别。

报告书写规范要求

(1) 描述病变部位、大小、形态、边界、累及范围等。

(2) 全面观察,由病变主体开始描述,注意与周围邻近组织关系及伴发改变,尤其邻近颌骨骨质、颅底结构及颈部淋巴结情况等。

例如:横纹肌肉瘤

影像描述:MRI 示左侧咬肌区—软组织肿块,大小约 $2.3cm×3.0cm×3.2cm$,T_1WI 呈等信号,T_2WI 呈高信号,增强后明显不均匀强化。邻近颌骨及颅底骨质未见明显异常。DWI 呈高信号,ADC 值约 $0.9×10^{-3}mm^2/s$,TIC 呈速升平台型。双侧颈部未见明显肿大淋巴结。

影像学诊断:左侧咬肌区占位,横纹肌肉瘤可能。

===== 练习题 =====

1. 名词解释

黏膜相关组织淋巴瘤

2. 选择题

腺泡状软组织肉瘤的最主要影像学特点是

    A. 明显强化   B. 边界不清

    C. 信号/密度不均匀   D. 明显强化病灶内及周边见流空血管

    E. 以上均是

3. 简答题

试述腮腺肿块性良性淋巴上皮病与 MALT 淋巴瘤的影像鉴别诊断要点。

选择题答案：D

（姜梦达 张春叶 陶晓峰）

===== 推荐阅读资料 =====

［1］余裕珍,洪桂洵,程杨蕾,等.颞骨横纹肌肉瘤 CT/MRI 表现及其生物学行为.实用放射学杂志,2019,35(2):197-199,207.

［2］王宏伟,王绪凯,秦兴军,等.头颈部腺泡状软组织肉瘤临床研究进展.中国口腔颌面外科杂志,2016,14(3):276-281.

［3］刘英志,余强.口腔颌面部恶性黑色素瘤的 CT 表现.中国口腔颌面外科杂志,2006,4(4):282-285.

［4］王坚,朱雄增.软组织肿瘤病理学.2 版.北京:人民卫生出版社,2017:463-548,648-724,1017-1124,1302-1379.

［5］李江,田臻.口腔颌面肿瘤病理学.上海:上海世界图书出版公司,2013:70-129.

［6］NEVILLE BW,DAMM DD,ALLEN CM,et al.口腔颌面病理学.3 版.李江,译.北京:人民卫生出版社,2013:447-506.

［7］ZHU L,WANG J,SHI H,et al.Multimodality fMRI with perfusion,diffusion-weighted MRI and ^{1}H-MRS in the diagnosis of lympho-associated benign and malignant lesions of the parotid gland.J Magn Reson Imaging,2019,49(2):423-432.

第十四章

颌面部畸形影像学诊断和病理基础

第一节 第一,二鳃弓综合征

【简介】

第一,二鳃弓综合征(first and second branchial arch syndrome)又称半侧颜面短小畸形、口-下颌-耳综合征、Goldenhar 综合征等。由于在胚胎时期所产生的第一鳃弓、第二鳃弓及第一鳃裂、颞骨的发育异常和神经嵴细胞迁移紊乱,导致眼、耳、颌面和脊柱的发育异常。临床表现多样,多表现为面部不对称、面横裂、耳部畸形等。

【影像学表现】

影像学诊断多依赖 X 线及 CT 表现,CT 的三维重建可以很好地显示病变的骨性结构改变。该综合征颌面及口腔的主要影像学表现为:单侧下颌骨升支及髁突短小伴颞下颌关节窝变浅、偏颌畸形,单侧颧弓短小,眼眶形态发育不良;CT 可显示病变侧软组织肌肉(主要为咀嚼肌)不同程度萎缩,单侧腮腺腺体可萎缩,密度异常,单侧颞骨形态可有异常,外耳道闭锁,乳突气房分化不佳(见本节"病例"),单侧听小骨正常形态消失等改变。发生于肋骨及脊柱的病变可有脊柱裂、椎体融合、脊柱侧弯及肋骨缺如等改变。

【典型病例】

病例 患儿,男,4 岁。发现面部发育畸形 3 年余。诊断为第一,二鳃弓综合征,影像学表现见图 14-1-1。

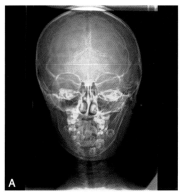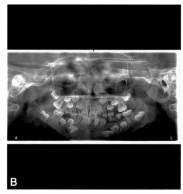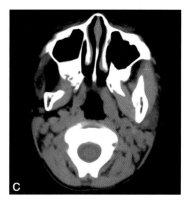

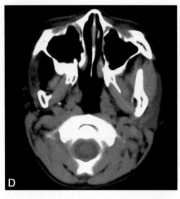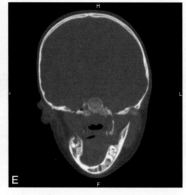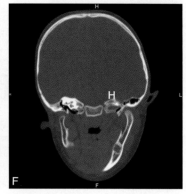

图 14-1-1 第一,二鳃弓综合征 X 线和 CT 表现

X 线头颅正位(A)及全景片(B)提示双侧下颌骨不对称,右侧下颌骨升支可见髁突及升支形态短小。轴位 CT 软组织窗(C、D)可见右侧咀嚼肌、腮腺软组织萎缩,呈脂肪样低密度影。冠状位 CT 骨窗(E、F)示右侧下颌骨体部、升支形态短小,右侧外耳道闭锁,乳突气房分化不佳。

【诊断思路及诊断要点】

明确临床病史,颌面外观是否有改变,颌面部是否有瘘管、副耳、听力障碍等。及时进行 X 线及 CT 检查明确颌面畸形情况,通常可以确诊。

第二节 特雷彻·柯林斯综合征

【简介】

特雷彻·柯林斯综合征(Treacher Collins syndrome)又称下颌颜面发育不全及耳聋综合征,是 5 号染色体 *treacle* 基因突变所导致的遗传性疾病,通常为常染色体显性遗传,呈不同程度外显,也可为新生突变。患儿通常具有特征性的面部外形。眼部表现为眶距增宽,双眼外眦下移,睑裂短,外 1/3 下睑缺如,睫毛少或缺如,泪点、睑板腺或睑板缺如。耳部表现为耳低位、外耳道闭锁、前庭耳蜗畸形或部分缺如,听小骨畸形或缺如,耳前窦道形成,鳃裂瘘。鼻部表现为局部向前突出,鼻孔小,鼻翼软骨发育不全,后鼻孔闭锁。此外,还表现为颧弓对称发育不足,下颌骨发育不足,呈"鸟嘴样"改变。

【影像学表现】

通过 X 线和 CT 可以发现颌面骨性结构畸形表现,尤其 CT 可显示双侧颌面骨的发育不良,以及双侧鼻窦,特别是上颌窦缩小及发育不良,也可显示上颌骨前突、下颌骨体部及升支短小,下颌骨颈部缩短(见本节"病例"),双侧颧弓对称短小、残缺,双侧颞骨外耳道闭锁,听小骨、前庭结构异常,后鼻孔闭锁。

【典型病例】

病例 患儿,男,7 岁。发现双侧面部畸形 6 年余。诊断为特雷彻·柯林斯综合征,影像学表现为图 14-2-1。

【诊断思路及诊断要点】

根据临床表现和 CT、X 线征象可对特雷彻·柯林斯综合征作出诊断。CT 及三维重建可直观地显示颅面骨的解剖结构,有利于诊断。但需要与 Nager 综合征、Miller 综合征及第一,二鳃弓综合征进行鉴别。

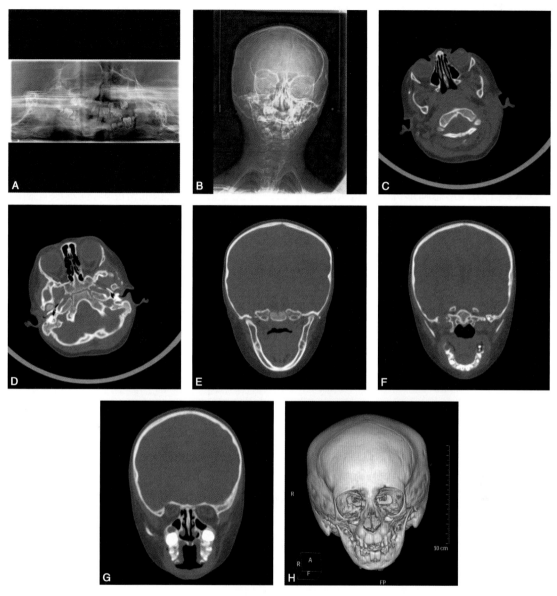

图 14-2-1 特雷彻·柯林斯综合征全景片和 CT 表现
全景片(A、B)显示患儿双侧下颌骨形态短小。轴位 CT 骨窗(C、D)可明确显示 CT 骨性结构,双侧下颌骨形态明显对称短小,双侧颧弓缩短,双侧颞骨发育不佳,冠状位 CT 骨窗(E~G)示双侧下颌骨短小,可见双侧耳蜗结构异常及双侧颧弓短小。CT 三维重建(H)可以较为直观地显示下颌骨短小畸形。

Nager 综合征不仅有颧骨发育不良,小下颌、外耳异常等颌面畸形外,还伴有肢体畸形,包括拇指发育不良或缺如、桡骨发育不全、尺骨和桡骨骨性结合等。Miller 综合征面部特征与特雷彻·柯林斯综合征相似,但通常伴有四肢的第五指/趾缺如。第一,二鳃弓综合征则通常表现为单侧颌面畸形,偶有双侧受累,但通常一侧更严重。

第三节 克鲁宗综合征

【简介】

克鲁宗综合征（Crouzon syndrome）又称遗传性家族性颌面骨发育不全、狭颅综合征、鹦鹉头综合征等，是常染色体显性遗传病，具有家族遗传性，多数患儿成纤维细胞生长因子受体 2 基因突变。临床表现为头颅畸形、冠状缝早闭、上颌骨发育不全、鼻部呈鹦鹉嘴样、眼球突出及眶距增宽等。患儿智力及运动发育迟滞。

【影像学表现】

X 线上头颅形态畸形可呈舟状头或三角头，颅骨区可见大量条状低密度影，提示颅骨脑回压迹加深。头颅 CT 可表现为颅骨骨质变薄，颅缝早闭（见本节"病例"），骨性连接，密度增高；颅中窝凹陷，垂体窝扩大并下陷；双侧眼眶形态变小，视神经管狭窄；脑实质密度异常，脑室系统畸形，并可有脑积水改变；颌面部多表现为上颌骨发育不全、下颌较上颌前突、硬腭位置较高、部分牙齿缺如、牙列拥挤。

【典型病例】

病例 患儿，男，7 岁。发现头颅畸形伴智力发育迟缓 6 年。诊断为克鲁宗综合征，影像学表现见图 14-3-1。

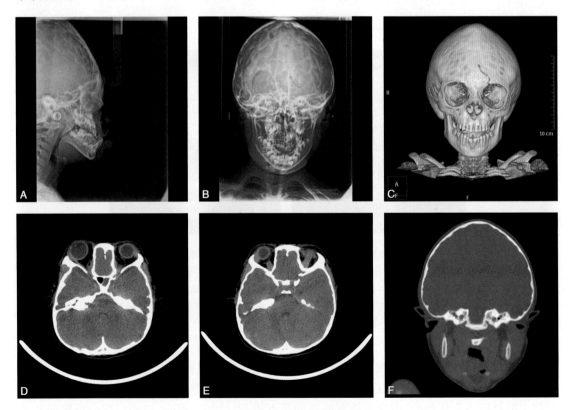

图 14-3-1 克鲁宗综合征 X 线和 CT 表现

头颅 X 线正位（A、B）可见头颅形态异常，颅顶较尖，颅缝早闭，下颌较上颌前突。CT 三维重建（C）可较直接地显示头颅畸形情况，颅骨呈"鹦鹉嘴"样改变。轴位 CT 脑组织窗（D、E）可见脑实质密度均匀，冠状位 CT 骨窗（F）可见颅板内侧较多脑沟切迹。

【诊断思路及诊断要点】

通过 X 线及 CT 检查可明确颅缝早闭的程度、范围及头颅畸形的严重程度,明确脑实质改变情况,颅内脑室系统畸形情况;诊断依据主要包括头颅畸形、突眼及上颌骨后缩,X 线及 CT 显示颅缝早闭等影像学征象。

第四节　颌面部畸形影像学诊断思路

通过临床病史初步判断颌面畸形情况,选择相应的影像学检查方法(以 X 线及 CT 为主),观察颌面部结构畸形情况,了解解剖结构关系,同时检查其他系统,包括神经、呼吸及运动系统等明确颌面外系统的畸形情况。

═══ 练习题 ═══

1. **名词解释**

克鲁宗综合征

特雷彻·柯林斯综合征

2. **选择题**

(1) 下列有关第一,二鳃弓综合征的影像学的叙述,错误的是

　　A. 通常表现为单侧颌面畸形,极少表现为双侧畸形

　　B. 有颅缝早闭表现

　　C. 下颌骨升支及髁突形态短小

　　D. 颌面部瘘管形成

　　E. 咀嚼肌、腮腺萎缩,密度异常

(2) 特雷彻·柯林斯综合征的征象,不包括

　　A. 眶距增宽　　　　　　　　　　B. 颌面双侧对称性异常

　　C. 耳蜗畸形　　　　　　　　　　D. 后鼻孔闭锁

　　E. 脑回压迹增宽

3. **简答题**

简述特雷彻·柯林斯综合征的诊断要点和鉴别诊断。

选择题答案:(1) B　(2) E

（唐为卿　朱　凌）

═══ 推荐阅读资料 ═══

［1］王铁梅,余强. 口腔医学:口腔颌面影像科分册. 北京:人民卫生出版社,2015:161-196.

［2］付菲,丁明超,田磊等. 第一、二鳃弓综合征诊疗进展. 中华口腔医学研究杂志(电子版),2018,12(2):126-130.

［3］PLOMP R G,VAN LIESHOUT M J,JOOSTEN K F,et al. Treacher collins syndrome:A systematic review of evidence-based treatment and recommendations. Plast Reconstr Surg,2016,137（1）:191-204.

[4] Kyprianou C,Chatzigianni A. Crouzon Syndrome:a Comprehensive Review. Balkan J Dental Med,2018,22（1）:1-6.

第十五章

唾液腺发育异常影像学
诊断和病理基础

第一节 唾液腺缺失、发育不全

【简介】

先天性涎腺缺失(congenital absence of salivary gland)或发育不全(aplasia)是一种原因不明的、极为罕见的先天性疾病。少数患者有家族发病史,推测与遗传缺陷有关。任何大小唾液腺均可发生。可单侧(对侧代偿性增大)或双侧,腮腺相对常见。可单独发生,也可伴随头颈部其他异常,如副耳、鳃弓综合征、泪器异常、先天性牙缺失、过小牙、骨畸形等,也可见于外胚叶发育不全者等。临床特点为出生后口水较少,有口干症状或口腔黏膜干燥,检查时无法定位相应唾液腺导管开口,常伴牙猖獗龋、白念珠菌感染、咽喉炎、黏膜炎等。

【影像学表现】

涎腺造影术检查时,由于导管口未发育或不能定位导管口,无法插管注入对比剂,往往不能完成检查。CT 或 MR 检查时可见腺体组织缺如(见本节"病例")。

【典型病例】

病例 患儿,男,13 岁。左侧下颌短小伴左耳畸形 13 年。诊断为腮腺缺失,CT 表现见图 15-1-1。

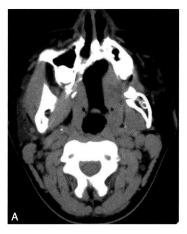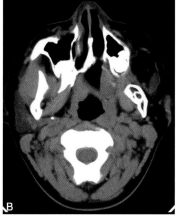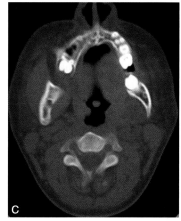

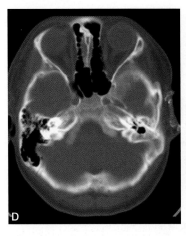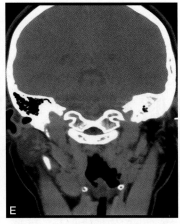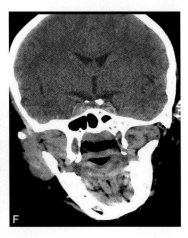

图 15-1-1 腮腺缺失 CT 表现

平扫 CT 轴位软组织窗(A、B)示左咬肌密度减低,左腮腺缺失;轴位骨窗(C)示左侧颌骨短小,左侧下颌升支形态异常;轴位骨窗(D)示左侧外耳道闭锁;冠状位软组织窗(E)示左侧乳突气化不良,外耳道闭锁,左腮腺缺失;冠状位软组织窗(F)示左侧下颌升支形态异常,下颌中线左偏。

【诊断思路及诊断要点】

临床表现为口干,伴猖獗龋、白念珠菌感染等并发症的儿童,需注意与儿童期舍格伦综合征、1 型糖尿病、唾液腺放射损伤等鉴别。详细询问病史,排除手术等后天因素造成的唾液腺缺失或缺损,以及全面地临床检查,结合影像学造影、CT/MR 检查有助于作出正确诊断。

第二节 迷走唾液腺、异位涎腺

【简介】

迷走唾液腺(aberrant salivary gland)指唾液腺的部分始基异位于正常情况下不含唾液腺组织的部位,而正常唾液腺可存在。迷走唾液腺无导管系统,可形成涎腺瘘,进食时可见分泌物流出。唾液腺的发育与第一鳃弓和第二鳃弓关系密切,因而迷走唾液腺最常见于颈部、咽部及中耳,也可见于颌骨体内。在下颌骨体偶见唾液腺组织。唾液腺组织通常穿过颌骨舌侧密质骨板,部分与正常的下颌下腺或舌下腺相连,称为静止性骨腔或 Stafine 骨腔。

腮腺和下颌下腺均可发生异位,单侧或双侧发生。腮腺常沿咬肌前缘或下缘异位,下颌下腺可异位至扁桃体窝、颌舌骨肌、舌下间隙,部分与舌下腺融合。

迷走唾液腺临床多无症状,一般在腺体组织出现肿瘤时发现。腮腺异位至耳前区及颞部时,可突起如肿块,触之质软,进食时可有发胀感。

【影像学表现】

静止性骨腔 X 线表现为卵圆形骨密度减低区,边界清晰,边缘整齐,可见骨壁线环绕。曲面体层片可见病变通常位于下颌管与下颌下缘之间、下颌角前方。下颌下腺造影有时可见部分腺体位于此密度减低区。舌下腺陷入少见,可发生于下颌舌段前缘,表现为境界不清的密度减低区,位于下颌中切牙及第一前磨牙之间。

对于唾液腺异位病变,涎腺造影术时对比剂注入后,可见唾液腺异位部明显凸起,X 线表现为发育不全的唾液腺。

CT 检查可见异位腺体呈软组织密度,正常解剖部位腺体缺失(见本节"病例")。

【典型病例】

病例　患者,男,47 岁。左下 8 阻生齿,全景片提示左侧下颌角低密度病灶,囊肿待排。诊断为异位下颌下腺,CT 和 MRI 表现见图 15-2-1。

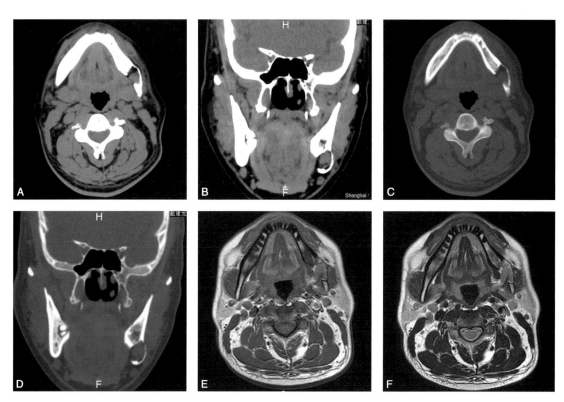

图 15-2-1　异位下颌下腺 CT 和 MRI 表现

平扫 CT(A)轴位软组织窗、冠状位软组织窗(B)示左侧下颌骨舌侧部分骨质缺损,其内可见软组织和脂肪密度。轴位骨窗(C)、冠状位骨窗(D)示左侧下颌角部分骨质缺损,颊侧骨皮质变薄。平扫 MRI 轴位 $T_1WI(E)$、轴位 $T_2WI(F)$示左侧下颌角舌侧部分骨质缺损,其内可见软组织和脂肪信号影。

【诊断思路及诊断要点】

可见整个腺体位于非正常唾液腺解剖区称为异位涎腺。如部分腺体异位于其他区域称为迷走唾液腺。腮腺常异位于咬肌前缘,可见导管变短。下颌下腺常异位于下颌角或舌下间隙并与舌下腺融合。迷走唾液腺常发生于颈侧、咽部、颌骨及牙龈等部位。

存在异位腺体的患者无症状或有涎腺瘘,可继发炎症、囊肿、肿瘤。

迷走于颈淋巴结的唾液腺需与淋巴瘤鉴别。如迷走于颌骨内,则可发生骨内腺源性肿瘤。

第三节　导管异常

【简介】

唾液腺导管发育异常是一类少见的先天性疾病,其中最常见的是先天性唾液腺导管扩张(congenital dilation of salivary gland duct)和导管开口位置异常。导管缺失或导管先天闭锁非常罕见,也可能由于患者无症状,缺乏相关资料。

先天性唾液腺导管扩张患者多无明显不适,部分于面颊部腮腺导管走行处可触及条索状包块,挤压时口内口水增多,相应包块减小。常因继发感染,局部肿痛流脓就诊。

唾液腺导管开口位置异常,如副导管开口位于颊、下颌下缘、上颌窦等部位。多为进食时发现皮肤表面小孔处有清亮液体流出。临床可见正常导管口存在或位置变异,面颊部可见小孔,挤压或酸刺激时有液体从小孔处流出,可伴有副耳。

唾液腺导管先天闭锁罕见,易形成潴留囊肿,伴口干。

【病理基础】

镜下主要表现为导管扩张,位于腮腺者常发生在末梢导管,导管上皮可为单层或多层,腔内可含絮状分泌物。位于下颌下腺者可表现为导管局部扩张形成憩室,镜下仅表现为管腔增大。

【影像学表现】

导管异常类疾病一般需要行涎腺造影术,可以在碘油或碘水灌注后选择正位和侧位平片检查、CBCT或传统CT检查。

先天性唾液腺导管扩张涎腺造影术表现为导管系统异常扩张,可单侧,也可双侧同时出现。造影示主导管扩张成囊状或憩室样,末梢导管扩张呈点状或球状阴影。

唾液腺导管开口位置异常建议使用CBCT辅助下涎腺造影术,经三维重建后有助于明确导管位置关系和走行方向,对术前制订手术方案具有指导价值。

【诊断思路及诊断要点】

主要根据病史(病程较长)和涎腺造影术表现。对于先天性唾液腺导管扩张需要结合临床,排除唾液腺慢性阻塞性炎症类疾病,后者病程相对较短,有局部阻塞原因可资鉴别。

第四节 血管瘤、血管畸形

【简介】

血管瘤(hemangioma)和血管畸形(vascular malformation)约占所有唾液腺肿瘤的1%~5%,根据国际脉管异常研究学会(International society for the study of vascular anomalies,ISSVA)对脉管性疾病的二分法,可将其分为肿瘤和畸形两类。肿瘤类病变包括血管瘤、血管内皮细胞瘤、血管肉瘤等;畸形分为低流速(毛细血管畸形、淋巴管畸形、静脉畸形)、高流速(动脉畸形)和混合畸形。血管瘤和静脉畸形在唾液腺区较多见,其余相对少见。本节主要介绍血管瘤和血管畸形。血管瘤通常表现为内皮细胞增生,畸形则表现为正常的内皮细胞更新。

临床表现上,血管瘤病变小时边界清楚,病变大时边界模糊,可累及皮下脂肪、骨骼、神经血管;表浅的血管瘤表现为柔软、按压变形、无搏动及杂音。动脉畸形的患者可表现为发红、发热、血管搏动及溃疡出血等。静脉畸形根据位置深浅表现不同。如位置较深,则皮肤或黏膜颜色正常;位置表浅病变部位皮肤呈蓝色或深紫色。其边界不清,扪之柔软,可被压缩,有时可扪及静脉石。

【影像学表现】

X线血管造影(包括DSA)、CT和MR等影像学检查方法可用于唾液腺区血管瘤和血管畸形的影像学诊断。根据血管瘤和血管畸形类型的不同,各种影像学检查的作用和特点也不尽相同。MR检查对清晰显示唾液腺区血管瘤和静脉畸形的范围具有重要作用。

CT可见血管瘤和血管畸形多为软组织肿块,血管瘤及静脉畸形多呈圆形,可多发,内有钙化的静脉石(见本节"病例"),增强后,早期无明显强化,之后呈渐进式、填充式强化;毛细血管畸形及动脉畸形形态不规则,呈弥漫性改变,动脉畸形早期即明显强化,可显示供血动脉及引流静脉。

MRI 可见血管瘤和静脉畸形多为 T_1WI 等信号,T_2WI 不均匀高信号,如其内血流较慢或有出血,则均可表现为高信号;动脉畸形则可见流空血管,呈匍匐状、管状、大小不一的多囊状低信号,静脉注入对比剂后,可见明显强化,强化方式与 CT 相似。

【典型病例】

病例　患者,女,61 岁。左侧颞下颌关节疼痛 50 年余,自觉左耳不适。诊断为静脉畸形,CT 和 MRI 表现见图 15-4-1。

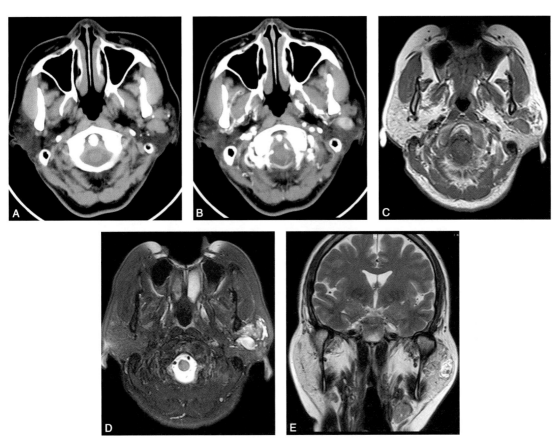

图 15-4-1　静脉畸形 CT 和 MRI 表现

CT 平扫示左腮腺多发软组织增厚影及结节影,伴多发点状钙化灶(A);增强后强化明显(B);MR 平扫示左侧腮腺咬肌区多发片状异常信号影,形态不规则,范围弥散,T_1WI(C)呈等低信号,脂肪抑制 T_2WI(D)呈明显高信号,冠状位 T_2WI(E)呈稍高信号,内见颗粒状低信号。

【诊断思路及诊断要点】

婴幼儿血管瘤常见。以腮腺区多见,可多发。形态学上低流速病变多呈类圆形或团块状,边界清楚;高流速病变多不规则,界限不清。

CT 表现为软组织肿块,低流速病变为渐进性强化;高流速病变则早期明显强化,可见供血动脉及引流静脉。MRI 中 T_1WI 呈等或低信号,T_2WI 呈多囊状均匀高信号或点状、管状流空血管,强化方式与 CT 相似。

第五节　淋巴管畸形

【简介】

淋巴管畸形或淋巴管瘤（lymphangioma）是一种主要由淋巴管组成的良性肿瘤。该病变可分为单纯性淋巴管瘤、海绵状淋巴管瘤和囊性淋巴管瘤。临床表现为无痛性肿块、质地柔软、触之波动感，90%在2岁前发病，75%~80%的囊性淋巴管瘤累及颌面下部和颈部。

【影像学表现】

囊性淋巴管瘤的CT/MRI表现为圆形或类圆形肿块，边界清晰，可见包膜。腮腺与下颌下腺区的淋巴管瘤CT主要表现为囊状低密度病变，边界清晰，多有囊隔。海绵状淋巴管瘤CT多表现为微小多囊状低密度，可呈浸润性生长，有"见缝就钻"的趋势。增强CT扫描囊隔呈轻中度强化，边缘环形强化（见本节"病例"）。

MRI上，病变内的液体多为T_1WI低信号和T_2WI高信号，若液体的蛋白含量较高，则T_1WI信号也相应增高（见本节"病例"），可出现液-液平面。

【典型病例】

病例　患者，男，17岁。右侧腮腺区无痛性肿物4年余。诊断为淋巴管畸形，CT和MRI表现见图15-5-1。

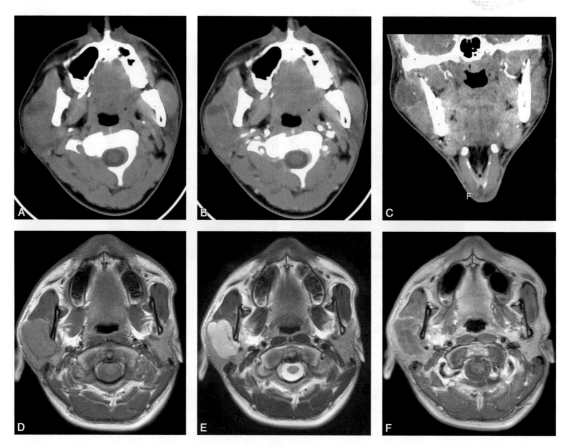

图15-5-1　淋巴管畸形CT和MRI表现

CT平扫（A）示右侧腮腺区液性低密度肿块，内见少许分隔，增强（B、C）边缘及分隔强化；MR平扫示右侧腮腺咬肌区异常信号灶，边界清，T_1WI（D）呈稍高信号，T_2WI（E）呈高信号，内见多房分隔，增强（F）分隔有强化。

【诊断思路及诊断要点】

淋巴管畸形以儿童多见,多数呈类圆形,边界清楚。

CT 多表现为囊液性低密度,通常有囊隔,增强囊壁及囊隔轻度强化。

MRI 上,T_1WI 呈多囊状等或低信号,T_2WI 呈多囊状高信号,有时可见液-液平面(蛋白含量高),强化方式与 CT 相似。

第六节　唾液腺发育异常影像学诊断思路

1. 诊断思路

(1) 充分收集病史和临床检查证据。

(2) 怀疑唾液腺发育异常时,有以下影像学方法可供选择:涎腺造影术、CT、MRI 等。

(3) 涎腺造影术时,由于导管口未发育或发育不良,往往无法找到开口完成造影插管,从而无法诊断。

(4) CT 和 MR 检查均可通过唾液腺结构是否存在或大小变化,确定唾液腺先天缺失或发育不全,但是对于发育不全的腺体功能无法进行评估,此时需要核素检查。

(5) 排除其他常见疾病。

2. 鉴别诊断思路　涎腺造影术检查时,如强行完成插管,由于对比剂用量较少,腺体充盈差,与造影充盈不足时出现相同的影像学表现,需注意鉴别。

儿童期舍格伦综合征、1 型糖尿病、唾液腺放射学损伤等患者,可与唾液腺发育异常患者出现相同的临床表现,需注意询问病史,进行全面的临床检查并结合相关实验室检查,综合评估。儿童期舍格伦综合征多伴眼干、双侧腮腺反复肿胀,但检查时可找到腮腺导管开口,实验室检查时有多项免疫指标呈阳性,如抗核抗体(ANA)、抗 SSA、抗 SSB 等。1 型糖尿病有多饮、多尿、多食、体重减轻等表现,实验室检查血糖升高。唾液腺放射损伤患儿有明确的放射治疗病史。

另外还需要与后天外伤、手术等因素造成的唾液腺缺失/缺损鉴别,后者均有相关病史,手术区皮肤可见瘢痕。

> **报告书写规范要求**
>
> (1) 描述病变部位、大小、形态、边界、累及范围等。
>
> (2) 全面观察,从病变主体开始描述,注意有无正常组织结构缺失或局部异常密度/信号改变,注意周围有无其他结构异常,有无与腺体组织相似的密度/信号,注意颌面骨、周围软组织情况,与皮肤有无相通。
>
> 例如:腮腺缺失
>
> 影像描述:左侧下颌骨形态短小,左侧下颌骨升支及髁突骨质形态异常,左咬肌密度减低,左腮腺正常腺体组织缺失,代之以脂肪密度,左外耳道闭锁。下颌中线左偏。
>
> 影像学诊断:左侧腮腺缺失。

───── 练习题 ─────

1. 名词解释

（1）迷走唾液腺

（2）静止性骨腔

（3）淋巴管瘤

2. 选择题

（1）唾液腺先天缺失患者可出现的症状是

    A. 口水较少   B. 眼干   C. 链球菌感染

    D. 鼻窦炎   E. 中耳炎

（2）唾液腺导管异常患者应首选的影像学检查是

    A. 涎腺造影术   B. 超声

    C. 传统 CT   D. 锥形束 CT 辅助下涎腺造影术

    E. MRI

（3）淋巴管畸形的影像学特点为

    A. 高密度肿块   B. 增强明显强化   C. 增强后分隔强化

    D. 单房   E. 等密度肿块

（4）鳃弓综合征的可表现为

    A. 颌骨短小   B. 咀嚼肌薄弱   C. 眶距增宽

    D. 腮腺缺失或发育不全   E. 外耳道闭锁

（5）唾液腺好发的血管畸形包括的类型有

    A. 静脉畸形   B. 动静脉畸形   C. 淋巴管畸形

    D. 海绵状血管瘤   E. 毛细血管瘤

3. 简答题

（1）简述唾液腺先天缺失或发育不全的诊断。

（2）简述唾液腺区脉管畸形的分类及各类别影像学特点。

选择题答案：（1）A　（2）D　（3）C　（4）ABDE　（5）ABDE

（乐维婕　张春叶　陶晓峰）

───── 推荐阅读资料 ─────

［1］马绪臣. 口腔颌面医学影像学. 5 版. 北京：人民卫生出版社，2012：179-180.

［2］王铁梅，余强. 口腔医学：口腔颌面影像科分册. 北京：人民卫生出版社，2015：288-293.

［3］邱蔚六，余强，燕山. 颌面颈部疾病影像学图鉴. 济南：山东科学技术出版社，2002：292-298.

［4］余强，王平仲. 颌面颈部肿瘤影像诊断学. 上海：世界图书出版公司，2009：234-248.

第十六章

唾液腺非肿瘤病变影像学
诊断和病理基础

第一节 涎 石 病

【简介】

涎石病（salivolithiasis）是指发生在唾液腺腺体及其导管中的钙化性团块而引起的一系列病变。下颌下腺涎石最常见，腮腺次之。结石常使唾液排出受阻，并继发感染，造成腺体急性或反复发作的炎症。可发生于任何年龄，以 20~40 岁的中青年人多见，男性多于女性。病程短者数天，长者数年甚至数十年。涎石的形成机制尚不完全清楚，一般认为与异物、炎症、各种原因造成的唾液滞留有关，也可能与机体的无机盐新陈代谢紊乱有关。小的唾液腺结石症状不明显，大的结石阻塞导管影响唾液排出时，则出现阻塞性症状；特点是每次进食时患侧腺体迅速肿胀、疼痛，进食后症状可逐渐减轻、消退。用双手做口内外联合触诊时，可触及前端较大的结石。

【病理基础】

1. **大体检查**　腺体组织较正常偏硬，剖面可见圆形、椭圆形、圆柱形的黄白色结石，腺体小叶结构尚在，但可见多少不等的灰白色区域（图 16-1-1A）。

2. **镜下表现**　结石所在部位导管扩张，导管上皮显著黏液细胞分化，管腔内可见中性粒细胞、淋巴细胞浸润，周围腺体组织内腺泡不同程度萎缩，代之以增生纤维结缔组织和浸润的淋巴细胞（图 16-1-1B）、浆细胞。

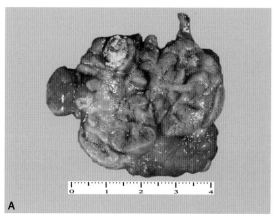
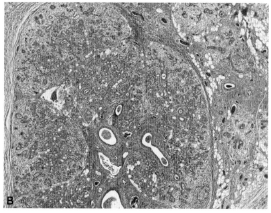

图 16-1-1　涎石病病理表现

A.腺体剖面可见结石，腺体部分区域呈灰白色；B.镜下见腺泡不同程度萎缩，淋巴组织浸润，导管内可见炎性细胞（HE，×4）。

【影像学表现】

1. **X线平片** 采用咬𬃟片检查口底,在片上出现高密度即可确诊。发生在下颌下腺导管前部的涎石摄颏下颌横断𬃟片,下颌下腺导管后部及腺体内的涎石应选摄下颌下腺侧位片。钙化程度较低的涎石,在 X 线片上难以显示,可进行涎腺造影术,涎石所在处表现为圆形、卵圆形或梭形充盈缺损。

2. **CT 表现** CT 上结石表现为位于腺体内或导管走行区的高密度,呈圆形、椭圆形或梭形,CT 值 200~1 500HU,可伴有导管增粗,腺体阻塞性炎症改变。

3. **MRI 表现** 结石在 T_1WI 及 T_2WI 上均表现为低信号,增强后无强化,可显示出增宽的导管及阻塞性炎症引起的 T_2WI 信号增高。

【典型病例】

病例 1 患者,女,49 岁。反复右颌下肿胀半年余。诊断为右下颌下腺导管结石,CT 和 MRI 表现见图 16-1-2。

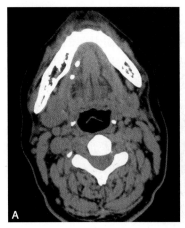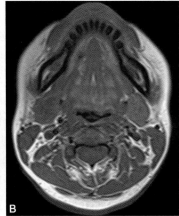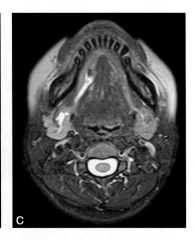

图 16-1-2 右下颌下腺导管结石 CT 和 MRI 表现

CT 平扫(A)示右侧下颌下腺导管内见 2 枚点状高密度影;右侧下颌下腺导管结石伴有右下颌下腺导管增宽,$T_1WI(B)$ 及 $T_2WI(C)$ 示结石均呈点状低信号,扩张的右下颌下腺导管呈明显高信号(C)。

病例 2 患者,女,65 岁。左耳前区反复肿胀 1 年,加重 1 周。诊断为左腮腺导管结石伴左腮腺炎,CT 表现见图 16-1-3。

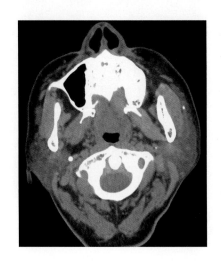

图 16-1-3 左腮腺导管结石伴左腮腺炎 CT 表现

平扫示左侧腮腺导管内小点状高密度,左侧腮腺密度不均匀增高。

【诊断思路及诊断要点】

在 CT 上结石表现为位于腺体内或导管走行区的高密度,可伴导管增粗、腺体阻塞性炎症改变。MRI 中 T_1WI 和 T_2WI 均表现为低信号。

第二节　涎　腺　瘘

【简介】

由于外伤或外科手术损伤唾液腺或唾液腺导管造成涎液外流者,称为涎腺瘘(sialosyrinx),临床表现为面部皮肤有小瘘口,时有清亮涎液流出。本病主要原因为损伤,多发生在腮腺及其导管部,手术治愈率高。唾液腺区损伤后的清创缝合是预防本病的关键。

【影像学表现】

明确诊断涎腺瘘需进行涎腺造影术。外涎腺瘘唾液经瘘口流至面颊部,内涎腺瘘唾液流入口腔。CT 和 MRI 可进一步显示涎腺瘘的深浅和毗邻关系。

【典型病例】

病例　患者,女,49 岁。右侧下颌外伤后流脓 1 个月。诊断为涎腺瘘,CT 平扫表现见图 16-2-1。

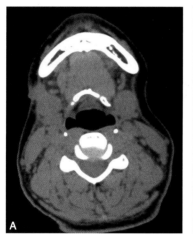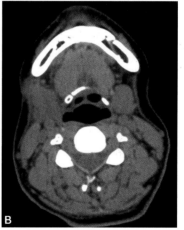

图 16-2-1　涎腺瘘 CT 平扫表现

右侧下颌皮肤及皮下软组织增厚,右侧下颌下腺与皮肤表面相延续。

【诊断思路及诊断要点】

涎腺造影术可明确诊断涎腺瘘。CT 和 MRI 可进一步显示涎腺瘘的深浅和毗邻关系。

第三节　炎　　症

一、急性化脓性腮腺炎和慢性复发性腮腺炎

【简介】

1. **急性化脓性腮腺炎(acute purulent parotitis)**　本病由化脓性致病菌引起,常见的病原

菌是金黄色葡萄球菌、链球菌。临床较少见,多并发于有严重疾病(如急性传染病)或大手术后造成全身及腮腺局部抵抗力极度低下的患者,口腔内致病菌逆行感染至腮腺而发病。此外,外伤或周围组织炎症的扩展、涎石等亦可引起本病。

2. 慢性复发性腮腺炎(choronic recurrent parotitis) 本病可发生于儿童或成人,多自儿童期发病,到青春期后仍未痊愈,则演变为成人复发性腮腺炎。发作期数天至数周,间隔期数周、数月不等。一般认为与儿童免疫系统发育不成熟,免疫力低下,易发生逆行感染有关。部分患儿有家族性发病史。先天性唾液腺发育异常也可能为其潜在的发病因素。

【病理基础】

镜下表现为腺体导管和腺小叶内大量中性粒细胞浸润,腺泡结构破坏和坏死,可见中性粒细胞聚集形成化脓灶。

【影像学表现】

1. X线平片 急性化脓性腮腺炎不宜做腮腺造影,因急性期对比剂可通过薄弱的导管壁进入导管周围,使炎症扩散。慢性复发性腮腺炎的主导管一般无异常改变或可轻度扩张;分支导管因发育尚未成熟,较少显示;末梢导管扩张呈点状、球状,少数甚至可呈腔状,副腮腺也可受累;排空功能延迟。

2. CT表现 平扫可见腮腺明显肿大,由于腺泡内充满炎性渗出物而密度增高,境界不清,形态多不规则,增强扫描呈轻中度强化。若感染较严重可形成脓肿,内为液性低密度影,增强后不强化,周边可见环形强化。炎症突破腮腺包膜可引起邻近筋膜层增厚,皮下脂肪层呈网格状改变等,亦可向前累及咀嚼肌。

3. MRI表现 T_1WI 呈低信号或等信号,T_2WI 呈等或不均匀高信号;若有脓肿形成,中央脓腔呈明显高信号,增强 T_1WI 可见明显强化,局部可表现为环形强化,病变整体分布较为散在;DWI上中央脓腔弥散受限,信号增高;TIC多呈缓慢上升型或平台型。侵犯皮下及邻近肌肉可引起肿胀,T_2WI 信号增高,增强可见强化。慢性复发性腮腺炎可见多发小圆形 T_1WI 低信号、T_2WI 高信号,为扩张的末梢导管,增强后无明显强化。

【典型病例】

病例1 患者,男,58岁。右腮腺肿大半个月,抗感染治疗有效。诊断为右侧腮腺炎,MRI表现见图 16-3-1。

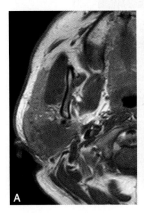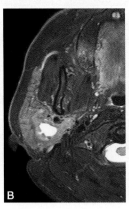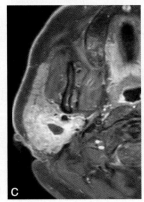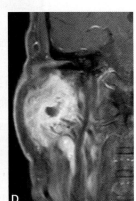

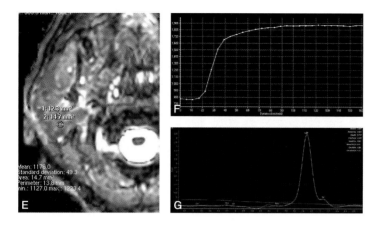

图 16-3-1　右侧腮腺炎 MRI 表现
轴位 $T_1WI(A)$ 呈稍低信号,局部小圆形低信号;轴位脂肪抑制 $T_2WI(B)$ 呈稍高信号,其内另见更高信号;轴位(C)及冠状位(D) T_1WI 增强病变呈明显强化,脓腔未见强化,边缘可见环形强化;ADC 图(E)示 ADC 值约 $1.17×10^{-3}mm^2/s$;TIC(F)呈平台型;MRS(G)未见明显增高胆碱峰。

　　病例 2　患儿,男,5 岁。左侧腮腺反复肿大 2 年余。诊断为左侧腮腺炎,腮腺造影表现见图 16-3-2。

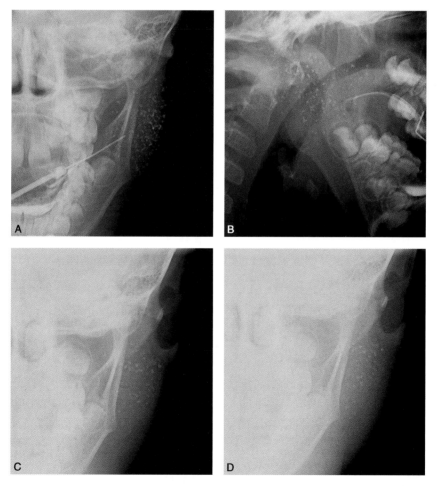

图 16-3-2　左侧腮腺炎造影
正位片(A)及侧位片(B)显示左侧腮腺末梢导管多发斑点状扩张,主导管及分支导管未见明显扩张;延迟 2min(C)和延迟 5min(D)仍可见扩张的末梢导管显影,排空明显延迟。

病例 3　患儿,女,15 岁。双侧腮腺反复肿大。诊断为双侧腮腺炎,MRI 表现见图 16-3-3。

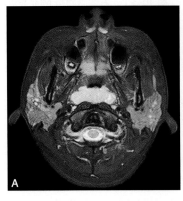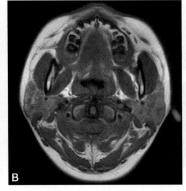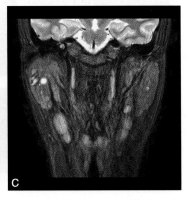

图 16-3-3　双侧腮腺炎 MRI 表现

双侧腮腺肿胀,多发小圆形异常信号,轴位 $T_1WI(B)$ 呈等信号;轴位脂肪抑制 $T_2WI(A)$ 呈高信号,冠状位脂肪抑制 $T_2WI(C)$ 呈高信号。

【诊断思路及诊断要点】

急性化脓性腮腺炎起病急,临床多有红、肿、热、痛表现,慢性腮腺炎临床症状可不明显,多有反复发作史。病变较散在,边界不清,形态不规则,无明显占位效应。

X 线显示腮腺导管情况清楚直观。慢性腮腺炎 X 线表现为末梢导管扩张呈点状、球状,少数甚至可呈腔状,主导管及分支导管未见明显扩张。

CT 可显示病变及与周边组织关系。病变多为边界不清、形态不规则的密度增高影,增强呈轻中度强化;可形成脓肿,内为液性低密度,增强后不强化,周边可见环形强化。炎症突破腮腺包膜可引起邻近筋膜层增厚,皮下脂肪层呈网格状改变等,亦可向前累及咀嚼肌引起肿胀。

MRI 可显示病变范围并反映病变内部组织特点,功能成像可进一步提供鉴别诊断价值。T_1WI 呈低信号或等信号,T_2WI 呈等或不均匀高信号,脓肿中央脓腔呈明显高信号,增强 T_1WI 呈环形强化;DWI 上中央脓腔弥散受限,信号增高,病变实质部分 ADC 值多略高于 $1×10^{-3}mm^2/s$;TIC 多呈缓慢上升型或平台型,MRS 无明显增高胆碱(choline,Cho)峰。慢性复发性腮腺炎可显示扩张末梢导管。

二、慢性阻塞性唾液腺炎

【简介】

慢性阻塞性唾液腺炎(chronic obstructive sialadenitis)可发生在腮腺或下颌下腺,发生于下颌下腺者多因下颌下腺导管结石引起。本病多由局部因素引起,如导管开口或前段狭窄、涎石、异物、瘢痕或肿瘤压迫等,少数患者可能与全身代谢有关。临床典型症状是进食时腺体肿胀;查体可见腮腺稍肿大,中等硬度,轻压痛。对患侧腮腺表面稍加按摩后即有"咸味"液体自导管口流出,随之局部感到轻快。

【病理基础】

腺体导管扩张,腺泡不同程度萎缩,间质内纤维组织增生,伴淋巴细胞、浆细胞浸润,腺小叶内可见导管上皮增生。

【影像学表现】

1. X 线平片　涎腺造影术是阻塞性唾液腺炎的主要检查方法,表现为导管系统的扩张,主导管可为连续性明显扩张,或节段性扩张,呈"腊肠样",分支导管及末梢导管一般无明显扩张,随病变严重程度增加,可逐渐累及分支导管,少数甚至累及末梢导管。排空功能延迟。

2. CT 表现　平扫表现为腺体肿大,密度增高,增强后明显强化。可见扩张增粗的主导管内为涎液。有时导管内可见高密度结石。伴蜂窝织炎时,可有邻近筋膜层增厚,皮下脂肪层网格状改变。

3. MRI 表现　T_1WI 呈低信号或等信号,T_2WI 呈等或不均匀高信号,增强 T_1WI 可见明显强化,有脓肿者可表现为环形强化,可见增宽导管,内呈 T_2WI 高信号;结石在 T_1WI 及 T_2WI 上均呈高信号。

【典型病例】

病例 3　患者,女,15 岁。反复进食后左腮腺肿胀。诊断为左侧慢性阻塞性腮腺炎,涎腺造影术表现见图 16-3-4。

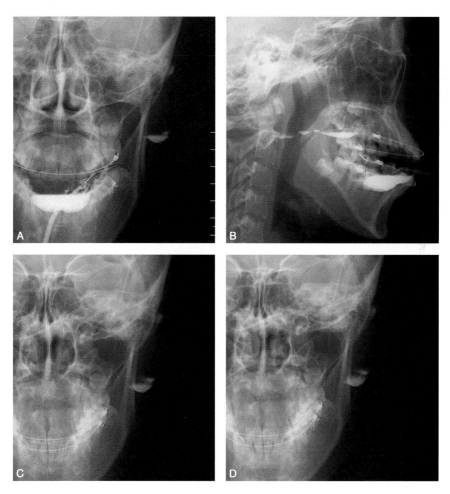

图 16-3-4　左侧慢性阻塞性腮腺炎腮腺造影

正位片(A)及侧位片(B)显示左侧腮腺主导管节段性明显扩张,呈"腊肠样",分支导管及末梢导管未见明显扩张;延迟 2min(C)和延迟 5min(D)仍可见主导管对比剂残留,排空明显延迟。

病例4 患者,女,68岁。进食后双侧腮腺肿胀。诊断为双侧慢性阻塞性腮腺炎,CT表现见图16-3-5。

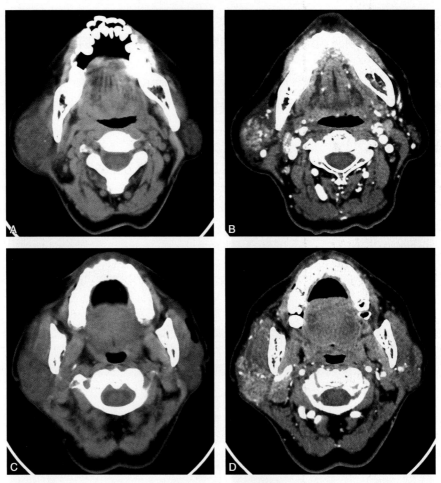

图16-3-5 双侧慢性阻塞性腮腺炎CT表现

轴位平扫(A)见双侧腮腺密度增高,局部见细小点状钙化,轴位平扫(C)可见双侧主导管扩张;轴位增强(B)见双侧腮腺明显不均匀强化,右侧明显,轴位增强(D)中扩张的腮腺导管管壁可见强化,显示更清楚。

病例5 患者,男,58岁。左侧下颌持续性肿胀。诊断为左侧慢性下颌下腺炎,MRI表现见图16-3-6。

【诊断思路及诊断要点】

阻塞性腮腺炎多因唾液腺反复肿胀就诊,主要发生在进食后,表现为腺体肿胀。影像学检查:X线造影主导管可为连续性明显扩张,或节段性扩张,呈"腊肠样",分支导管及末梢导管一般无明显扩张,排空功能延迟;CT和MRI可见腺体肿大,密度/信号异常,增强后明显强化,可见扩张的导管,有时可见结石影,多较容易诊断。

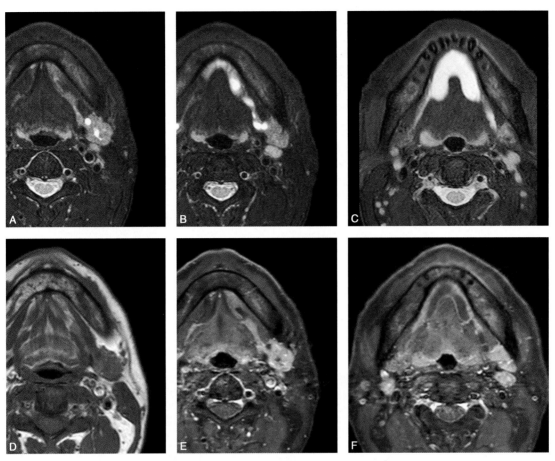

图 16-3-6　左侧慢性下颌下腺炎 MRI 表现

轴位脂肪抑制 $T_2WI(A、B)$ 呈稍高信号，增宽纡曲的下颌下腺导管增宽呈明显水样高信号；轴位脂肪抑制 $T_2WI(C)$ 示口底正中高信号囊肿阻塞左侧下颌下腺导管开口；轴位 $T_1WI(D)$ 呈低信号；轴位 T_1WI 增强 $(E、F)$ 示左侧下颌下腺明显强化，囊肿及扩张的左侧下颌下腺导管未见明显强化。

三、唾液腺结核

【简介】

唾液腺结核为结核杆菌感染所致，多有家族或个人结核病史。传播途径大多是淋巴源性传播。发生在腮腺较多见，下颌下腺次之，发生在下颌下腺及小唾液腺很少。临床上分慢性包块型和急性炎症型。

【病理基础】

镜下可见腺体组织内肉芽肿性结节形成，肉芽肿性结节由朗格汉斯细胞、上皮样组织细胞构成，中央伴干酪样坏死，周围可见淋巴细胞浸润，间质纤维组织增生。病理表现见图 16-3-7。

【影像学表现】

1. X 线表现　当病变局限在唾液腺淋巴结时，呈良性占位性表现，可见分支导管移位、腺泡充盈缺损等；当病变突破淋巴结包膜，侵犯腺体实质时，则表现为恶性肿瘤征象，腺泡破坏、对比剂外渗等。

2. CT 和 MRI 表现　当病变局限在唾液腺淋巴结时，表现为腺体内类圆形或椭圆形肿块影，境界多较清楚，密度/信号不均匀，增强后不均匀强化，多伴坏死，呈环形强化，部分可融合成"串珠状"环形强化。部分可见点状钙化。多数患者伴单侧或双侧颈部淋巴结肿大。

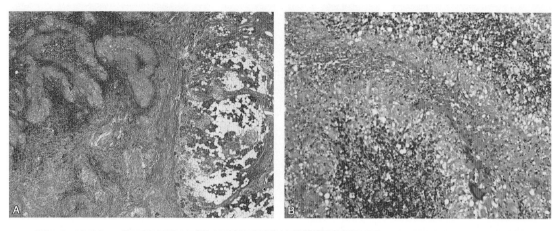

图 16-3-7 唾液腺结核病理表现

A.腺体内可见肉芽肿性结节(HE,×4);B.肉芽肿中央坏死,周边上皮样细胞围绕,可见排列呈马蹄形的多核巨细胞(HE,×20)。

【典型病例】

病例6 患者,女,25岁。发现双侧腮腺区占位1月余。诊断为双侧腮腺结核,CT表现见图 16-3-8。

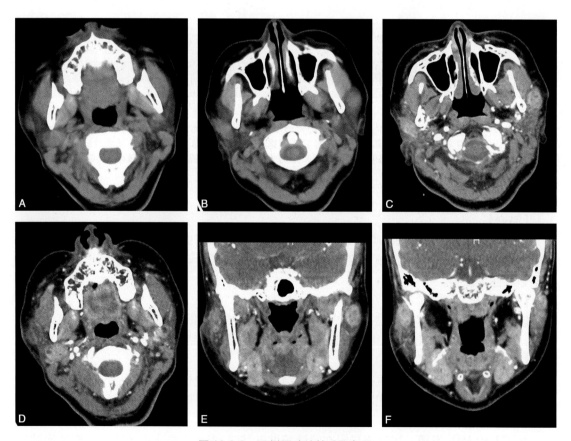

图 16-3-8 双侧腮腺结核 CT 表现

轴位平扫(A、B)可见双侧腮腺多发类圆形或椭圆形肿块,境界清楚,密度不均匀,内可见稍低密度影;增强轴位(C、D)及冠状位(E、F)见双侧腮腺病变明显不均匀强化,部分呈环形强化。

【诊断思路及诊断要点】

发生在腮腺的结核多为淋巴结结核,患者多以无痛性肿块就诊。X 线造影表现为腺体内的充盈缺损改变,边界清楚或不清;CT 和 MRI 可提供更多的信息,即腺体内类圆形肿块,密度/信号不均匀,增强后多见环形强化,呈"串珠样"改变,CT 上伴有钙化时,可以更加确认结核的诊断。除此之外,多数伴有同侧或双侧淋巴结的肿大。

第四节　免疫反应性病变

一、舍格伦综合征

【简介】

舍格伦综合征(Sjogren syndrome,SS)是一种慢性炎症性自身免疫性疾病,主要累及外分泌腺,又名自身免疫性外分泌腺体上皮细胞炎或自身免疫性外分泌病。SS 分原发性和继发性,仅有口干症及眼干症者为原发性 SS,有结缔组织病者为继发性 SS。

本病多见于中老年女性,男女比例约 1:10。临床除有唾液腺和泪腺功能受损而出现口干、眼干外,尚有其他外分泌腺(如唾液腺肿大,有时可扪及包块)及腺体外其他器官的受累而出现多系统损害的症状。

【病理基础】

1. 大体检查　腺体组织弥漫性增大或局灶肿瘤样结节形成,切面见病变区呈灰红色,肿瘤样结节区域质地较嫩,界限不清。

2. 镜下表现　腺小叶内灶性淋巴细胞浸润和腺泡破坏,导管尚残余,残余导管上皮可伴有不同程度的增生,形成上皮岛。肿瘤样结节区域可见淋巴组织成片浸润,淋巴滤泡形成,其间散在大小不等的增生上皮岛(图 16-4-1)。

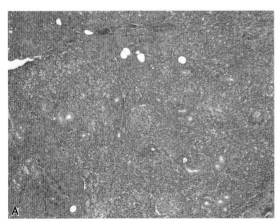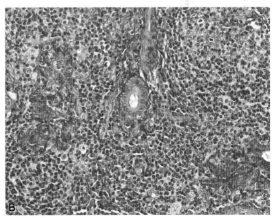

图 16-4-1　舍格伦综合征病理表现

A.腺泡结构破坏,代之以淋巴组织(HE,×10);B.导管上皮增生形成上皮岛(HE,×40)。

【影像学表现】

1. X 线平片　涎腺造影术是诊断 SS 的重要检查方法。其表现主要分为 4 型:

(1) 腺体形态正常,排空功能迟缓。

（2）唾液腺导管末梢扩张：是 SS 较典型的表现，可见主导管无明显改变，腺体内分支导管变细、稀少或不显影。末梢导管扩张逐渐加重，并分为 4 期。①点状期，末梢导管呈弥漫、散在点状扩张，直径小于 1mm；②球状期，末梢导管扩张呈球状，直径 1～2mm；③腔状期，末梢导管球状扩张影像融合，呈大小不等、分布不均的腔状，直径大于 2mm；④破坏期，在病变晚期周围的导管及腺泡被破坏，不能显影，对比剂进入腺体分隔和包膜下。

（3）向心性萎缩：主导管和少数叶间导管显影，周缘腺体组织不显影。多见于晚期病变。

（4）肿瘤样改变：由于局部小叶受侵，融合，形成包块，造影表现为腺泡充盈缺损，分支导管移位，对比剂外溢。

2. CT 和 MRI　早期表现为腺体肿大，密度/信号不均匀，T_1WI 呈不均匀的点状、球状或腔状低信号，T_2WI 呈高信号。晚期腺体可萎缩，呈颗粒状改变。病灶内可伴有钙化。

【典型病例】

病例 1　患者，女，64 岁。口干眼干 1 年余。诊断为 SS，CT 表现见图 16-4-2。

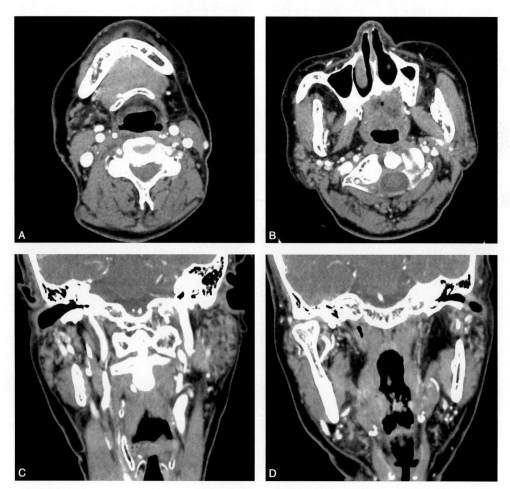

图 16-4-2　舍格伦综合征 CT 表现

轴位不同层面（A、B）示双侧下颌下腺和双侧腮腺萎缩性改变，密度不均，呈颗粒状。冠状位不同层面（C、D）分别显示腮腺、下颌下腺的改变。

病例2　患者,女,59 岁。口干、眼干 2 年余。诊断为 SS,MRI 表现见图 16-4-3。

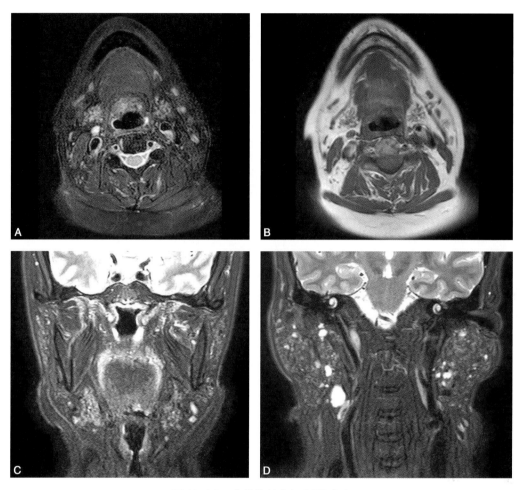

图 16-4-3　舍格伦综合征 MRI 表现

双侧下颌下腺轴位脂肪抑制 T_2WI 呈不均匀稍高信号(A),轴位 T_1WI 呈不均匀低信号(B);冠状位脂肪抑制 $T_2WI(C、D)$ 示双侧下颌下腺和腮腺不均匀稍高信号,内可见小囊状明显高信号。

【诊断思路及诊断要点】

舍格伦综合征的患者多有口干、眼干病史,好发于中老年女性,部分患者伴有其他结缔组织疾病。其影像特点包括:①涎腺造影术,最典型的特点是末梢导管扩张,按病程进展程度可表现为排空延迟改变,致不同程度末梢导导管扩张。晚期可仅表现为主导管和少数叶间导管显影,还可表现为肿瘤样改变。②CT 及 MRI 表现,早期 CT 和 MRI 表现为腺体肿大,密度/信号不均匀,T_1WI 可见不均匀的、呈低信号点状、球状或腔状的区域,T_2WI 对应区域呈高信号。晚期腺体可萎缩,呈颗粒状改变,内可伴有钙化。

二、IgG4 相关性疾病

【简介】

IgG4 相关性疾病以血清 IgG4 水平升高为主要特征,累及多器官或组织,为慢性、进行性自身免疫性疾病。累及唾液腺者以双侧对称性唾液腺肿胀为主要表现,可伴眼干、口干及关节肿痛,常见于中老年男性,可与其他脏器病变同时存在。

【病理基础】

1. **大体检查** 病变最常累及下颌下腺,受累腺体表现为质硬肿块样,切面见腺体小叶不明显,代之以灰黄色组织。

2. **镜下表现** 腺体组织内小叶轮廓尚在,但部分腺泡被淋巴组织取代,伴淋巴滤泡形成,高倍镜下可见淋巴组织内含有较多浆细胞,小叶之间可见细胞量较丰富的纤维组织增生,主要为肌成纤维细胞,且浸润的淋巴组织内含有大量的浆细胞(图 16-4-4)。

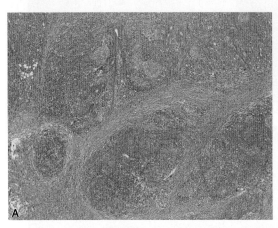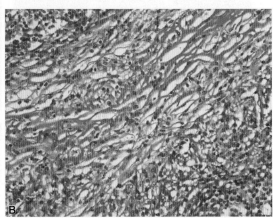

图 16-4-4 IgG4 相关性唾液腺炎病理表现

A. 腺小叶结构尚存,淋巴组织取代腺泡和导管,腺小叶间纤维组织增生(HE,×4);B. 浸润的淋巴组织内含有大量的浆细胞(HE,×40)。

在 IgG4 相关性疾病中,浸润于腺体的浆细胞部分表达 IgG4,且表达 IgG4 和 IgG 的浆细胞比例达 30%~40%以上。

【影像学表现】

CT 和 MRI 多表现为双侧唾液腺的对称性肿大,其内可呈弥漫性密度/信号异常,均匀或不均匀,与正常腺体组织分界不清;增强后可见较明显强化。

【典型病例】

病例 3 患者,男,42 岁。双侧耳前区肿胀 2 年。诊断为 IgG4 相关性腮腺炎,CT 和 MRI 表现为 16-4-5。

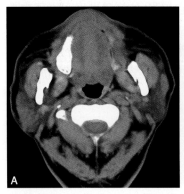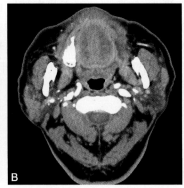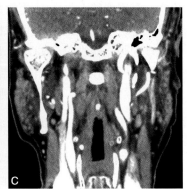

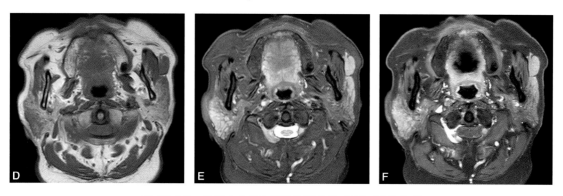

图 16-4-5 病例 1,IgG4 相关性腮腺炎 CT 和 MRI 表现

CT 平扫轴位(A)示双侧腮腺密度不均,见多发不规则肿块影,境界不清,增强轴位(B)和冠状位(C)示双侧腮腺病变明显强化,密度尚均匀;MR 轴位 T_1WI(D)呈低信号,轴位脂肪抑制 T_2WI(E)呈明显高信号,与正常腮腺组织分界不清;轴位脂肪抑制 T_1WI 增强(F)示病变区明显均匀强化。

病例 4 患者,男,70 岁。双侧腮腺区肿大 3 年余。诊断为 IgG4 相关性腮腺炎,CT 和 MRI 表现为 16-4-6。

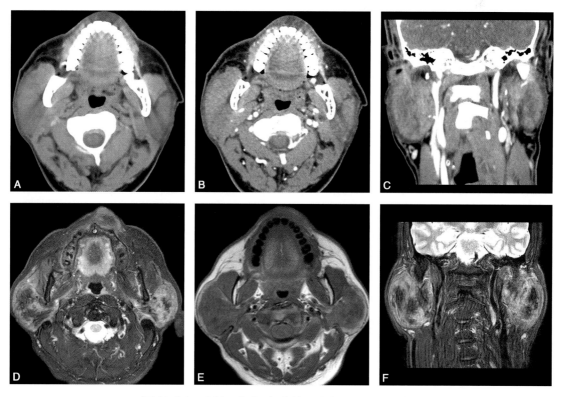

图 16-4-6 病例 2,IgG4 相关性腮腺炎 CT 和 MRI 表现

CT 平扫轴位(A)示双侧腮腺肿大,见弥漫团块状密度增高影,增强轴位(B)及冠状位(C)见双侧腮腺病变较明显强化,密度不均匀;MR 轴位脂肪抑制 T_2WI(D)双侧腮腺以高信号为主、内混杂不规则片状低信号,轴位 T_1WI(E)呈不均匀低信号;冠状位脂肪抑制 T_2WI(F)示双侧腮腺不均匀高信号。

【诊断思路及诊断要点】

双侧唾液腺对称性肿大,可累及一对或多对唾液腺。需与 SS 相鉴别,确诊主要靠病理学检查。

三、嗜酸性淋巴肉芽肿

【简介】

嗜酸性淋巴肉芽肿又称木村病(Kimura disease),1937 年由我国学者金显宅以嗜伊红细胞增多性淋巴肉芽肿首次报道,1948 年日本学者 Kimura(木村哲二)对本病进行了系统描述,之后在国际上称之为木村病,1957 年改为嗜酸细胞增多淋巴肉芽肿。迄今被认为是一种病程较长,以皮下肿块、浅表淋巴结肿大为主要表现的慢性、进行性免疫炎性疾病,临床较少见,极易误诊。本病好发于头颈部,主要累及皮下组织、淋巴结和大唾液腺等组织器官,另外前臂、腋窝、腹股沟、泪腺等处亦可受累。病因目前尚不明确。现已证实与结核菌、梅毒、化脓性球菌、真菌、病毒无关。因病变组织内有大量嗜酸性粒细胞浸润,多伴有外周血嗜酸性粒细胞明显升高,血清免疫球蛋白 E(immunoglobulin E,IgE)升高,且可合并肾病综合征和支气管哮喘,因此多认为该病是一种免疫介导的炎性反应性疾病。本病可发生于任何年龄,以青壮年男性居多,多发于 20~40 岁。

【病理基础】

镜下表现为软组织内淋巴组织和嗜酸性粒细胞弥漫和灶性浸润,可见淋巴滤泡形成(图 16-4-7A),嗜酸性粒细胞较多时,可在局部形成嗜酸性微脓肿。淋巴组织内和滤泡间可见小血管增生(图 16-4-7B),内皮细胞扁平或肿胀。病变发展到后期时,间质内可见较多纤维组织增生,甚至呈瘢痕样。

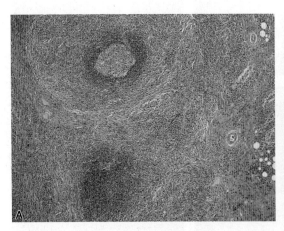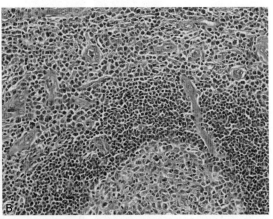

图 16-4-7　嗜酸性淋巴肉芽肿病理表现

A.病变主要由增生的淋巴组织、纤维组织构成,可见淋巴滤泡形成(HE,×10);B.大量嗜酸性粒细胞浸润,伴血管增生(HE,×40)。

【影像学表现】

可单侧或双侧,双侧者可同时发病,也可先后发病,且双侧病理类型一致。MRI 表现为病变组织内类圆形或不规则形密度增高影,略高于周围正常组织密度,T_1WI 多呈等信号,T_2WI 呈等/低信号,增强有不同程度强化。周围淋巴结常有不同程度受累,体积增大,密度/信号均匀,境界清楚,无融合。本病多累及局部皮下组织,邻近皮肤增厚。

【典型病例】

病例 5 患者,男,62 岁。左腮腺区肿大伴皮肤瘙痒半年余。诊断为嗜酸性淋巴肉芽肿,CT 表现见图 16-4-8。

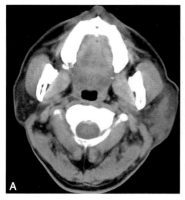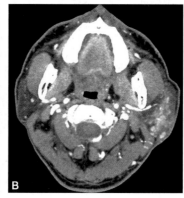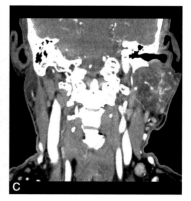

图 16-4-8 嗜酸性淋巴肉芽肿 CT 表现

平扫轴位(A)可见左侧腮腺肿大,见不规则软组织密度增高影,边界不清,可见邻近皮肤及皮下受累;增强轴位(B)及冠状位(C)见左侧腮腺病变较明显强化,密度不均匀。

【诊断思路及诊断要点】

嗜酸性淋巴肉芽肿青壮年男性好发,临床如发现头颈部无痛性肿块伴皮肤瘙痒,病程漫长,外周血嗜酸性粒细胞及血清 IgE 升高,应高度怀疑本病。确诊需依赖病理学检查。

第五节 唾液腺良性肥大

【简介】

唾液腺良性肥大(benign hypertrophy of salivary gland)又称唾液腺肿大症或唾液腺退行性肿大,是一种非肿瘤、非炎症性、慢性、再发性、无痛性肿大的唾液腺疾病。多见于中老年人,多累及腮腺,少数累及下颌下腺,且多为双侧肿大。

【病理基础】

腺泡细胞肥大,为正常腺泡体积的 2~3 倍,细胞核被挤压至基底部。一些糖尿病和长期酗酒者可表现为腺泡萎缩、脂肪组织浸润。

【影像学表现】

1. X 线平片 涎腺造影术表现形态多正常,体积明显增大,部分患者可伴主导管扩张及末梢导管扩张等继发感染表现;排空功能延迟,与腺泡的退变有关,但程度不及 SS 患者重。

2. CT 和 MRI 表现 可直观显示唾液腺腺体肿大,多呈对称性,密度/信号尚均匀,部分患者因腺体退行性改变呈脂肪化,可见 T_1WI 和 T_2WI 高信号。

【典型病例】

病例 患者,女,47 岁。双侧腮腺对称性肿大 3 年余。诊断为腮腺良性肥大,MRI 表现见图 16-5-1。

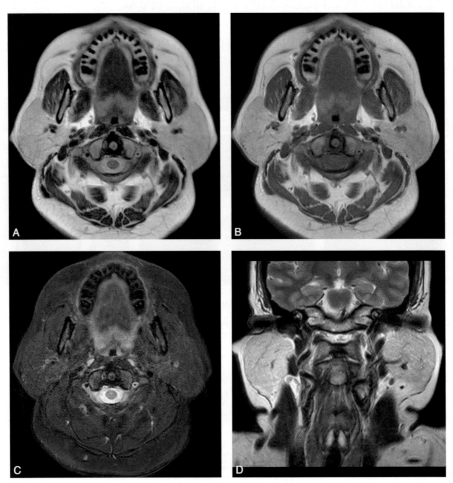

图 16-5-1 腮腺良性肥大 MRI 表现
双侧腮腺对称性肿大,信号尚均匀。轴位 $T_2WI(A)$、$T_1WI(B)$ 及冠状位 $T_2WI(D)$ 呈均匀高信号;轴位脂肪抑制 $T_2WI(C)$ 呈均匀低信号(与腮腺脂肪化有关)。

【诊断思路及诊断要点】

唾液腺良性肥大多见于中老年人,腮腺多见,且多为双侧肿大。影像学诊断不难,表现为腺体的增大,密度/信号多均匀,少数继发感染者可表现为主导管或末梢导管扩张。

第六节 唾液腺非肿瘤病变影像学诊断思路

1. 诊断思路

(1)定位:病灶是否来源于腮腺,或由腮腺外病变引发的腮腺病变,病灶与腮腺及周围结构的关系。

(2)定性:观察病变范围及形态学特点,判断是否为非肿瘤性病变,唾液腺非肿瘤病变多表现为唾液腺内弥漫性、片状异常密度/信号,多无明确的肿块形态,范围较弥漫或有较特征性的影像学特征(结石/淋巴结改变等)。

(3)影像学表现:应结合临床症状/体征及实验室指标综合考虑,作出定性诊断。

2. **鉴别诊断思路** 唾液腺非肿瘤性病变较易给出明确诊断。炎性病变多有较典型的影像学表现和临床症状。自身免疫性病变则要结合各自影像学特点及临床实验室检查给出进一步诊断。

报告书写规范要求

（1）描述病变部位、大小、形态、边界、累及范围等。

（2）全面观察，注意病变始发因素的描写，由病变主体开始描述，注意病变与周围邻近组织关系及伴发改变。腮腺病变要注意描述邻近颌骨骨质、颅底结构的情况及颈部淋巴结情况等。

例如：涎石病

影像描述：右侧腮腺导管近开口处见一点状异常信号，直径约 4mm，T_1WI 及 T_2WI 均呈低信号，增强后无强化。右侧腮腺端导管可见扩张，右腮腺浅叶见斑片状异常信号，境界不清，范围约 2.3cm×3.0cm，T_1WI 呈低信号，T_2WI 及其脂肪抑制呈不均匀高信号，增强后见明显不均匀强化，DWI 呈高信号，ADC 值约 $1.1×10^{-3}mm^2/s$，TIC 呈逐渐上升型，相邻颌骨骨质和颅底结构未见明显异常。双侧颈部未见明显肿大淋巴结。

影像学诊断：右腮腺导管结石，伴右侧腮腺阻塞性腮腺炎。

═══ 练习题 ═══

1. **名词解释**

舍格伦综合征

嗜酸性淋巴肉芽肿

涎石病

2. **选择题**

（1）慢性阻塞性涎腺炎（管炎）的 X 线造影表现为

　　A. 主要是主导管扩张变形

　　B. 末梢导管扩张为主，呈点状、球状和腔状

　　C. 逐渐波及叶间、小叶间导管，晚期末梢导管扩张呈点状

　　D. 晚期点状扩张逐渐减少甚至消失

　　E. 正常排空

（2）涎腺造影检查的禁忌证是

　　A. 对碘化物过敏者　　　　　B. 涎腺肿瘤　　　　　　　　C. 慢性炎症

　　D. 涎腺瘘　　　　　　　　　E. 阴性结石

（3）涎腺舍格伦综合征腮腺造影 X 线表现分型不包括

　　A. 腺体形态正常，排空功能差　　　　　　　B. 涎腺末梢导管扩张

　　C. 向心性萎缩　　　　　　　　　　　　　　D. 肿瘤样改变

　　E. 良性肥大

（4）慢性复发性涎腺炎的主要表现是

    A. 排空正常

    B. 主导管边缘呈羽毛状、花边状、葱皮状等变形

    C. 主导管呈"腊肠状"扩张

    D. 腺体内充盈缺损（小块状）

    E. 末梢导管扩张

（5）涎腺结核 X 线造影表现正确的是

    A. 涎腺淋巴结结核可见腺实质有占位改变，如良性肿瘤所见

    B. 涎腺导管壁破坏、扩张、变形

    C. 涎腺实质结核不会见到对比剂外溢

    D. 涎腺末梢导管扩张呈点状、球状和腔状

    E. 主导管"腊肠样"扩张

（6）关于腮腺良性肥大的描述错误的是

    A. 涎腺造影术表现形态多正常   B. 体积明显增大

    C. 有些可有末梢导管扩张表现   D. 排空功能迟缓

    E. 排空功能正常

3. 简答题

简述舍格伦综合征的 X 线造影分型及特点。

选择题答案：（1）A （2）A （3）E （4）E （5）A （6）E

（杨功鑫　张春叶　陶晓峰）

═════ 推荐阅读资料 ═════

［1］马绪臣. 口腔颌面医学影像诊断学. 6 版. 北京：人民卫生出版社，2012：174-184.

［2］张鹜丹，边杰，罗佳文，等. IgG4 相关性涎腺炎的 CT 诊断价值. 新发传染病电子杂志，2017，2（3）：175-178.

［3］何晓浩，孙淑霞，刘莉. 以多发结节、肿块为特征的腮腺嗜酸性淋巴肉芽肿的多层螺旋 CT 诊断. 中国医学影像学杂志，2017，25（10）：734-737.

［4］NEVILLE BW，DAMM DD，ALLEN CM，et al. 口腔颌面病理学. 3 版. 李江，译. 北京：人民卫生出版社，2013：398-446.

第十七章

唾液腺上皮来源良性肿瘤影像学诊断和病理基础

根据 WHO(2017)头颈部肿瘤分类,唾液腺上皮来源良性肿瘤可分为多形性腺瘤、沃辛瘤(Warthin 瘤)、基底细胞腺瘤、嗜酸细胞瘤、肌上皮瘤、淋巴腺瘤、囊腺瘤、乳头状涎腺瘤、导管乳头状瘤、皮脂腺腺瘤、管状腺瘤和其他导管腺瘤。本章对前 5 种肿瘤进行详述。

第一节　多形性腺瘤

【简介】

多形性腺瘤(pleomorphic adenoma,PA)又名混合瘤(mixed tumor),是最常见的唾液腺良性肿瘤,约占所有唾液腺肿瘤的 60%,常见于腮腺、下颌下腺等大唾液腺,偶见于舌下腺、腭部等小唾液腺,因肿瘤中混合有包括肿瘤上皮组织、黏液组织及软骨样组织,同时组织学形态多样而得名。本病多见于青年女性,生长缓慢,病程长,预后好,术后易复发,少数可恶变。临床主要表现为无痛性、孤立性软组织肿块,偶感疼痛和面部麻木,一般不影响唾液腺的分泌功能和面神经功能。虽然 PA 属于良性肿瘤,但具有易复发倾向和恶变的可能,治疗以扩大手术为主,因此术前影像学准确诊断、定位对于手术方案的制订具有重要意义。同时判断是否存在瘤内恶变亦是影像学的重要工作之一。

【病理基础】

1. **大体检查**　肿块大小不一,表面光滑或呈结节状。位于大唾液腺者常有包膜(图 17-1-1A),位于小唾液腺者可无包膜或包膜不完整。肿块剖面灰白或灰黄色,可夹杂半透明区域(黏液软骨样区域)(图 17-1-1B),有时可伴囊性变、出血、梗死。复发病例可见腺体及软组织内散在多个大小不等的结节,表面通常无包膜,多数结节由于富含黏液软骨样区域而呈半透明样。

2. **镜下表现**　PA 具有多形性的特征,不同肿瘤及同一肿瘤的不同部位表现均可有较大的形态学变异。肿瘤的基本构成成分为上皮和间叶样成分,不同肿瘤中两者的比例不尽相同。上皮成分为腺上皮细胞和肌上皮细胞,腺上皮细胞呈扁平、立方、矮柱状,位于腺管结构的内层,外层可见一至多层的肌上皮细胞。肌上皮细胞通常构成肿瘤的主体,一般成片排列并与间叶样成分相移行,可呈上皮样、浆细胞样、梭形、透明细胞样,在同一肿瘤中可见不同形态的肌上皮细胞混杂排列(图 17-1-1C)。间叶样成分可呈黏液样、软骨样、玻璃样,其中软骨样成分对诊断 PA 是相对特异的结构,不同成分在不同肿瘤中的比例不一,有时可构成肿瘤的主体。

当构成肿瘤的主体是黏液软骨样成分时,常见肿瘤包膜不完整(图 17-1-1D);当构成肿瘤的主体是细胞成分时,常可见肿瘤累及包膜或呈出芽状生长(图 17-1-1E)。与细胞性 PA 相比,黏液样 PA 具有更高的复发倾向。

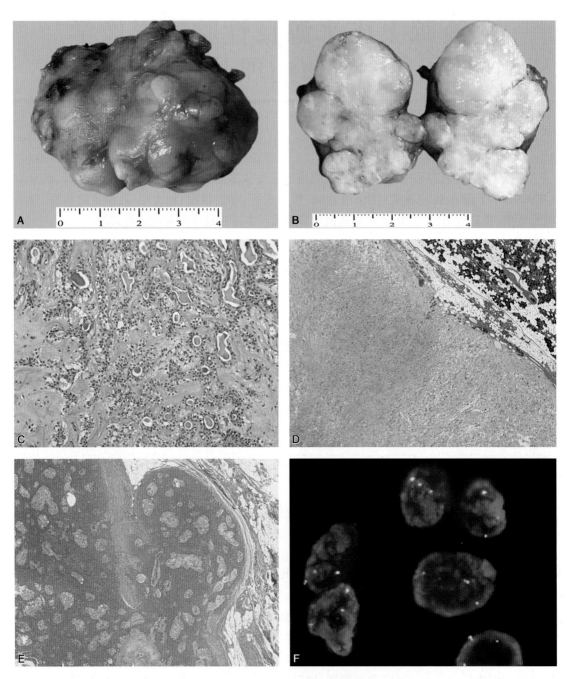

图 17-1-1　多形性腺瘤病理表现

A. 肿瘤表面呈结节状,有包膜;B. 肿瘤切面灰白/灰黄,部分区域半透明,呈黏液样;C. 肿瘤细胞由腺上皮和肌上皮细胞构成,可见黏液软骨样区域(HE,×20);D. 黏液样成分为主的 PA 表面包膜不完整(HE,×4);E. 细胞丰富的肿瘤细胞累及包膜,呈出芽状生长(HE,×4);F. FISH 检测示肿瘤细胞内红绿信号分离。

PA 中鳞状化生较常见,钙化和骨化少见。位于小唾液腺的 PA 中常可见到脂肪成分,但脂肪成分为 PA 的主体者罕见。

肿瘤性腺上皮细胞表达广谱细胞角蛋白(pan-cytokeratin,CKpan)及 CK7、CK8、CK14、CK19 等。肿瘤性肌上皮细胞不同程度地表达 CK7、CK14、CKpan、S-100、Calponin、Vimentin、GFAP 和 SMA,多数肌上皮细胞表达 P63 和 P40。约 70% 的 PA 存在位于 8q12 染色体上的 *PLAG1* 基因断裂(图 17-1-1F),FISH 检测有助于与其他肿瘤鉴别。

【影像学表现】

腮腺是 PA 最好发部位,其次是下颌下腺及小唾液腺(腭部、鼻腔、鼻窦和上呼吸道)。PA 一般呈类圆形、分叶状,边界清楚。病灶较小时即可出现分叶状改变,为较特征性的表现。

1. **X 线平片**　无法显示,涎腺造影术已很少应用。

2. **CT 表现**　体积较小者表现为均匀的、稍高密度的软组织肿块,增强呈明显的渐进性均匀强化;较大者表现为密度不均匀的软组织肿块,其内可见低密度液化坏死灶或囊变区、高密度的出血灶或钙化灶,增强呈明显渐进性的不均匀强化(见本节"病例 1")。

3. **MRI 表现**　T_1WI 呈均匀低信号或等信号;增强呈缓慢持续强化;T_2WI 呈等或不均匀高信号,包膜呈弧形低信号,其内更高信号区可能与病理的黏液样组织相当,低信号区则代表多细胞区(见本节"病例 2")。TIC 呈缓慢上升型(见本节"病例 3"),可能是由于肿瘤血管内皮细胞结构完整,间质成分较多,对比剂流入缓慢并可长时间存留在细胞外间隙所致。DWI 弥散不受限,ADC 值(实性成分)约 $(1.46\pm0.29)\times10^{-3}\mathrm{mm}^2/\mathrm{s}$。

【典型病例】

病例 1　患者,男,62 岁。发现左下颌肿物 5 年。诊断为左侧腮腺 PA,CT 表现见图 17-1-2。

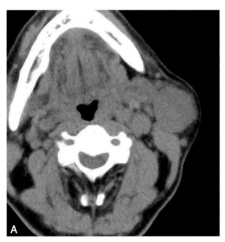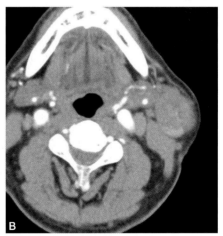

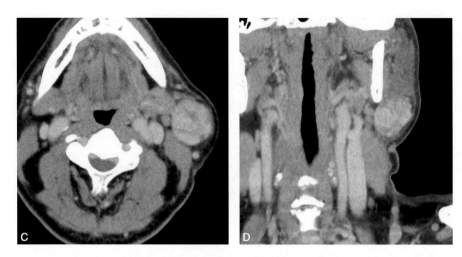

图 17-1-2　左侧腮腺多形性腺瘤 CT 表现

平扫(A)左侧腮腺、颈上区见一类圆形软组织肿块影,境界清楚,可见浅分叶样改变,平扫轴位呈稍高密度(密度高于腮腺),密度较均匀;增强轴位呈明显渐进性不均匀强化,动脉期(B)CT 值约为 77HU,静脉期(C)CT 值约为 137HU;增强冠状位(D)肿块位于左侧腮腺下极。

　　病例 2　患者,女,31 岁。发现左下颌区渐进性增大的肿物 1 年余。诊断为左侧下颌下腺PA,MRI 表现见图 17-1-3。

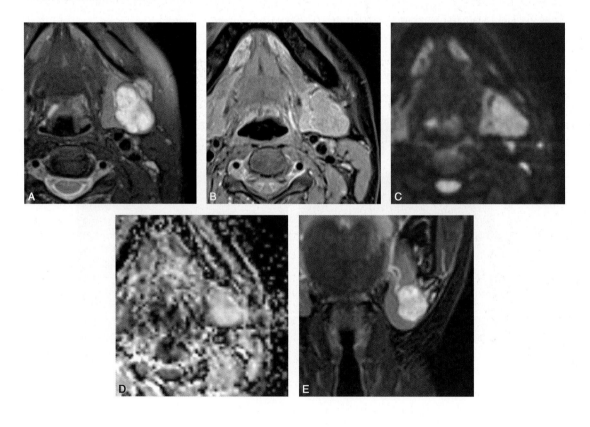

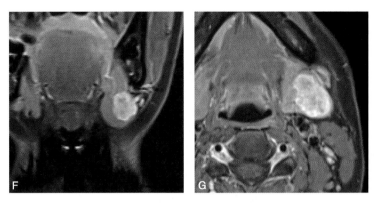

图 17-1-3　左侧下颌下腺多形性腺瘤 MRI 表现

左侧下颌下腺内见一不规则形异常信号,境界尚清,边缘欠光整,可见分叶征,部分病灶突出于下颌下腺包膜;脂肪抑制 $T_2WI(A)$ 以明显高信号为主,其内另见夹杂稍低信号影;脂肪抑制 $T_1WI(B)$ 呈稍低信号;DWI(C) 呈稍高信号,ADC 图(D) 呈高信号;脂肪抑制 T_2WI 冠状位(E) 示病灶位于下颌下腺;脂肪抑制 T_1WI 增强(F、G) 示病灶明显不均匀强化,部分包膜不完整。

　　病例 3　患者,女,27 岁。发现右腮腺区肿物 2 年余。诊断为右侧腮腺 PA,MRI 表现见图 17-1-4。

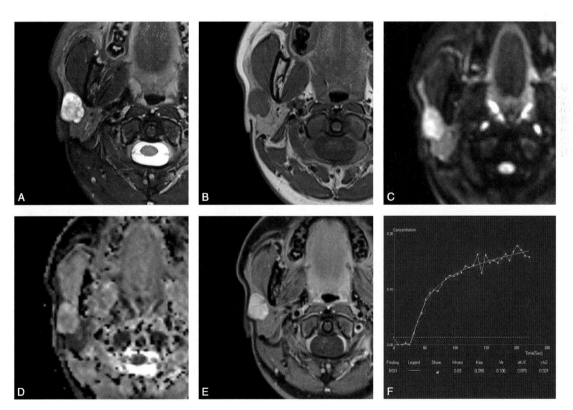

图 17-1-4　右侧腮腺多形性腺瘤 MRI 表现

右侧腮腺浅叶内见一类圆形异常信号,境界清楚,边缘可见分叶;脂肪抑制 $T_2WI(A)$ 呈明显不均匀高信号,病灶内见稍低信号;$T_1WI(B)$ 呈稍低信号,DWI(C) 呈稍高信号,ADC 图(D) 呈稍高信号;脂肪抑制 T_1WI 增强(E) 病变明显强化;TIC(F) 呈缓慢上升型。

【诊断思路及诊断要点】

与 PA 影像表现有关的主要病理特点为:①包膜完整或不完整;②成分多样,分细胞性、黏液样两类。MRI 显示包膜优于 CT,MRI 对成分的显示具有一定优势。

CT 图像特点:包膜显示欠清,密度呈多样化,以黏液成分为主者,平扫密度平均值约 15~30HU,增强后肿瘤周围正常腺体密度上升导致肿瘤密度与腺体密度相似,使部分增强后的肿瘤显示无平扫明确。细胞成分为主的 PA,平扫平均 CT 值约 30~40HU,增强后密度不均匀,CT 值约为 16~75HU,延迟(60s)后 CT 值持续缓慢上升约 60~85HU。

MRI 图像特点:T_1WI 示包膜显示较明确,可有清晰包膜,或部分包膜欠清晰。T_2WI 示肿瘤信号不均匀,间叶样成分呈高信号,上皮成分呈等信号,T_1WI 增强后,实性成分强化。功能成像结果,MRS 示无明显 Cho 峰,DCE 示 TIC 呈缓慢上升型,DWI 示 ADC 值(实性成分)约 $(1.46\pm0.29)\times10^{-3}mm^2/s$。

第二节 沃 辛 瘤

【简介】

沃辛瘤(Warthin tumor)又名腺淋巴瘤(adenolymphoma)、乳头状淋巴囊腺瘤等,是第二常见的唾液腺肿瘤,绝大多数发生于腮腺,甚至被认为是腮腺特有的疾病,约占腮腺良性肿瘤的10%,近年来发病率有所上升。本病多见于中老年男性,男女比例约(2~5):1,多有吸烟史。目前认为本病与免疫功能减退、吸烟、辐射接触史及 EB 病毒感染有关。临床主要表现为无痛的软组织活动性肿块,疼痛及面部麻痹者少见,可有消长史。沃辛瘤生长缓慢,手术切除少见复发,恶变罕见。本病虽为良性组织学形态,但具有多中心生长特点,常双侧多发或单侧多发,部分可与其他类型的肿瘤伴发。本病临床及影像学特点较为明显,典型病例诊断不难。

【病理基础】

1. **大体检查** 肿块呈界限清楚的圆形、椭圆形,多有包膜,切面呈褐色、灰红色的细颗粒状(图 17-2-1A),可伴囊性变,继发感染时囊内可含脓样物,部分表现为多灶性肿块。

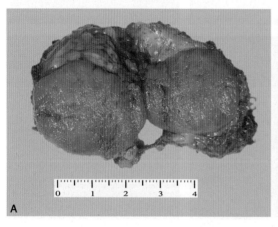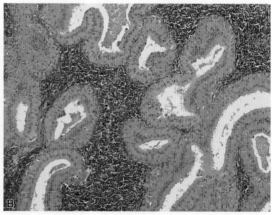

图 17-2-1 沃辛瘤病理表现

A.肿瘤与周围组织界限清楚,呈红褐色、细颗粒状;B.肿瘤上皮呈嗜酸性双层排列,间质富于淋巴组织(HE,×20)。

2. 镜下表现　沃辛瘤是唾液腺肿瘤中最具有特征性的肿瘤之一,由肿瘤性上皮和间质成分构成。肿瘤性上皮围绕腔面整齐排列,常形成多个乳头状突起,腔内含均质的嗜伊红颗粒样物。上皮细胞有丰富的细颗粒状、嗜酸性胞浆,排列呈双层。近腔面细胞呈高柱状,细胞核位于中央或靠近顶端,呈栅栏状排列,远离腔面是一层立方形、多角形细胞,胞质较少,嗜酸性。除覆盖囊腔外,肿瘤细胞还可排列呈实性巢、腺管样结构,可伴黏液细胞分化,继发感染时常伴鳞状化生。肿瘤间质为良性增生的淋巴组织(图 17-2-1B),常伴淋巴滤泡形成。不同肿瘤间,肿瘤性上皮和淋巴间质的比例不同。

沃辛瘤偶可伴梗阻性坏死,此时,肿瘤中央为大片无结构物,坏死局限时,周边尚可见典型沃辛瘤表现,坏死严重时,周边仅见化生的鳞状上皮和增生纤维组织,伴多少不等的炎症细胞浸润,坏死背景中依稀可见的上皮和淋巴组织轮廓为诊断的有价值信息。

免疫组织化学染色可见腺上皮表达 CK7、CK14 和 CK19,基底层细胞表达 P63,所有肿瘤细胞均不表达 S-100、Calponin。

【影像学表现】

本病几乎都发生于腮腺,多位于腮腺后下极,边界清楚,表现为类圆形、椭圆形肿块,呈囊实性或实性,可单侧单发、单侧多发、双侧单发或多发,多发者多见。

1. CT 表现　平扫呈实性或囊实性,实性部分多呈高密度,无钙化;增强后实性部分动脉期明显强化,静脉期强化减退;可见贴边血管征。

2. MR 表现　因病灶组织由上皮细胞、滤泡样淋巴组织组成,细胞密度较高,一般 T_2WI 呈稍低信号,T_1WI 呈低信号,部分病灶内可见高信号,主要因病灶内出血或囊性成分蛋白含量较多,被认为具有一定的特征性;TIC 呈较特征的速升速降型(见本节"病例 1"),可能与病灶内含较少的细胞间质及较高的微血管密度有关;DWI 弥散受限明显,呈高信号(见本节"病例 2"),ADC 值(实性成分)仅约 $(0.86\pm0.14)\times10^{-3}\,mm^2/s$,甚至低于恶性肿瘤,对本病的诊断具有特征性,弥散明显受限可能因该肿瘤由上皮细胞、滤泡样淋巴组织组成的细胞密度、核质比均较高,致水分子扩散受限。

【典型病例】

病例 1　患者,男,53 岁。无意中发现右耳垂下肿物,约核桃大小,自觉肿物消长史。诊断为右侧腮腺沃辛瘤,MRI 表现见图 17-2-2。

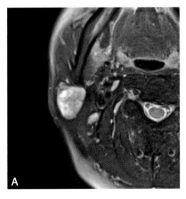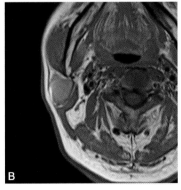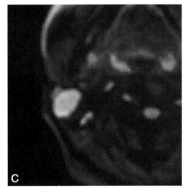

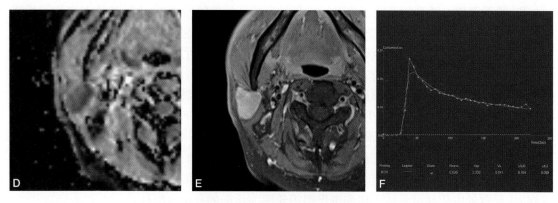

图 17-2-2　右侧腮腺沃辛瘤 MRI 表现

右侧腮腺内一类圆形异常信号,边界清楚,脂肪抑制 T_2WI 轴位(A)呈不均匀稍高信号,T_1WI 轴位(B)呈稍低信号,DWI(C)呈高信号,ADC 图(D)呈低信号,脂肪抑制 T_1WI 增强轴位(E)病变明显强化。TIC(F)呈速升速降型。

病例2　患者,男,57 岁。发现左侧腮腺肿物 2 年余。诊断为左侧腮腺沃辛瘤,MRI 表现见图 17-2-3。

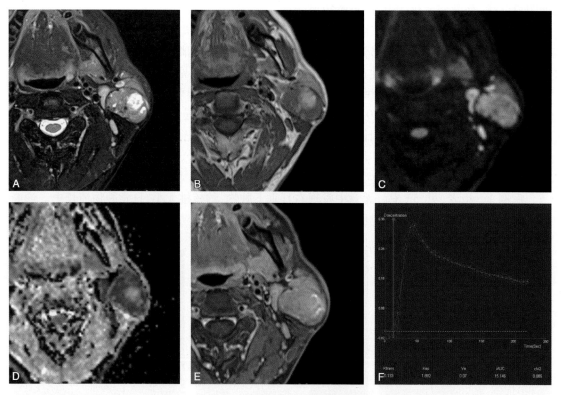

图 17-2-3　左侧腮腺沃辛瘤 MRI 表现

左侧腮腺见一类圆形异常信号,境界清楚,脂肪抑制 T_2WI 轴位(A)呈混杂高信号,T_1WI 轴位(B)呈低信号,内夹杂高信号,DWI(C)病变周围实变区呈高信号,相应 ADC 图(D)呈低信号为主高低混杂信号,脂肪抑制 T_1WI 增强(E)示病变轻中等强化。TIC(F)呈速升速降型。

【诊断思路及诊断要点】

与沃辛瘤影像表现有关的主要病理特点:①含丰富的淋巴上皮样组织,细胞密度、核质比均较高,细胞间质少,微血管密度较高,包膜薄;②病变内可有广泛坏死、小裂隙样或大腔隙样囊腔,腔内可有黏液样物质。病灶以 MRI 显示为佳。

CT 表现特点:病灶密度呈多样化,有囊变,无钙化。

MRI 表现特点:多缺乏特异性,T_1WI 呈低或稍高信号,T_2WI 呈稍低信号。DCE 示 TIC 呈速升速降型,DWI 示弥散受限,ADC 值(实性成分)约$(0.86±0.14)×10^{-3}mm^2/s$。可见贴边血管征。

第三节　基底细胞腺瘤

【简介】

基底细胞腺瘤(basal cell adenoma,BCA)又称基底样单形性腺瘤,相对少见,约占唾液腺上皮源性肿瘤的 1%~7%,近年来报道发病率有所上升,80%发生于腮腺。肿瘤起源于闰管细胞或储备细胞,由单层基底样细胞构成,并有清晰的基底细胞层及基底膜样结构,缺少 PA 中常见的黏液软骨类基质成分。常见于老年女性,男女比例约 1:2。该病预后好,治疗方式为肿瘤局部切除术,无需行腮腺浅叶切除。临床表现与其他良性肿瘤相似,多为无痛性、可移动肿物,无面神经麻痹症状。

【病理基础】

1. **大体检查**　肿瘤界限清楚,有包膜,切面灰黄色,质地均匀,囊性变较常见(图 17-3-1A),囊内含棕黄色液体,少数病例中囊性变占据了肿瘤大部分,肉眼观易误诊为囊肿,仔细观察时可见囊壁样结构中部分区域可见增厚。

2. **镜下表现**　肿瘤界限清楚,有包膜,多较厚,少数肿瘤可见广泛累及包膜。BCA 主要由基底样细胞和少量导管细胞构成。根据组织学结构,BCA 可分为实体型、管状型(图 17-3-1B)、梁状型(图 17-3-1C)、膜型 4 种基本组织学类型,少数肿瘤表现为筛状型亚型(图 17-3-1D)。同一肿瘤中可见不同组织学类型混合存在。

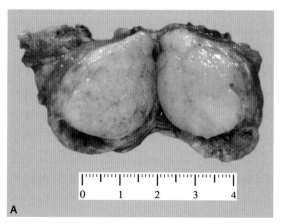
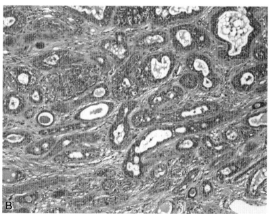

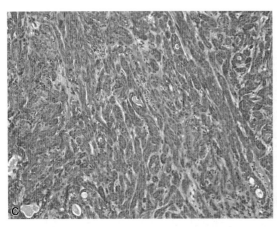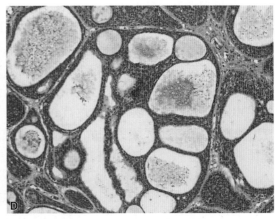

图 17-3-1 基底细胞腺瘤病理表现

A. 肿块切面灰黄,质地均匀,可伴有囊性变;B. 基底样肿瘤细胞排列呈实性团块及管状(HE,×20);
C. 肿瘤细胞排列呈梁状(HE,×20);D. 肿瘤细胞排列呈筛状,与腺样囊性癌类似(HE,×20)。

实体型最常见,由上皮细胞排列成实性上皮岛和较宽的上皮条索,上皮岛的外周细胞呈立方状或柱状,呈栅栏状排列,核染色质浓聚,而上皮岛中央细胞核染色较浅。间质较少,常可伴玻璃样变。梁状型中,基底样细胞形成窄的上皮条索,有时小梁状结构中可见少量管腔。管状型较少见,常与梁状型同时存在,管腔由立方形导管上皮构成,外周为一至数层基底样细胞,腔内可含嗜伊红分泌物。梁状型和管状型的肿瘤间质血管较丰富。膜型是 BCA 中较为特殊的一种亚型,该型可多发,常无包膜,镜下表现为上皮巢、小梁外周厚的、嗜酸性玻璃样变物质,且玻璃样变物质也可出现在上皮细胞之间。该亚型具有遗传倾向,患者常伴皮肤附属器肿瘤,如皮肤圆柱瘤、毛发上皮瘤、小汗腺螺旋腺瘤等。

肿瘤细胞不同程度地表达上皮性标记物如 CKpan、CK7、CK14、CK19 和肌上皮标记物如 Vimentin、S-100、P63、Calponin、SMA。

【影像学表现】

BCA 好发于腮腺浅叶,单侧、单发,类圆形,边缘光滑,肿块较小,直径常小于 3.0cm。

1. CT 表现 平扫呈等-稍高软组织密度,密度常不均匀,可见明显囊变区和低密度包膜,动态增强实性部分动脉期及静脉期均显著强化,薄壁者呈环形强化,可见壁结节。特征性改变为内部条带状或星状低密度无强化区对应囊变区。

2. MRI 表现 平扫实性部分 T_2WI 呈稍高信号,因缺乏黏液和软骨基质,故其 T_2WI 信号较 PA 低,包膜 T_2WI 呈低信号;T_1WI 呈低信号,无特征性。动态增强多表现为对比剂快速持续流入,呈早期明显强化,后期持续强化,TIC 呈速升平台型(见本节"病例 1")或速升缓降型曲线改变。囊性部分不强化,多表现为小裂隙样、小片状不强化区(见本节"病例 2")。DWI 弥散不受限,ADC 值(实性成分)约 $(1.06\pm0.23)\times10^{-3}mm^2/s$,介于 PA 与沃辛瘤之间。这与 BCA 实性部分细胞成分较 PA 密集,又缺乏腺淋巴瘤的高浓度黏液蛋白结构有关。

【典型病例】

病例 1 患者,男,52 岁。发现右耳前肿物 8 年余。诊断为右侧腮腺 BCA,MRI 表现见图 17-3-2。

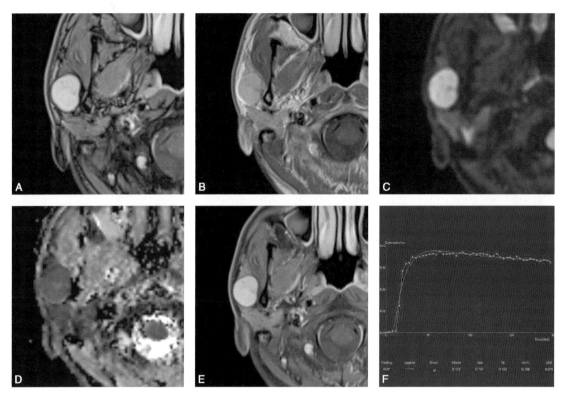

图 17-3-2　病例 1,右侧腮腺基底细胞腺瘤 MRI 表现

右侧腮腺浅叶见一类圆形异常信号,境界清楚,脂肪抑制 T_2WI 轴位(A)呈稍高信号,T_1WI 轴位(B)呈稍低信号,DWI(C)呈稍高信号,ADC 图(D)呈稍低信号,脂肪抑制 T_1WI 增强轴位(E)病变明显强化,TIC(F)呈速升平台型。

病例 2　患者,女,56 岁。发现右侧耳垂前肿物 8 月余。诊断为右侧腮腺 BCA,MRI 表现见图 17-3-3。

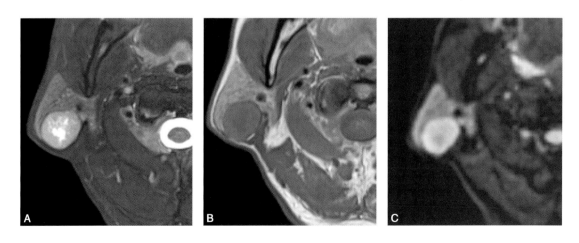

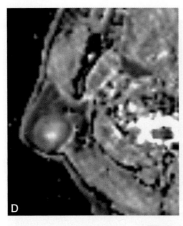
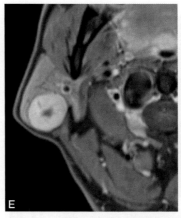
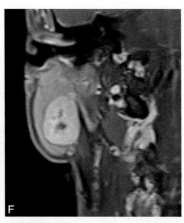

图 17-3-3 病例 2,右侧腮腺基底细胞腺瘤 MRI 表现

右侧腮腺见一类圆形异常信号,境界清楚,脂肪抑制 T_2WI 轴位(A)呈稍高信号,病灶中央见裂隙样高信号,T_1WI 轴位(B)呈稍低信号,DWI(C)呈稍高信号,ADC 图(D)呈高低混杂信号,T_1WI 增强轴位(E)、冠状位(F)病变明显强化,中央裂隙样部分无强化。

【诊断思路及诊断要点】

与 BCA 影像表现有关的主要病理特点:①包膜完整;②肿瘤可囊性变,囊腔内含褐色黏液样物质。病灶以 MRI 显示为佳。

CT 表现特点:平扫密度不均匀,可见明显囊变区和低密度包膜。

MRI 表现特点:包膜 T_2WI 呈低信号薄壁者呈环形强化,可见壁结节。TIC 呈速升平台型或速升缓降型,DWI 示 ADC 值(实性成分)约 $(1.06\pm0.23)\times10^{-3}\ mm^2/s$。特征性改变为内部条带状或星状低密度无强化区。

第四节 嗜酸性腺瘤

【简介】

嗜酸性腺瘤(oxyphilic adenoma)又称嗜酸性细胞腺瘤(oxyphil cell adenoma)、嗜酸细胞瘤(oncocytoma)等,是唾液腺肿瘤中罕见的一种良性上皮肿瘤,占所有唾液腺肿瘤的比例不足 1%,84%发生于腮腺。本病多发生于 50~80 岁,无明显性别差异,部分文献认为女性较多,患者常有辐射接触史;临床表现无特征性,与发生部位相关,通常为无痛性、孤立性软组织肿块。治疗上以完全手术切除为主,对放射治疗不敏感,复发少见。本病临床及影像学表现均无特征性,又系罕见病,术前正确诊断较为困难,术前细针穿刺活检的敏感性仅 29%,确诊有赖于术后病理学检查。术后长期随访十分必要,因为组织学嗜酸性腺癌与嗜酸性腺瘤相似,可能出现误诊。

【病理基础】

1. 大体检查 肿瘤多为单个、圆形、界限清楚,有包膜或包膜不完整,切面暗红色(图 17-4-1A),多呈实性,囊性变较少见。

2. 镜下表现 肿瘤界限清楚,由大的多边形、胞质嗜伊酸性的颗粒状细胞(图 17-4-1B)排列成实性、小梁状、结节状,部分肿瘤中可见大的多边形透明细胞,但罕见透明细胞占肿瘤的大部分,此时称透明细胞型嗜酸性腺瘤。肿瘤间质成分很少,通常只表现为细胞巢之间薄的纤维血管间隔,少数肿瘤间质内可见丰富的毛细血管网和血窦样组织。

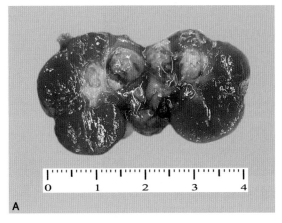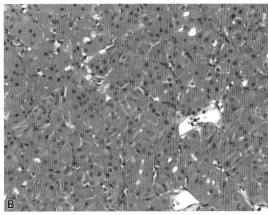

图 17-4-1　嗜酸性腺瘤病理表现
A.肿瘤界限清楚,切面呈暗红色;B.肿瘤细胞胞质内含嗜酸性颗粒(HE,×40)。

【影像学表现】

腮腺是嗜酸性腺瘤最好发部位,一般呈类圆形,边界清楚,可见分叶征,有完整的包膜,质地较硬。多为单侧发病,约7%可双侧发病。因发病率低,文献报告病例数均较少,影像学表现描述存在一定的争议。

1. CT 表现　可见边界清楚的密度增高影。瘤内大部分密度不均匀,平扫呈等或稍低密度,增强呈显著均匀强化。部分文献认为病灶中不强化的裂隙样低密度灶或囊性成分具有一定的特征性。

2. MRI 表现　大部分肿瘤实性成分 T_2WI 呈等信号,T_1WI 呈等信号,增强信号与正常腺体相当(见本节"病例"),称为被"淹没"的肿瘤。T_2WI 呈等信号是因其含自由水较少,因此 ADC 信号可降低。动态增强部分文献描述其呈速升缓降改变,部分文献认为呈渐升平台型。

【典型病例】

病例　患者,女,42 岁。发现右腮腺区肿物 12 天。诊断为右侧腮腺嗜酸性腺瘤,MRI 表现见图 17-4-2。

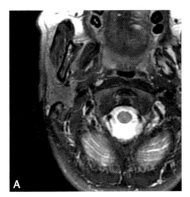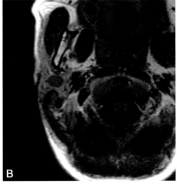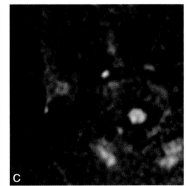

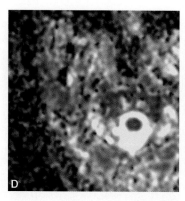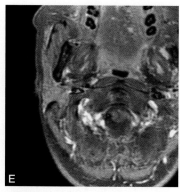

图 17-4-2　右侧腮腺嗜酸性腺瘤 MRI 表现

右侧腮腺内见一类圆形异常信号,边界清楚;脂肪抑制 T_2WI 轴位(A)病变呈等-稍低信号,病灶显示欠清;T_1WI 轴位(B)病变呈低信号,边界清楚,DWI(C)病变呈稍高信号,ADC 图(D)呈稍低信号;脂肪抑制 T_1WI 增强轴位(E)病变明显强化,与外周正常腺体呈等信号改变,病灶较平扫显示不清。

【诊断思路及诊断要点】

因为嗜酸性腺瘤为罕见病,对其诊断常为排他性诊断。首先初步判断为良性肿瘤,当出现肿瘤信号及强化与正常腮腺相似时,应考虑到嗜酸性腺瘤的可能。

第五节　肌 上 皮 瘤

【简介】

肌上皮瘤(myoepithelioma,ME)是一类少见的唾液腺良性肿瘤,仅占所有唾液腺肿瘤的 1%~1.5%,常见于腮腺,几乎完全由肌上皮细胞组成。多见于青壮年,男女发病率无明显差异。临床主要表现为生长缓慢的无痛性、孤立性软组织肿块,表面光滑,界清,质坚实,可活动,无面神经麻痹性功能障碍,与 PA 表现相似。虽然 ME 属于良性肿瘤,但其具有侵袭性生长的特点及恶变潜能,可恶变为肌上皮癌,并发生淋巴结转移,以扩大手术为主要治疗手段。如病变迅速增大或伴疼痛及神经功能障碍时应注意恶变的可能。本病临床及影像学表现均无特征性,又系少见病,术前正确诊断较为困难,确诊有赖于病理学检查。

【病理基础】

1. **大体检查**　肿块有包膜或界限清楚,切面呈实性黄褐色。

2. **镜下表现**　肿瘤与周围组织分界清楚(图 17-5-1A),位于大唾液腺者有包膜,小唾液腺者可无包膜或包膜不完整。肿瘤细胞由 4 种基本的肿瘤性肌上皮细胞构成(图 17-5-1B),形态与 PA 中的肌上皮类似,即上皮样、浆细胞样、梭形、透明细胞样,同一病例可以主要以一种细胞形态为主,也可以为不同形态细胞混合构成,形成梁状、网状、黏液样等混合性结构。肿瘤的间质组织较少。

肿瘤细胞可不同程度地表达 CK7、CK14,此外,也表达肌上皮标记物 Vimentin、S-100、P63、Calponin、SMA。

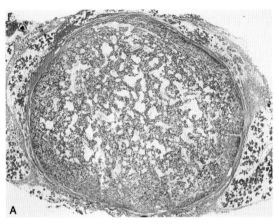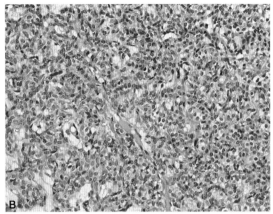

图 17-5-1　肌上皮瘤病理表现

A.肿瘤有包膜,与周围组织界限清楚(HE,×2);B.肿瘤由肌上皮细胞构成,无导管结构(HE,×40)。

【影像学表现】

腮腺是 ME 最好发部位,以腮腺浅叶多见,一般呈类圆形,边界清楚,呈结节状。

1. CT 表现　平扫呈等或稍低密度,瘤内大部分密度不均匀,多数中央可见囊变、坏死,极少有完全囊变 ME 的报道。当发现有环形钙化时,应考虑到良性 ME 的可能。增强呈显著强化。

2. MRI 表现　肿瘤实性成分 T_1WI 呈等信号,T_2WI 呈稍高信号,脂肪抑制 T_2WI 呈明显高信号。病灶内见多发囊变、坏死,囊变、坏死区 T_2WI 呈明显高信号,部分病灶可见出血;T_1WI 呈低信号,出血 T_1WI 为高信号。部分肿瘤边缘见低信号包膜。增强呈明显不均匀强化(见本节"病例")。

【典型病例】

病例　患者,男,45 岁。发现左耳前渐进性增大的肿物 8 年余。诊断为左侧腮腺 ME,MRI 表现见图 17-5-2。

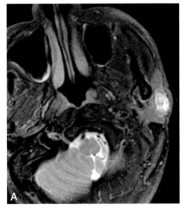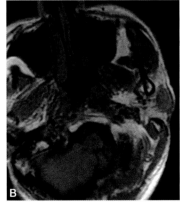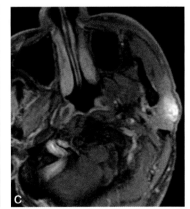

图 17-5-2　左侧腮腺肌上皮瘤 MRI 表现

左侧腮腺内见一类圆形异常信号,边界尚清楚,边缘欠光整;脂肪抑制 T_2WI 轴位(A)呈不均高信号;T_1WI 轴位(B)呈低信号;脂肪抑制 T_1WI 增强轴位(C)病变明显强化。

【诊断思路及诊断要点】

因 ME 为罕见病,对其诊断亦为排他性诊断。当呈良性肿瘤表现,增强出现显著强化时有助于提示 ME 的可能。确诊依赖病理学检查。

第六节 唾液腺常见上皮来源良性肿瘤的影像学诊断思路

1. 诊断思路

(1) 定位:病灶来源于唾液腺,还是来源于唾液腺相邻的组织。如咽旁间隙的病灶,其与腮腺及周围结构的关系,重点需与咽旁神经源性肿瘤等鉴别,可通过咽旁间隙脂肪移位、茎突间隙的改变、二腹肌后腹的移位等综合判断。

(2) 定性:唾液腺良恶性肿瘤的鉴别。病灶小且边界清楚、形态规则、内部信号均匀,多考虑良性肿瘤性病变;反之,病灶大、边界不清,形态不规则、周围脂肪间隙模糊、内部信号不均,则考虑恶性肿瘤可能性大。MRI 对鉴别病灶的良恶性有明显优势,T_2WI 呈高信号、弥散不受限为良性唾液腺肿瘤的特点,反之应考虑恶性肿瘤;TIC 中流入型常为良性,流出型常为恶性,平台型良恶性均可。但良恶性肿瘤影像学征象有较多的重叠,特别是沃辛瘤的许多 MRI 特点类似恶性肿瘤,所以诊断时应结合多种影像学表现综合分析。

(3) 确定影像学表现的病理学基础:源于唾液腺的病灶考虑为良性肿瘤时,则应该结合患者年龄、性别、病灶的数目、部位及信号或密度特点综合考虑进一步做出定性诊断。其中病灶的信号/密度特点与肿瘤的病理成分密切相关,了解各种肿瘤影像学表现的病理学基础对于疾病的确诊很重要。

2. 鉴别诊断思路

(1) 定位:唾液腺肿瘤的定位一般较为明确,而源于腮腺深叶突向咽旁间隙的肿瘤应与源于咽旁间隙的肿瘤相鉴别,主要根据咽旁间隙内脂肪移位方向观察,腮腺深叶来源的肿瘤推移咽旁间隙脂肪向前内移位,而咽旁间隙来源的肿瘤多将脂肪向外推移。

(2) 分析典型特征:针对每类唾液腺良性肿瘤,掌握其临床特征(例如:PA 及 BCA 好发于女性,而沃辛瘤好发于老年吸烟男性)、典型影像征象(例如:PA 流入型 TIC 与沃辛瘤流出型 TIC 等)非常重要。此外唾液腺病变单发、多发或双侧发病对于鉴别诊断亦有一定的意义。

(3) 鉴别诊断:唾液腺常见良性肿瘤鉴别诊断要点见表 17-6-1。

表 17-6-1 唾液腺常见良性肿瘤鉴别诊断要点

常见良性肿瘤	好发性别	好发人群	好发部位	CT 特征	形态	边缘	ADC 值 ($\times10^{-3}$ mm^2/s)	动态增强曲线
多形性腺瘤	女性	青年	腮腺下极	较小的密度均匀,高于腮腺实质,增强均匀强化;较大的密度不均,增强不均匀强化	类圆形、分叶状	清晰,可见完整或不完整包膜	1.46±0.29	缓慢上升型
沃辛瘤	男性	中老年	腮腺后下极、单侧或双侧多发	伴低密度囊变瘤结节,或呈均匀软组织密度	类圆形	清晰,可见包膜	0.86±0.14	速升速降型

续表

常见良性肿瘤	好发性别	好发人群	好发部位	CT 特征	形态	边缘	ADC 值 (×10⁻³mm²/s)	动态增强曲线
基底细胞腺瘤	女性	老年	腮腺浅叶	平扫密度不均,可见明显囊变区	类圆形	清晰,可见包膜	1.06±0.23	速升平台型或速升缓降型
肌上皮瘤	无明显性别差别	青壮年	腮腺	平扫为均匀软组织密度,少数见钙化,增强多显著强化	圆形或类圆形	清晰	0.86±0.14	速升速降型
嗜酸性腺瘤	无明显性别差异	中老年	腮腺,偶见双侧	多与多形性腺瘤相似	多结节、分叶状	清晰	1.14±0.16	速升缓降或渐升平台型

报告书写规范要求

（1）描述病变部位、大小、形态、密度/信号改变、强化情况、边界、累及范围等。

（2）全面观察,注意病变始发因素的描写,由病变主体开始描述,注意与周围邻近组织关系及伴发改变。腮腺病变要注意描述邻近颌骨骨质、颈部淋巴结情况等。

例如:多形性腺瘤

影像描述:右侧腮腺浅叶见一结节状异常信号,直径约 2cm,T_1WI 呈低信号,脂肪抑制 T_2WI 呈高信号,DWI 呈稍高信号,ADC 图呈稍高信号;脂肪抑制 T_1WI 增强病变明显强化,TIC 呈缓慢上升型。相邻颌骨骨质信号未见明显异常,颅底结构信号未见明显异常。双侧颈部未见明显肿大淋巴结影。

影像学诊断:右腮腺多形性腺瘤。

═══ 练习题 ═══

1. 名词解释

贴边血管征

2. 选择题

（1）以下不属于唾液腺的是

　　A. 腮腺　　　　　　　B. 下颌下腺　　　　　　C. 舌下腺

　　D. 甲状腺　　　　　　E. 腭部小涎腺

（2）正常腮腺 CT 表现的描述,错误的是

　　A. 密度与腺体内脂肪含量相关　　　　B. 密度低于肌肉

　　C. 密度高于脂肪　　　　　　　　　　D. 腺体萎缩时密度增高

　　E. 密度低于下颌下腺

（3）CT 及 MRI 上界定腮腺浅、深叶的最佳解剖标志是

　　A. 面神经　　　　　　　B. 下颌后静脉　　　　　C. 颈外动脉

　　D. 颈内静脉　　　　　　E. 颈总动脉

(4) 腮腺多形性腺瘤典型 CT 增强表现为

    A. 轻度强化   B. 缓慢上升型   C. 不强化

    D. 延迟强化   E. 速升速降型强化

(5) 腮腺多形性腺瘤的诊断要点,错误的是

    A. 肿块呈圆形或类圆形,为良性肿瘤典型表现

    B. 增强呈均匀或环形强化

    C. 平扫呈低密度

    D. 较常见的腮腺良性肿瘤

    E. 边界清楚锐利

3. 简答题

(1) 试述腮腺多形性腺瘤与沃辛瘤的影像学鉴别诊断要点。

(2) 试述基底细胞腺瘤的典型 CT、MRI 表现。

选择题答案:(1) D (2) D (3) B (4) B (5) C

(陈潭辉 刘 颖 张春叶 李 江)

===== 推荐阅读资料 =====

[1] 沙炎,罗德红,李恒国.头颈部影像学:耳鼻咽喉头颈外科卷.北京:人民卫生出版社,2014:439-449.

[2] 王铁梅,余强.口腔医学:口腔颌面影像科分册.北京:人民卫生出版社,2015:308-318.

[3] 方三高.WHO(2017)头颈部肿瘤分类.诊断病理学杂志,2017,24(8):638-641.

[4] 鲜军舫,王振常,罗德红,等.头颈部影像诊断必读.北京:人民军医出版社,2018:329-339.

[5] 兰宝森.中华影像医学:头颈部卷.2 版.北京:人民卫生出版社,2011:287-289.

[6] 余强,王平仲.颌面颈部肿瘤影像诊断学.上海:上海世界图书出版公司,2009:111-125.

[7] 刘春玲,黄飚,周正根,等.腮腺基底细胞腺瘤的 CT 和 MRI 特点.中华放射学杂志,2009,43(6):600-603.

[8] 李江,田臻.口腔颌面肿瘤病理学.上海:世界图书出版公司,2013:243-316.

[9] NEVILLE BW,DAMM DD,ALLEN CM,et al. 口腔颌面病理学.3 版.李江,译.北京:人民卫生出版社,2013:398-446.

[10] SCHMIDT R L,HALL B J,WILSON A R,et al. A systematic review and meta-analysis of the diagnostic accuracy of fine-needle aspiration cytology for parotid gland lesions. Am J Clin Pathol,2011,136(1):45-59.

第十八章

唾液腺上皮来源恶性肿瘤影像学诊断和病理基础

唾液腺恶性肿瘤在不同部位有不同的发生率。在腮腺中相对少见,其中仅20%~25%的原发肿瘤为恶性,上皮来源的恶性肿瘤所占比例更少。下颌下腺肿瘤中41%~45%为恶性。舌下腺肿瘤中70%~90%为恶性。而在小唾液腺中恶性肿瘤较良性肿瘤多见,约50%硬腭肿瘤为恶性,而口底恶性肿瘤发生率高达90%。但由于多数唾液腺上皮恶性肿瘤发生于腮腺,故腮腺仍是唾液腺恶性肿瘤最常见的发病部位。

多数唾液腺上皮来源的恶性肿瘤病因不明,可能与病毒和环境因素有关。多数唾液腺上皮来源恶性肿瘤表现为可触及的肿块,可伴或不伴疼痛、麻木,发生于口腭部小唾液腺者还可表现为肿块表面溃疡。

唾液腺上皮来源恶性肿瘤根据组织学表现和生物学行为可分为不同级别,用以预测恶性风险及预后。低级别者通常可经手术切除治疗,高级别则者还需要其他治疗,包括放射治疗、化疗及切除可能转移的淋巴结。由于唾液腺上皮来源恶性肿瘤种类多且相对少见,以及多数肿瘤难以预测预后,使其分类常不断变化。

2017版WHO唾液腺恶性上皮来源肿瘤分为21种,以黏液表皮样癌最多见,其次是腺样囊性癌、腺泡细胞癌、腺癌,非特指、癌在多形性腺瘤中、分泌癌、多形性腺癌,少见的有透明细胞癌、基底细胞癌、导管内癌、唾液腺导管癌、肌上皮癌、上皮-肌上皮癌、皮脂腺癌、癌肉瘤、低分化癌、淋巴上皮样癌、鳞状细胞癌、嗜酸细胞癌、恶性潜能未定和唾液腺母细胞瘤。本章主要介绍常见唾液腺上皮来源恶性肿瘤的相关内容。

第一节　黏液表皮样癌

【简介】

黏液表皮样癌(mucoepidermoid carcinoma)是一种以黏液细胞、中间细胞和表皮样细胞为特点的恶性腺上皮肿瘤,是最常见的唾液腺导管上皮恶性肿瘤,占唾液腺恶性肿瘤约30%。本病可发生于任何年龄,中年人多见,女性稍多于男性;常见于腮腺及下颌下腺,也可见于舌下腺及小唾液腺。患者临床表现及预后与组织学分级相关。低度恶性黏液表皮样癌较常见,症状轻微,常表现为无痛性、缓慢生长的可推动肿块,预后较好;高度恶性黏液表皮样癌常表现为痛性肿块,质硬,不可推动,生长迅速,早期即可见淋巴转移。其他表现还包括疼痛、神经麻痹、感觉异常等。本病可发生淋巴结转移及神经周围侵犯,治疗主要以手术切除为主,术后可复发。

【病理基础】

1. **大体检查**　肿瘤可与周围组织有一定分界,但无包膜,部分病例中,肉眼可见肿瘤浸润至周围组织,切面黄白色,囊性变多见,可见黏液样物质(图 18-1-1A)。偶可表现为肉眼不明显的肿块,仅切面可见的少量黏液样物质提示肿瘤的可能,多见于低级别肿瘤。少数肿瘤也可表现为以囊性为主的肿块。

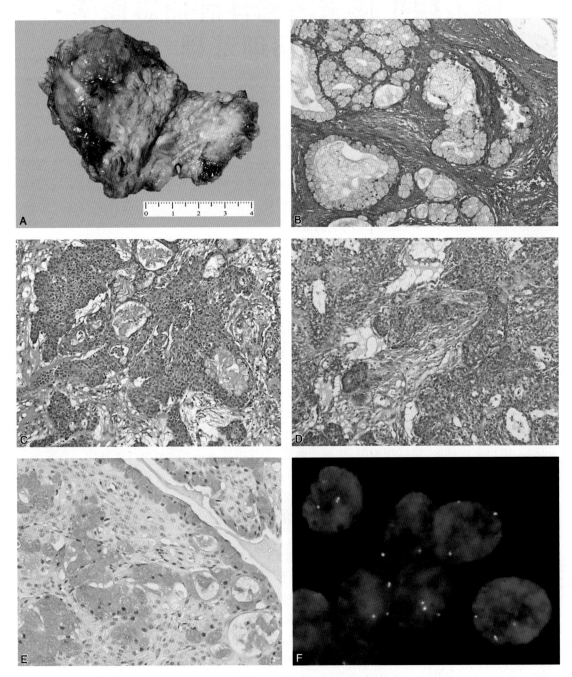

图 18-1-1　低度恶性黏液表皮样癌病理表现

A. 肿瘤与周围腺体组织界限不清,切面呈灰白半透明状,含黏液样物质;B. 低级别黏液表皮样癌中可见大量黏液细胞,以囊性排列为主(HE,×20);C. 中级别黏液表皮样癌中,肿瘤细胞主要呈表皮样,以实性排列为主,可见黏液细胞(HE,×20);D. 高级别黏液表皮样癌中肿瘤细胞异型明显,排列呈实性(HE,×20);E. 黏液细胞胞浆呈蓝色(奥兰染色,×40);F. *MAML2* 分离探针 FISH 检测示肿瘤细胞内红绿信号分离。

2. 镜下表现　肿瘤细胞主要由黏液细胞、表皮样细胞和中间细胞以不同的比例构成，可排列成囊性、上皮条索、上皮团，并有程度不等的周围组织侵犯。黏液表皮样癌的组织学分级可分为低级别、中级别和高级别（图 18-1-1B～图 18-1-1D），其分级主要参考的因素包括不同类型肿瘤细胞的比例、囊腔多少、细胞不典型性、侵袭性、核分裂、坏死、神经和血管侵犯等。

黏液表皮样癌还存在一些特殊亚型，如以透明细胞为主时称为透明细胞亚型，以嗜酸性细胞为主时称为嗜酸细胞亚型，间质可见大量淋巴组织时称为沃辛瘤样黏液表皮样癌，此外还有新近发现的纤毛亚型。

肿瘤间质为纤维性间质，部分病例中间质可见程度不等的淋巴组织浸润。

肿瘤细胞表达不同类型的角蛋白，包括 CKpan、CKH、CK7，不同程度地表达 P63。黏液卡红、阿尔辛蓝、PAS 染色可显示肿瘤细胞中的黏液细胞（图 18-1-1E），在中、高级别黏液细胞不明显的情况下可辅助诊断。黏液表皮样癌存在特异性的基因易位，包括 t(11;19)(q21;p13)、t(11;15)(q21;q26) 分别形成 *CRTC1-MAML2* 和 *CRCT3-MAML2* 融合基因，多见于低、中级别肿瘤，FISH 检测时可见 *MAML2* 基因断裂（图 18-1-1F）。t(6;22)(p21;q12) 易位形成 *EWSR1-POU5F1* 融合基因较罕见。

【影像学表现】

好发于腮腺（60%）、腭部及颊黏膜小唾液腺。

影像学表现与病理分级相关。低级别黏液表皮样癌影像学表现类似良性肿瘤，边界清楚，常见肿瘤内囊性区（黏液区域），约 50% 低级别黏液表皮样癌可因肿瘤周围反应性炎症而表现为边界不清；高级别黏液表皮样癌常以实性为主，侵袭性生长，边界不清，常伴颈部淋巴结转移，也可发生面神经周围侵犯和血管侵犯，以及周围骨质包括颌骨、硬腭的受累。伴头颈部其他表现如淋巴结转移和神经侵犯时提示高级别黏液表皮样癌。MRI 可更好地显示病灶的范围和面神经周围播散。

1. X 线平片　无法显示，涎腺造影术已很少应用。

2. CT 表现　低级别黏液表皮样癌边界清楚，呈等或稍高密度，囊性区常见，呈低密度，增强表现为不均匀强化肿块。高级别黏液表皮样癌边界不清，呈侵袭性肿块，边缘不光整，增强实性部分强化，可见颈部淋巴结转移。偶见钙化。

3. MRI 表现　低级别黏液表皮样癌边界清楚，信号不均，常见囊性区，呈 T_1WI 低信号、T_2WI 高信号；实性区域 T_2WI 以等低信号为主，T_1WI 呈均匀低信号。增强表现为不均匀强化，囊性区无强化（见本节"病例 1"）。高级别黏液表皮样癌边界不清，呈侵袭性生长，由于细胞密度较大通常 T_2WI 呈等低信号，T_1WI 呈等低信号。增强实性部分可见强化（见本节"病例 2～4"）。由于黏液表皮样癌可含有黏液成分，ADC 值低于良性混合瘤，高于沃辛瘤。动态增强多表现为早期强化，廓清缓慢。

【典型病例】

病例 1　患者，女，25 岁。发现左耳前肿物 3 月余。诊断为低级别黏液表皮样癌，MRI 表现见图 18-1-2。

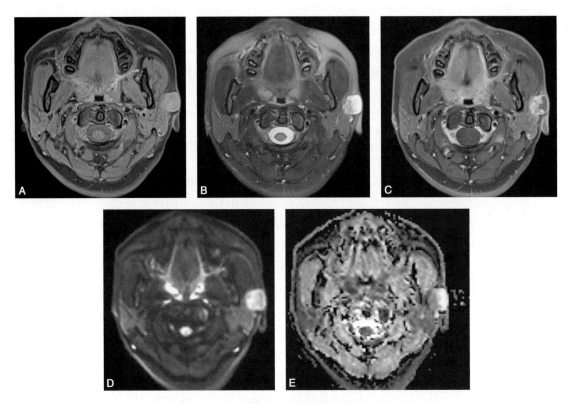

图 18-1-2 低级别黏液表皮样癌 MRI 表现

左侧腮腺浅叶见一结节状异常信号,外侧部分 $T_1WI(A)$ 呈低信号、$T_2WI(B)$ 呈高信号,增强(C)无强化,为囊性黏液区;内侧实性部分 T_2WI 呈稍低信号,DWI(D)呈高信号,ADC 图(E)呈稍低信号,增强明显强化。

病例2 患者,男,24 岁。发现面部肿物 10 月余。诊断为中级别黏液表皮样癌,MRI 表现见图 18-1-3。

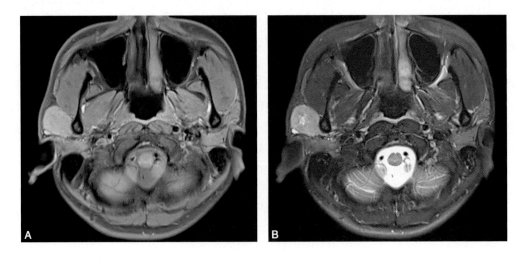

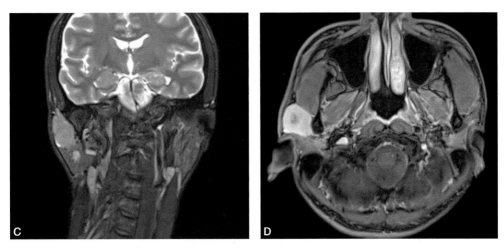

图 18-1-3　病例 2,中级别黏液表皮样癌 MRI 表现

右侧腮腺浅叶内一类圆形异常信号,T$_1$WI 轴位(A)呈等信号,T$_2$WI 轴位(B、C)呈稍高信号,中心见片状更高信号,病灶边界大部分清晰,下缘病灶包膜欠完整;增强(D)病灶明显强化,中心见片状无强化区。

病例 3　患者,女,65 岁。发现左侧耳垂下肿物 1 月余。诊断为中分化黏液表皮样癌,MRI 表现见图 18-1-4。

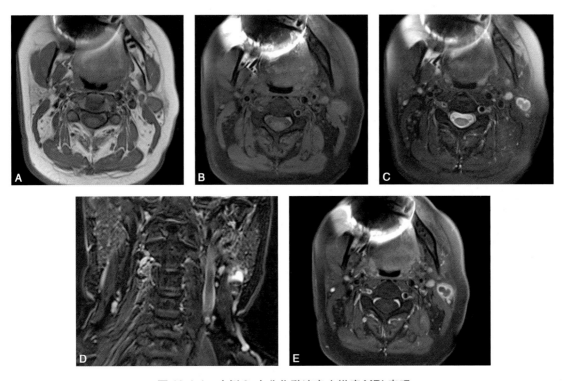

图 18-1-4　病例 3,中分化黏液表皮样癌 MRI 表现

左侧腮腺浅叶下极见一结节状异常信号,平扫病灶边界清楚,T$_1$WI(A)、脂肪抑制 T$_1$WI(B)呈低信号,轴位(C)、冠状位(D)T$_2$WI 囊腔内呈高低混杂信号,见液-液平面,增强(E)见病灶周边明显环形强化,中央未见强化,边缘毛糙、不光整。

病例4　患者,女,73 岁。发现左耳垂下肿物 1 年余。诊断为左侧腮腺黏液表皮样癌,MRI 表现见图 18-1-5。

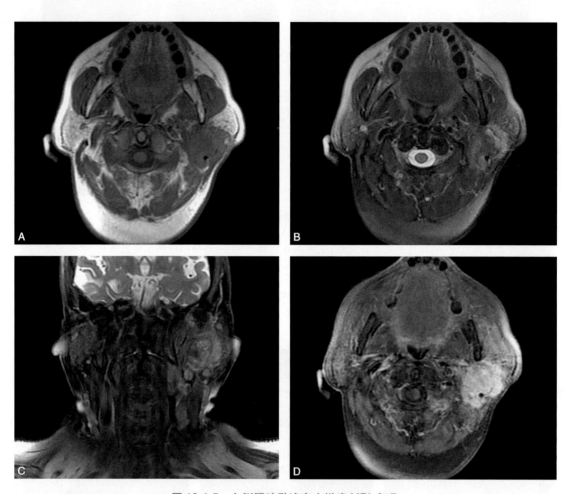

图 18-1-5　左侧腮腺黏液表皮样癌 MRI 表现

左侧腮腺深叶见一团块状异常信号,T₁WI(A)呈低信号,T₂WI 轴位(B)、冠状位(C)呈混杂信号,增强(D)明显强化,病灶边界不清,包绕左侧下颌后静脉,与左侧胸锁乳突肌分界不清,左侧颈动脉鞘区见多发淋巴结肿大。

【诊断思路及诊断要点】

与黏液表皮样癌影像表现有关的主要病理特点:①黏液分泌细胞产生黏液囊性区;②低级别黏液表皮样癌表现类似良性肿瘤,高级别侵袭性较明显,局部侵犯、淋巴结转移及神经侵犯常较早出现。

CT 表现特点:低级别者多可见囊性区;肿块边界不清、颈部淋巴结转移提示恶性,可与良性肿瘤鉴别。

MRI 表现特点:肿瘤囊性区 T₂WI 呈高信号;实性部分 T₂WI 呈等低信号。DWI 的 ADC 值低于良性混合瘤,高于沃辛瘤。动态增强多表现为早期强化,廓清缓慢。

第二节　腺样囊性癌

【简介】

腺样囊性癌(adenoid cystic carcinoma)是起源于唾液腺导管和肌上皮细胞的恶性肿瘤。本病少见,约占头颈部恶性肿瘤的1%,约占唾液腺肿瘤的10%,是常见的唾液腺恶性肿瘤之一;多见于中老年人,发病高峰为40~60岁,下颌下腺、腮腺及腭部小唾液腺均可发生。临床通常表现为缓慢生长的无痛性或疼痛性肿块,疼痛程度常与肿瘤大小、生长速度不成正比。腺样囊性癌无包膜,生物学行为呈侵袭性,常围绕神经纤维生长、播散,是最常见侵犯神经的唾液腺恶性上皮来源肿瘤。嗜神经生长是腺样囊性癌的重要临床特征,常伴感觉或运动神经功能障碍,需行影像学评估神经播散情况。本病血行转移(肺、骨、肝)较淋巴结转移多见。局部复发出现较晚,临床随访应>15年。治疗方式以手术治疗为主,除极低级别腺样囊性癌外,术后均需辅以放射治疗。

【病理基础】

1. **大体检查**　肿瘤呈实性,切面呈灰白、浅褐色,浸润性生长(图18-2-1A),有时可表现为有界限的肿瘤,但无包膜。

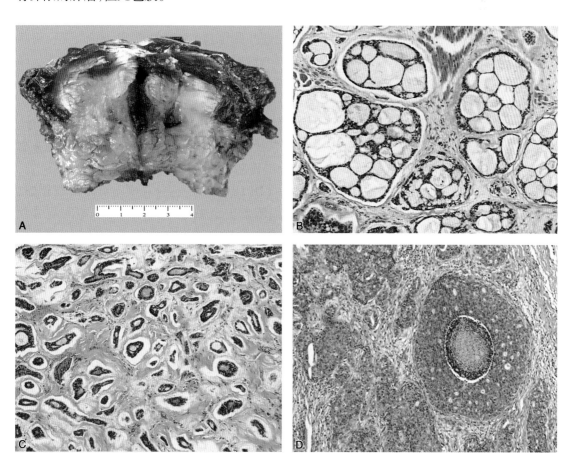

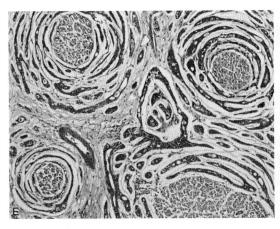
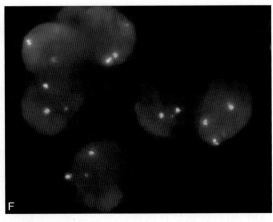

图 18-2-1　腺样囊性癌病理表现

A.肿块呈灰白色,界限不清,累及周围腺体及肌肉组织;B.筛状型腺样囊性癌,可见肿瘤细胞排列呈筛状(HE,×20);C.管状型腺样囊性癌,可见肿瘤细胞排列呈管状,管腔内含嗜伊红分泌物(HE,×20);D.实体型腺样囊性癌,可见肿瘤细胞排列呈实性团块,异型明显,部分癌巢内可伴坏死(HE,×20);E.肿瘤细胞侵犯神经,沿神经束呈同心圆状排列(HE,×20);F.*MYB* 分离探针 FISH 检测示肿瘤细胞内红绿信号分离。

2. 镜下表现　肿瘤由肌上皮细胞和导管上皮(腺上皮)共同组成,形成筛状型、管状型、实体型 3 种不同的基本组织学类型。通常同一肿瘤中由上述组织学类型混合形成。筛状型也称腺样型,是腺样囊性癌最典型的组织学类型,以肌上皮细胞为主的肿瘤细胞排列成含有多个圆柱形、囊样的腔隙,类似于瑞士奶酪(图 18-2-1B)。管状型中,肿瘤细胞形成小管、小的实性条索或巢、腺腔样结构(图 18-2-1C),小管中央为腺上皮,外周为肌上皮。实体型由肿瘤细胞排列成大的上皮岛或片状分布而组成,细胞更易出现多形性、核分裂和坏死(图 18-2-1D),预后较差。肿瘤细胞巢可侵犯周围腺体、软组织、骨、神经、血管,其中神经周侵犯是腺样囊性癌的显著特征之一(图 18-2-1E),也是临床上患者出现疼痛、麻木、面瘫的原因。肿瘤间质为纤维性间质,细胞量少至中等,筛状型、管状型间质常伴有玻璃样变。

肿瘤细胞可表达腺上皮、肌上皮标记物,此外,c-kit(CD117)阳性在腺样囊性癌诊断中具有一定的参考价值。腺样囊性癌中特异性的基因易位包括 t(6;9)和 t(8;9)分别形成 *MYB-NFIB* 和 *MYBL1-NFIB* 融合基因(图 18-2-1F),可用于与其他形态学有交叉的肿瘤间的鉴别。

【影像学表现】

本病好发于腮腺、下颌下腺和小唾液腺。确诊时常有面神经的神经周围侵犯;发生于小唾液腺者常见经神经孔道侵犯颅底。

1. X 线平片　无法显示。

2. CT 表现　低级别者表现为边界清楚的肿块,增强均匀强化,类似良性肿瘤表现。高级别者表现为边界不清的肿块,形态不规则,呈浸润生长,邻近骨质可见破坏,肿块可见坏死、囊变,增强均匀或不均匀强化。CT 可较清楚地显示骨质破坏情况。当发生神经受累时,CT 可表现为颅底孔道(包括圆孔、卵圆孔、翼管、翼腭窝及邻近孔道)的异常扩大。

3. MRI 表现 T_1WI 呈等低信号,T_2WI 以等信号为主,低级别者细胞密度较小呈稍高信号,高级别者由于细胞密度较大而呈低信号,增强呈明显强化(见本节"病例 1~4")。MRI 可更好地显示神经播散情况:当神经走行区不对称、增粗、强化时,应警惕肿瘤嗜神经生长。腮腺腺样囊性癌可累及面神经(面神经增粗、信号异常,面后静脉及茎乳孔外侧脂肪垫消失),腭部小唾液腺的腺样囊性癌可见累及腭大神经、腭小神经,或伴发翼腭窝、海绵窦受累,表现为翼腭窝扩大、海绵窦增宽和脑膜增厚。颅底神经浸润时颅底卵圆孔和圆孔可扩大,被浸润的神经增粗且信号异常,受该神经支配的肌肉萎缩。MRI 还可显示骨髓受侵情况,下颌骨或硬腭骨质破坏时表现为脂肪抑制 T_2WI 低信号骨组织被高信号肿瘤组织所取代。

【典型病例】

病例 1 患者,女,46 岁。发现左口底肿物 10 天余。诊断为舌下腺腺样囊性癌,MRI 表现见图 18-2-2。

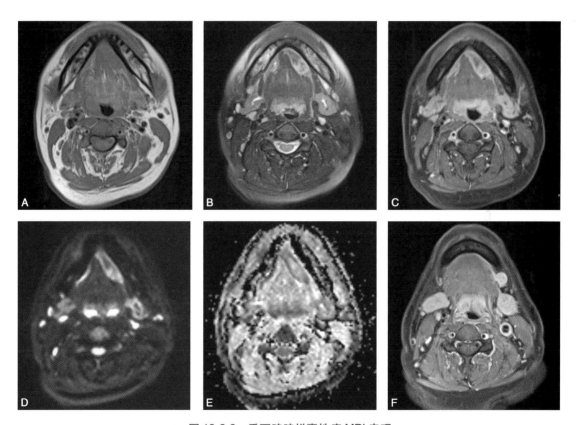

图 18-2-2 舌下腺腺样囊性癌 MRI 表现

平扫示左侧舌下腺区一类椭圆形异常信号,边界清楚,T_1WI(A)呈低信号,T_2WI(B)信号不均匀,局部见低信号;增强(C)病灶呈明显强化,强化欠均匀,边界尚清;DWI(D)病灶呈不均匀高信号,相应 ADC图(E)呈低信号;左颈Ⅰb区见 1 枚强化淋巴结(F)。

病例 2 患者,女,29 岁。发现右颌下区肿物 1 年余。诊断为下颌下腺腺样囊性癌,MRI表现见图 18-2-3。

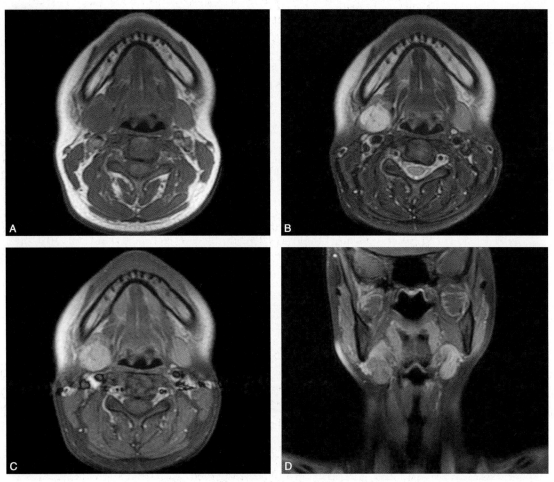

图 18-2-3 下颌下腺腺样囊性癌 MRI 表现

平扫示右侧下颌下腺内一类圆形异常信号灶,$T_1WI(A)$呈低信号,$T_2WI(B)$呈高信号,边界清楚,信号均匀;增强早期(C)明显强化,晚期(D)廓清程度减低。

病例 3 患者,女,33 岁。发现左颌下渐进性增大的肿物 1 年余。诊断为下颌下腺腺样囊性癌伴骨化,MRI 表现见图 18-2-4。

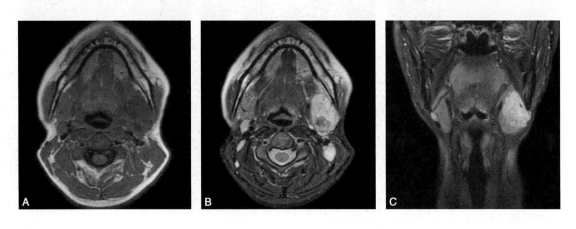

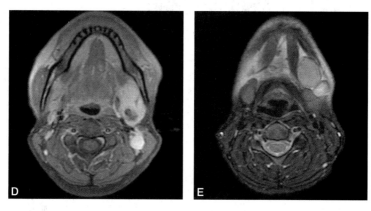

图 18-2-4　下颌下腺样囊性癌伴骨化 MRI 表现

左侧下颌下腺见一团块状异常信号灶，$T_1WI(A)$ 呈低信号，$T_2WI(B、C)$
呈高信号，局部见结节状低信号，病灶边缘稍模糊；增强(D)呈不均匀明
显强化，低信号区无强化，颈部见多发肿大淋巴结(E)，增强呈明显强化。

　　病例 4　患者，女，35 岁。发现右口底、右舌肿物 1 年余。诊断为右舌下腺-口底腺样囊性
癌，MRI 表现见图 18-2-5。

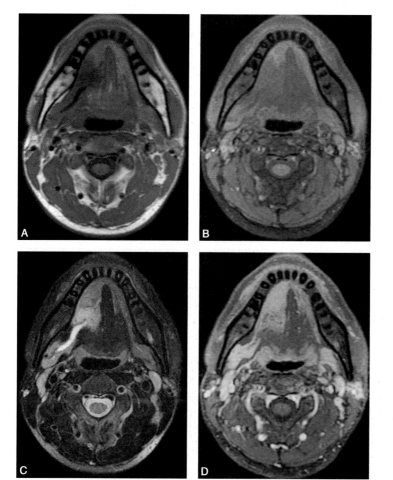

图 18-2-5　右舌下腺-口底
腺样囊性癌 MRI 表现

右侧舌下腺区见一不规则异
常信号，$T_1WI(A)$ 呈低信号，
脂肪抑制 $T_1WI(B)$ 呈等稍低
信号，$T_2WI(C)$ 呈等高信号，
病灶边界不清，侵犯右侧舌
肌，右侧舌下腺导管扩张；增
强（D）可见不均匀明显
强化。

【诊断思路及诊断要点】

与腺样囊性癌影像表现有关的主要病理特点：①肿瘤常围绕神经纤维生长、播散；②分级与病理类型相关，低级别表现类似良性肿瘤，高级别侵袭性较明显。

CT 表现特点：低级别边界多较清楚，类似良性肿瘤；高级别者表现出侵袭征象，以及骨质破坏、神经孔道扩大。

MRI 表现特点：T_2WI 信号与病理分级相关，低级别呈稍高信号，高级别信号减低；肿瘤沿神经播散时表现出浸润的神经增粗且信号异常。

第三节　腺泡细胞癌

【简介】

腺泡细胞癌（acinic cell carcinoma）是相对少见的唾液腺恶性上皮肿瘤，少部分肿瘤细胞表现为浆液性腺泡细胞分化，以胞浆内酶原分泌颗粒为特征，占所有唾液腺恶性肿瘤的 6%～10%，是第二或第三常见的腮腺上皮来源恶性肿瘤。本病最常发生于腮腺，较其他唾液腺恶性肿瘤小，发病中位年龄 52 岁，女性多见，男女比例约为 1.5∶1.0。发病危险因素主要为放射线暴露和家族易感性。临床多表现为无痛性、缓慢生长的肿块或唾液腺肿大，发生于口腔内小唾液腺时可表现为无痛性黏膜下肿块或黏膜溃疡。腺泡细胞癌是一种低级别的恶性肿瘤，其生物学行为相对惰性，通常无局部侵袭性，但易发生局部复发和晚期远处转移（血行转移至肺、骨为主），故治疗后需长期随访。治疗以手术切除为主。

【病理基础】

1. 大体检查　肿瘤表现为边界清楚、切面呈灰白或灰红色的实性肿块，有时可伴囊性变，部分肿瘤可边界不清，肿瘤伴去分化时可见明显浸润周围组织。

2. 镜下表现　肿瘤通常边界清楚（图 18-3-1A），部分可表现为侵袭性生长。腺泡细胞癌镜下形态多样，主要由浆液性腺泡样细胞、闰管样细胞、空泡样细胞、透明细胞、非特异性腺细胞 5 种细胞构成实体型、微囊型、乳头囊状型、滤泡型 4 种组织学结构，其中腺泡样细胞在腺泡细胞癌最具特征性，其胞浆内含 PAS 染色阳性的嗜碱性颗粒（图 18-3-1B）。少见情况下，肿瘤中可出现未分化癌或低分化腺癌的成分，此时称为肿瘤去分化，伴去分化者预后较差。部分肿瘤中，间质可伴淋巴组织浸润。

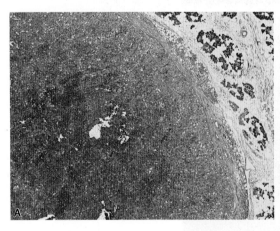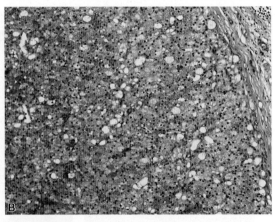

图 18-3-1　腮腺腺泡细胞癌病理表现

A. 肿瘤组织与周围腺体组织有一定界限（HE，×4）；B. 部分肿瘤细胞胞浆内含嗜碱性颗粒（HE，×20）。

DOG1 和 SOX10 有助于诊断腺泡细胞癌,但并非特异性的标记。

【影像学表现】

腺泡细胞癌最常见于腮腺(见本节"病例 1~3"),其次为下颌下腺,小唾液腺次之,舌下腺少见(<1%)。可双侧发病。

腺泡细胞癌影像学表现不具有特征性,多数表现为良性肿瘤特征,常类似于多形性腺瘤或沃辛瘤,与良性肿瘤鉴别困难。但腺泡细胞癌也可表现出较明显侵袭性,类似黏液表皮样癌或腺样囊性癌。由于腺泡细胞癌病理上有腺泡分化,镜下常见囊变、出血或坏死,影像学检查时常见囊变。根据其表现,分为实性肿块、囊性肿块伴壁结节或单纯囊性肿块。

1. CT 表现　肿块多边界清楚,缓慢生长,呈实性、囊实性或囊性,增强均匀或不均匀强化(见本节"病例 2");浸润性病变边界可不清楚,侵犯周围结构,与其他恶性肿瘤难以鉴别。

2. MRI 表现　信号不具特征性,多数表现为 T_1WI 低信号、T_2WI 高信号,出血、钙化、含铁血黄素沉着、纤维化时可导致信号减低。囊变区 T_1WI 有时可呈高信号。增强多呈不均匀强化(见本节"病例 3")。

【典型病例】

病例 1　患者,男,24 岁。发现左耳垂下方肿物 1 月余。诊断为腮腺腺泡细胞癌,MRI 表现见图 18-3-2。

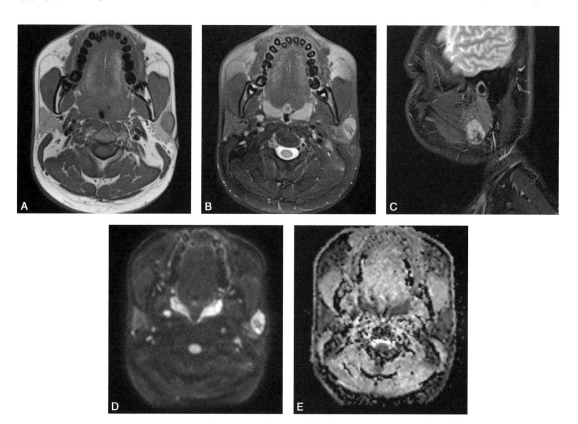

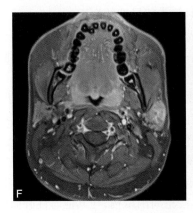
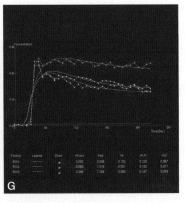

图 18-3-2　腮腺腺泡细胞癌 MRI 表现

左侧腮腺浅叶见一结节状异常信号,轴位 $T_1WI(A)$ 呈低信号,轴位 T_2WI (B)呈高信号,$T_2WI(C)$ 冠状位呈片状低信号;DWI(D)实性部分呈高信号,相应 ADC 图(E)呈低信号;增强(F)病灶可见强化,TIC(G)呈速升缓降型。

病例2　患者,女,52 岁。发现右耳垂下肿物 1 周。触诊质韧,边界清楚,活动度尚可,无压痛。诊断为腮腺腺泡细胞癌,CT 表现见图 18-3-3。

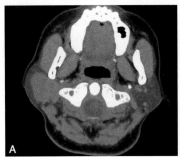
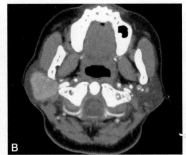
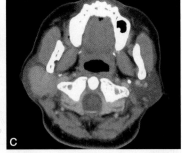

图 18-3-3　腮腺腺泡细胞癌 CT 表现

平扫(A)示右侧腮腺内一团块软组织影,边界清楚;增强动脉期(B)明显强化,实质期(C)强化稍减低,病灶密度较均匀,无明显囊变区。

病例3　患者,女,66 岁。发现右耳下肿物 7 年。诊断为腮腺腺泡细胞癌,CT 和 MRI 表现见图 18-3-4。

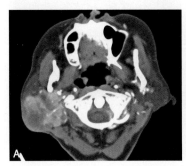
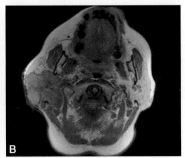

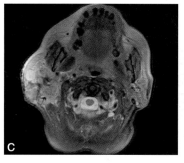
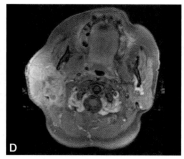
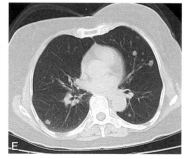

图 18-3-4　腮腺腺泡细胞癌转移 CT 和 MRI 表现

CT 增强(A)示右侧腮腺见一团块状软组织影,边缘模糊,可见突破包膜侵犯至皮下,增强不均匀明显强化,内可见血管分支包绕;MR 平扫 $T_1WI(B)$、$T_2WI(C)$ 示病灶信号不均匀,可见高、低混杂信号,增强(D)病灶不均匀明显强化;2 年后随访肺部 CT(E)示双肺多发转移结节。

【诊断思路及诊断要点】

与腺泡细胞癌影像表现有关的主要病理特点:①肿瘤常有完整包膜,边界清楚;②有腺泡分化,可发生囊变,根据其囊变程度病理表现可分为实体型、微囊型、乳头囊状型、滤泡型。

CT 表现特点:边界清楚,与良性肿瘤鉴别困难,可见大小不等、规则或不规则囊变区。

MRI 表现特点:信号不具特征性,T_1WI、T_2WI 呈高信号和低信号均可,均匀或不均匀强化。

第四节　腺癌,非特指

【简介】

腺癌,非特指(adenocarcinoma not otherwise specified)又称为非特异性腺癌,包含一组具有唾液腺导管或腺体分化的恶性肿瘤,缺乏其他唾液腺腺癌的特征镜下表现,不能满足诊断其他已命名的唾液腺恶性肿瘤所需;主要包括囊腺癌、黏液腺癌、肠腺癌等。该类肿瘤组织学表现具有显著的多样性,目前并无统一的分级系统。本病通常见于老年人,临床表现以面部肿块为主,伴或不伴淋巴结肿大或神经功能障碍,可复发及淋巴结转移。

【病理基础】

1. **大体检查**　肿块可以有一定界限,也可浸润周围组织,切面呈灰黄色,伴或不伴出血和坏死。

2. **镜下表现**　肿瘤的镜下表现多样,但均表现为向腺上皮分化的恶性肿瘤,即具有一定的多形性和浸润性生长能力。肿瘤细胞可以排列成巢状、条索状或团块状,间质富于细胞。依据细胞的不典型程度,可以分为低级别(图 18-4-1A)、中级别、高级别(图 18-4-1B)。在诊断非特异性腺癌前,应排除其他类型的腺癌,如导管癌、多形性腺癌、转移性腺癌。

肿瘤细胞表达腺上皮标记,如 CK19、CK7,不表达 calponin、SMA、P63。

【影像学表现】

本病主要见于腮腺、下颌下腺和腭部小唾液腺。通常表现为形态不规则、浸润性生长的肿块,多边界不清。可伴肿块周围骨质破坏(颌骨、硬腭等)、淋巴结肿大,也可发生神经周围播散。

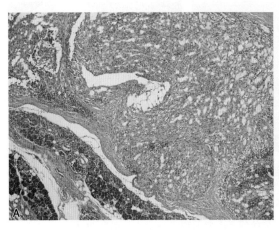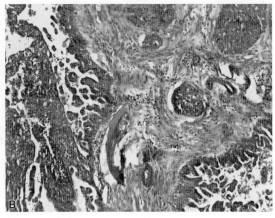

图 18-4-1　腺癌，非特指病理表现

A. 低级别腺癌，非特指的肿瘤细胞排列呈微囊状，与周围腺体组织有一定界限（HE，×10）；B. 高级别腺癌，非特指的肿瘤细胞排列呈巢状，伴坏死，累及骨组织（HE，×20）。

1. **CT 表现**　通常表现为均匀或不均匀的软组织密度肿块，增强可见不同程度的强化。

2. **MRI 表现**　T_1WI 可呈中低信号，T_2WI 可呈等高或稍低信号，增强不均匀或均匀强化，可伴颈部淋巴结转移（见本节"病例 1、2"）。

【典型病例】

病例 1　患者，女，36 岁。发现有颈部肿物 3~4 个月。诊断为下颌下腺高级别腺癌，非特指，MRI 表现见图 18-4-2。

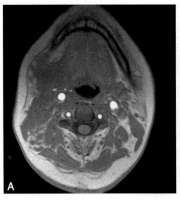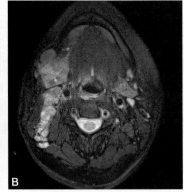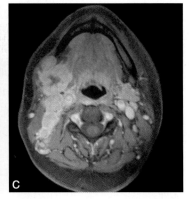

图 18-4-2　下颌下腺高级别腺癌，非特指 MRI 表现

平扫示右侧下颌下腺肿大，见团块软组织，T_1WI（A）呈低信号，T_2WI（B）呈高信号，边缘模糊，与右侧下颌舌骨肌间界限不清；增强（C）强化不均匀，内见片状无强化区。右侧颈部见多发肿大转移淋巴结。

病例 2　患者，男，63 岁。发现右耳垂下方渐进性增大的肿物 4 年。诊断为腮腺高级别腺癌，非特指，MRI 表现见图 18-4-3。

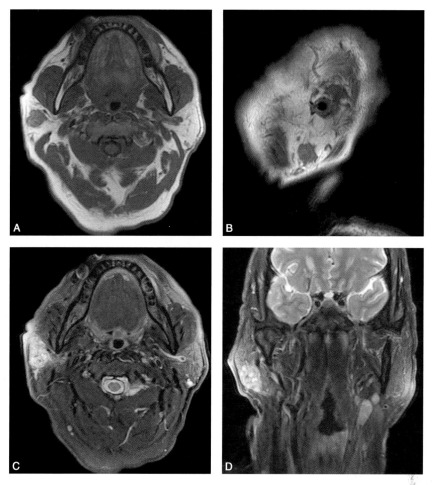

图 18-4-3　腮腺腺癌,非特指 MRI 表现

右侧腮腺浅叶见一类圆形异常信号,轴位(A)、矢状位(B)T$_1$WI 呈低信号,轴位(C)、冠状位(D)T$_2$WI 呈高信号,信号不均匀,边界尚清楚。

【诊断思路及诊断要点】

与本病影像表现有关的病理特点:包含一组具有唾液腺导管或腺体分化的恶性肿瘤,缺乏其他唾液腺腺癌的特征性镜下表现。因组织学具有多样性,其影像表现亦多样。

影像学特点:病灶边界可清楚,也呈可浸润性生长使边界不清,密度/信号多变,可伴淋巴结肿大。亦可见神经周围播散。

第五节　癌在多形性腺瘤中

【简介】

癌在多形性腺瘤中(carcinoma ex pleomorphic adenoma)代表一种起源于多形性腺瘤的恶性肿瘤。有 5 年和 10 年病史的多形性腺瘤的恶变发生率约 1.5% 和 10%,出现癌在多形性腺瘤中。本病少见,占所有唾液腺肿瘤的 3.6%,占所有唾液腺癌的 12%,发病高峰年龄 50~60 岁,女性稍多于男性,最常见于腮腺。患者通常有无痛性缓慢增大的肿块病史,近期突然加速生长,可伴疼痛、进行性神经麻痹的表现。根据浸润包膜或邻近组织的范围和程度,癌在多形性腺瘤中可进一步分为非浸润型(包膜内)、微浸润型和广泛浸润型。癌在多形性腺瘤中多呈浸润生长(64%)。非浸润型通常保守手术,治疗后常表现为良性进程;微浸润型预后相对较好,局部复发及转移少见;广泛浸润型预后较差,易发生复发及远处转移。

【病理基础】

1. 大体检查 多数肿块边界不清或有明显浸润,少见边界清晰的有包膜肿块;切面呈白或灰黄色(图 18-5-1A),质硬。

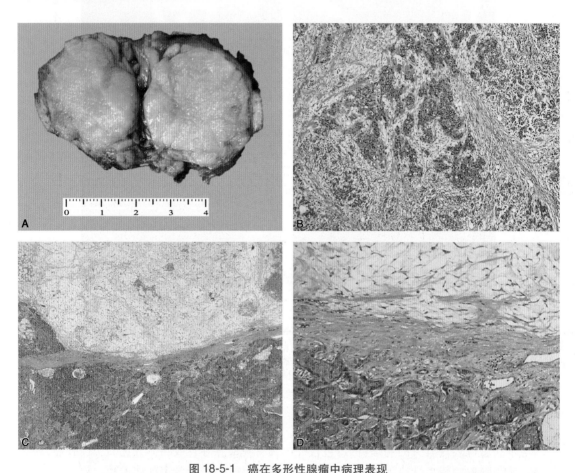

图 18-5-1 癌在多形性腺瘤中病理表现

A. 肿块切面呈灰黄色,局灶与周围组织界限不清;B. 异形肿瘤细胞团累及周围腺体组织(HE,×10);
C. 视野上方为良性区域,下方为恶性区域,恶性成分为腺癌(HE,×4);D. 图 C 高倍镜下表现,可见良性区细胞无异型,恶性区细胞异型明显,可见核分裂(HE,×20)。

2. 镜下表现 肿瘤由多形性腺瘤良性成分和恶性成分构成,二者的比例可变化很大,良性成分有时很少,仅表现为大片玻璃样变背景中见少量残留的良性导管或小的上皮巢。恶性成分可有多种类型,腺癌(图 18-5-1B~图 18-5-1D)、导管癌最常见,其次为肌上皮癌,其他少见类型包括黏液表皮样癌、腺样囊性癌、上皮-肌上皮癌等。癌在多形性腺瘤中恶性成分的组织学类型、级别、侵袭程度与患者预后相关。总体来说,非浸润型癌及微浸润型癌预后较广泛侵袭性癌好。

【影像学表现】

癌在多形性腺瘤中多见于腮腺和腭部小唾液腺。

因癌在多形性腺瘤中病理可表现为高级别或低级别肿瘤,影像上从密度/信号均匀、边界清楚的类似良性肿块表现到密度/信号混杂、边缘浸润的恶性肿块表现均可出现(见本节"病例 1~3")。特征表现为原有的边界清晰的唾液腺肿块出现边界不清,可见短期内迅速增大。MRI 信号取决于良恶性成分的比例。癌在多形性腺瘤中的恶性成分于 DWI 可表现为高信号,但因恶性部分通常发生坏死,因此单独使用 DWI 判断多形性腺瘤中出现癌性成分易有假阴性。

当有邻近侵犯、区域骨或软组织侵袭、神经周围侵犯等征象时可提示其为高级别,但恶性征象未出现时仍不可排除存在恶性的可能。

【典型病例】

病例 1　患者,男,60 岁。发现下颌肿物 5 年余。诊断为下颌下腺非侵袭性癌在多形性腺瘤中,MRI 表现见图 18-5-2。

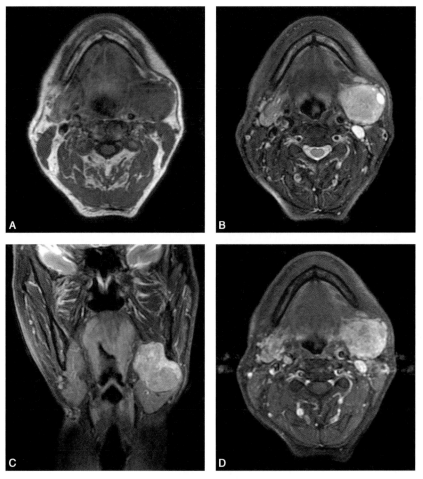

图 18-5-2　下颌下腺非侵袭性癌在多形性腺瘤中 MRI 表现

平扫示左侧下颌下腺内一不规则形异常信号,$T_1WI(A)$ 呈低信号,脂肪抑制 T_2WI
(B、C)呈稍高信号,病灶外侧见囊变,病灶边界清楚;增强(D)呈不均匀强化。

病例 2　患者,男,65 岁。发现左耳垂下肿物 36 年,曾接受左耳垂下肿物切除术 2 次,随后再次发现肿物 20 年。诊断为腮腺原位癌在多形性腺瘤中,CT 和 MRI 表现见图 18-5-3。

病例 3　患者,男,75 岁。发现右耳下区肿物 2 年余。诊断为腮腺癌在多形性腺瘤中,CT

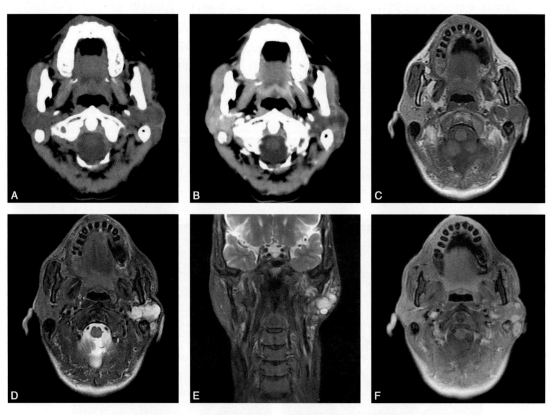

图 18-5-3　腮腺原位癌在多形性腺瘤中 CT 和 MRI 表现

CT 平扫(A)示左侧腮腺见多发结节状低密度影,边界清楚,增强(B)部分见结节状强化;MRI 平扫示左侧腮腺区多发结节状异常信号,$T_1WI(C)$呈低信号,脂肪抑制 $T_2WI(D、E)$呈高信号,边界清楚,增强(F)部分呈结节状均匀强化。

表现见图 18-5-4。

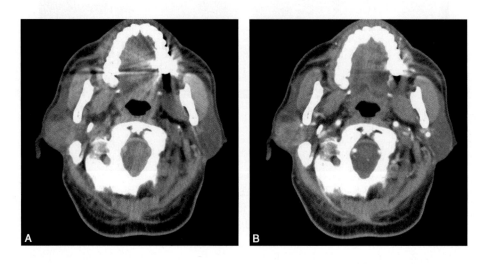

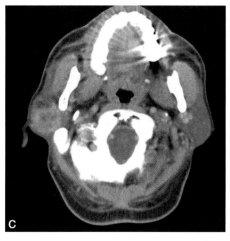
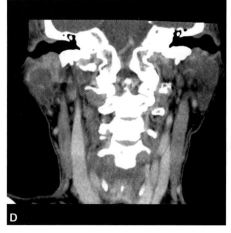

图 18-5-4　腮腺癌在多形性腺瘤中 CT 表现

平扫(A)示右侧腮腺上极一结节状软组织影,边缘模糊,增强动脉期(B)及静脉期(C、D)见
不均匀强化,冠状位示病灶上缘边界不清,内见片状无强化区。

【诊断思路及诊断要点】

与癌在多形性腺瘤中影像表现有关的病理特点:原有的多形性腺瘤发生恶变,同时含有多形性腺瘤和癌变部分。

影像学特点:根据级别不同可类似于良性肿瘤的局灶性生长或类似于恶性肿瘤的明显侵袭性生长;MRI 信号取决于良恶性成分的比例。

第六节　分　泌　癌

【简介】

分泌癌(secretory carcinoma)又称乳腺分泌样癌,是在对腺泡细胞癌或唾液腺其他非特指腺癌的研究中,进一步独立出来的一种新的肿瘤实体亚型,因与乳腺分泌性癌具有相似的组织形态学、免疫表型和分子遗传学特征而得名,具有 t(12;15)(p13;q25)染色体易位,*ETV6-NTRK3* 基因融合。本病发病年龄 13~77 岁,平均 47 岁,成人多见,无明显性别差异。临床表现通常为缓慢生长的无痛性肿块,持续数月至数年。多数分泌性癌是一种低度恶性的唾液腺肿瘤,预后相对较好,主要与疾病分期、是否高级别转化、瘤体大小等相关,具有侵袭的潜能,复发率及淋巴结转移率(20%)比腺泡细胞癌稍高。

【病理基础】

1. **大体检查**　肿瘤边界不清,切面呈浅灰色,有时可伴囊性变,内含黄白色液体。

2. **镜下表现**　镜下可见肿瘤常浸润周围组织(图 18-6-1A),与周围组织有一定界限者少见,神经侵犯亦少见。肿瘤细胞呈腺细胞样,胞浆内含嗜酸性颗粒或呈空泡状,排列成微囊性/实性、管状、滤泡状、乳头囊性的结构,腔内常含嗜酸性物质(图 18-6-1B、图 18-6-1C)。偶见肿瘤细胞表现为乏分泌活动的实性排列、细胞异型性明显、可见核分裂等去分化现象,提示患者预后较差。肿瘤间质常伴玻璃样变。

分泌癌的肿瘤细胞表达 mammaglobin、S-100、Vimtenin、STAT5a、CK7,不表达 Dog-1、P63。分泌癌的肿瘤细胞存在特异性的染色体易位 t(12;15)(p13;q25),导致形成 *ETV6-NTRK3* 融

351

合基因,*ETV6* 也可与非 *NTRK3* 基因融合,但少见;FISH 检测可见 *ETV6* 基因存在断裂(图 18-6-1D)。

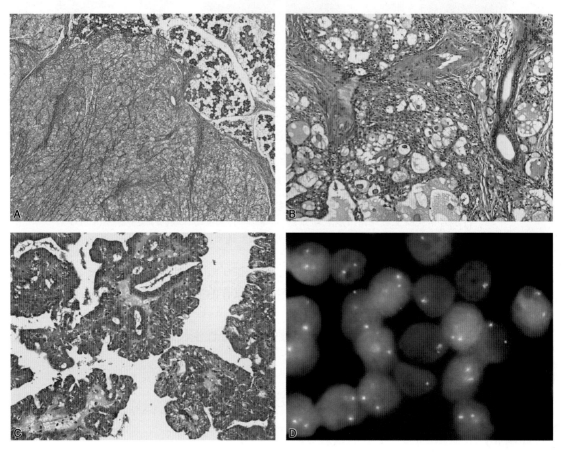

图 18-6-1　分泌癌病理表现

A. 肿瘤与周围组织部分区域有界限,部分区域累及腺体组织(HE,×4);B. 肿瘤细胞排列呈微囊性,腔内含嗜酸性分泌物(HE,×20);C. 肿瘤细胞排列呈乳头状(HE,×20);D. *ETV6* 基因分离探针 FISH 检测示肿瘤细胞内红绿信号分离。

【影像学表现】

分泌癌多发生于腮腺,也可见于口腔、下颌下腺、软腭、副腮腺。

关于分泌癌影像学表现的资料较少。有资料显示,分泌癌多表现为相对良性的病程,影像学多边界清楚,与良性肿瘤鉴别困难。

1. CT 表现　可见软组织密度结节或肿块,边界清楚,囊变时可呈低密度,增强均匀或不均匀强化。

2. MRI 表现　信号多变,可伴囊变,边界清楚。以囊变伴乳头样壁结节居多,囊变区内 T_2WI 呈低信号,代表出血导致的含铁血黄素沉着;T_1WI 呈高信号或囊变区内见高信号,囊变区内可见液-液平面;增强呈均匀或不均匀强化。见本节"病例 1~3"。

【典型病例】

病例 1　患者,男,53 岁。吞咽异物感半年余。诊断为舌根唾液腺上皮来源实性分泌癌,MRI 表现见图 18-6-2。

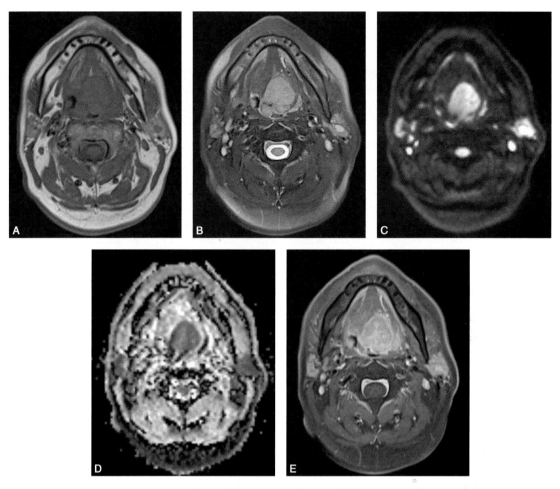

图 18-6-2　病例 1,舌根唾液腺上皮来源实性分泌癌 MRI 表现

平扫示舌根一不规则软组织,$T_1WI(A)$呈低信号,脂肪抑制 $T_2WI(B)$呈高信号,边界尚清,DWI(C)呈高信号,ADC 图(D)呈低信号,增强(E)可见强化,病灶信号较均匀。

病例 2　患者,女,17 岁。发现右耳垂后肿物 1 年余。诊断为腮腺分泌癌,MRI 表现见图18-6-3。

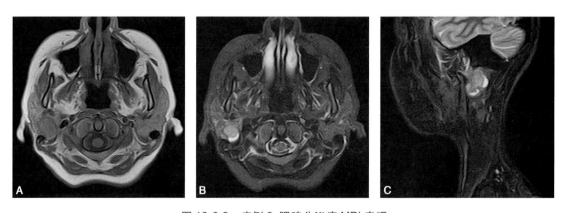

图 18-6-3　病例 2,腮腺分泌癌 MRI 表现

右侧腮腺见一囊实性结节,实性部分 $T_1WI(A)$呈稍高信号、脂肪抑制 $T_2WI(B、C)$呈等-稍高信号,囊变区 T_2WI 呈低信号、T_1WI 呈高信号。

353

病例3 患者,女,21岁。发现右耳垂肿物2年余,4个月前肿物增大伴疼痛。诊断为腮腺分泌癌,MRI表现见图18-6-4。

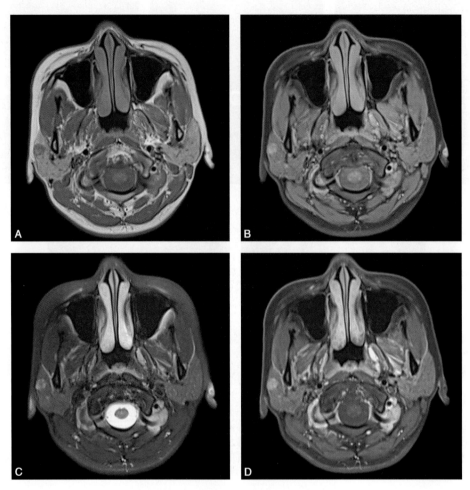

图 18-6-4 病例 3,腮腺分泌癌 MRI 表现

右侧腮腺浅叶见一小结节状异常信号,$T_1WI(A)$内见小片状高信号,脂肪抑制 $T_1WI(B)$病灶显示更清晰;$T_2WI(C)$呈稍高信号,增强(D)可见明显强化。

【诊断思路及诊断要点】

与分泌癌影像表现有关的病理特点:①乳头状、囊状结构多见;②可见胆固醇结晶及含铁血黄素沉着。

影像学特点:边界清楚;囊变较多见,以囊变伴乳头样壁结节居多,囊变区 T_2WI 低信号代表出血所致的含铁血黄素沉着。

第七节 多形性腺癌

【简介】

多形性腺癌(polymorphous adenocarcinoma)以细胞学一致性和组织学表现多样性为特点。在第3版(2005年)WHO分类中曾称为多形性低度恶性腺癌,2017年 WHO 分类命名为多形性腺癌,并将发生在舌部的具有筛状结构和乳头状癌样细胞核特征的小唾液腺多形性腺癌(cribriform adenocarcinoma of minor salivary gland,CAMSG)也归入其中。多形性腺癌少见,绝大多数发生在小唾液腺位点,上腭是最常见的发生部位,发病高峰年龄为 40~50岁,男女比例 1:2。临床多表现为无痛性软组织肿块,可伴溃疡及出血。多数多形性腺癌为低度恶性的生物学行为,预后一般较好。多形性腺癌局部复发率可达 33%,区域淋巴结转移率约 9%~15%,远处转移或因病致死的患者非常罕见,但具有乳头状结构的多形性腺癌和 CAMSG 可能具有更强的区域淋巴结或远处转移的潜能(70%~100%)。临床常表现为不对称、缓慢生长肿块。

【病理基础】

1. **大体检查**　肿瘤大小不一,无包膜,但可有一定界限,切面呈黄褐色,可呈分叶状。

2. **镜下表现**　肿瘤表现为位于黏膜下的无包膜肿块,其特征性组织学表现为较一致的肿瘤细胞排列成多样的形态结构,并呈侵袭性生长(图 18-7-1)。肿瘤细胞外观较一致,核分裂少见。在同一肿瘤内及不同肿瘤间可见多种形态结构,包括微囊性、梁状、实性、筛状、乳头囊性,神经侵犯较常见。

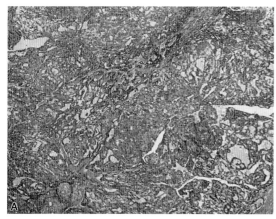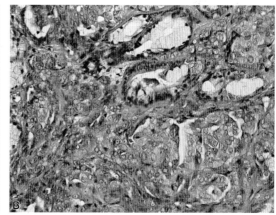

图 18-7-1　多形性腺癌病理表现

A.肿瘤细胞形态较一致,排列呈囊性、实性及乳头状(HE,×10);B.肿瘤细胞有异型,累及周围小唾液腺(HE,×40)。

肿瘤细胞表达 CK7、P63、Bcl-2,大部分细胞表达 S-100,部分表达 mammaglobin、CEA、CD117,不表达 P40。

【影像学表现】

多形性腺癌最常见于硬腭,其余为唇、舌、口腔黏膜及口底等,也可发生于大唾液腺。

影像学表现不具特征性。多类似良性肿瘤的表现,边界清楚。进展期肿瘤边界不清、形态不规则,增强多呈不均匀强化(见本节"病例 1"),少数可均匀强化(见本节"病例 2")。肿瘤可突入邻近结构包括上颌窦、鼻腔及口腔,表现出广泛骨质破坏、骨髓浸润、邻近神经血管侵犯等表现,与其他唾液腺上皮恶性肿瘤难以鉴别。

【典型病例】

病例 1　患者,女,17 岁。发现右耳前肿物 1 年余。诊断为腮腺多形性腺癌,MRI 表现见图 18-7-2。

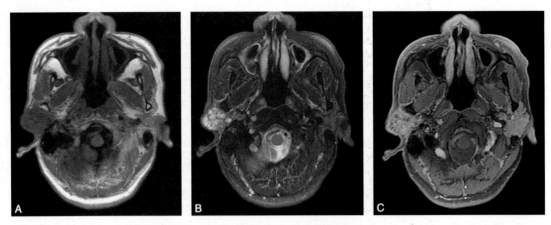

图 18-7-2　腮腺多形性腺癌 MRI 表现
右侧腮腺区见一结节状异常信号灶，T_1WI（A）呈低信号，脂肪抑制 T_2WI（B）呈高信号，边界清楚，T_2WI病灶内见多发高信号，增强（C）呈不均匀强化。

　　病例 2　患者，女，75 岁。咽部不适、呼吸不畅 3 个月。诊断为软腭多形性腺癌，MRI 表现见图 18-7-3。

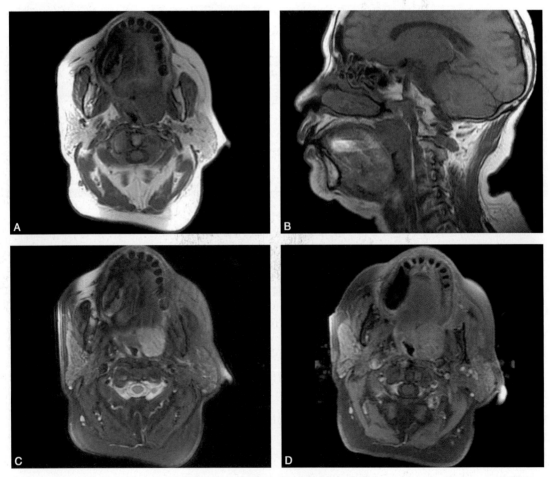

图 18-7-3　软腭多形性腺癌 MRI 表现
平扫示口咽部偏左侧一团块状软组织，T_1WI（A、B）呈低信号，T_2WI（C）呈高信号，边界清楚，增强（D）呈均匀强化。

【诊断思路及诊断要点】

多形性腺癌影像学表现不具有特征性,可类似良性肿瘤表现,也可具有其他一般恶性肿瘤的共同表现,影像学难以与其他腮腺肿瘤鉴别。

第八节　唾液腺上皮来源恶性肿瘤影像学诊断思路

1. **诊断思路**　唾液腺上皮来源恶性肿瘤影像学检查的目的在于明确唾液腺肿瘤的部位,邻近神经、肌肉、血管、骨骼有无受侵犯,判断有无淋巴结肿大;其他部位影像学检查有助于判断有无全身转移。影像学诊断思路如下。

(1) 定位:明确病变的部位,判断位于大唾液腺还是小唾液腺。

(2) 观察肿瘤特征:边界是否清楚,是否局限于腺体内或侵犯腺体外,有无邻近结构受累如骨质破坏、血管包绕等征象,有无淋巴结肿大、神经受累。肿瘤的密度/信号是否均匀,有无伴出血、坏死及囊变,T_2WI 信号改变。

(3) 综合分析:若肿瘤边界不清,形态不规则,表现出明显侵袭性,可明确诊断为恶性肿瘤;若肿瘤边界清楚,T_2WI 信号较高,难以与良性肿瘤鉴别时,可寻找其他可能存在的恶性征象作为辅助诊断。

2. **鉴别诊断思路**　唾液腺上皮来源恶性肿瘤的影像学表现多不具有特征性。低级别唾液腺上皮来源肿瘤表现类似良性肿瘤,常规影像学表现一般与良性肿瘤难以鉴别,此时可结合常见良性肿瘤的特征(如沃辛瘤吸烟史和消长史)及功能成像做出一定程度的排除诊断,但有时鉴别仍存在较大困难。高级别者表现出明显侵袭性,在明确恶性肿瘤的诊断后进一步明确病理类型较为困难。确诊依赖于病理学检查。

报告书写规范要求

(1) 描述病灶部位、大小、形态、密度/信号改变、强化情况、数目,边界是否清楚。

(2) 重点描述病灶有无突破腺体,有无周围结构直接侵犯,有无淋巴结肿大,评估有无神经侵犯、骨质破坏或骨髓侵犯,血管受累,以及在影像学扫描范围内有无转移。

例如:黏液表皮样癌

影像描述:左侧腮腺浅叶见一结节状异常信号,病灶大小约 2.2cm×1.9cm,边界清楚,突破腮腺包膜;实性成分 T_1WI 呈等信号,脂肪抑制 T_2WI 呈稍低信号,DWI 呈高信号,ADC 图呈低信号;内见囊性区,T_1WI 呈低信号,脂肪抑制 T_2WI 呈高信号;脂肪抑制 T_1WI 增强呈明显不均匀强化。双侧颈部未见明显肿大淋巴结。

影像学诊断:左侧腮腺浅叶结节灶,考虑恶性肿瘤,黏液表皮样癌可能。

═══ 练习题 ═══

1. **名词解释**

嗜神经生长

2. **选择题**

(1) 唾液腺上皮来源恶性肿瘤发生神经侵犯时表现,错误的是

A. CT 可表现为颅底孔道的异常扩大

B. MRI 可显示神经走行区不对称、增粗、异常强化及受该神经支配的肌肉萎缩

C. 腮腺恶性上皮肿瘤只会累及面神经

D. 腭部小唾液腺的腺样囊性癌可累及腭大神经、腭小神经

E. 腭部小唾液腺的腺样囊性癌可伴发翼腭窝、海绵窦受累

（2）关于黏液表皮样癌的影像学诊断要点，正确的是

①影像学表现与病理分级无关

②低级别黏液表皮样癌影像学表现类似良性肿瘤

③高级别黏液表皮样癌常表现为侵袭性生长、边界不清

④低级别黏液表皮样癌边界可不清楚

⑤低级别黏液表皮样癌常见囊性区

⑥黏液表皮样癌不发生神经周围侵犯

A. ①②③④⑤　　B. ②③⑤　　C. ②③⑤⑥　　D. ②③④⑤　　E. ②③⑤⑥

3. 简答题

（1）简述唾液腺上皮来源恶性肿瘤的影像学检查目的。

（2）简述癌在多形性腺瘤中的病理表现。

（3）简述唾液腺上皮来源恶性肿瘤中存在特异性基因易位的肿瘤及相关基因。

选择题答案：（1）C　（2）D

（黄　楠　张春叶　李　江）

===== 推荐阅读资料 =====

［1］余强，王平仲. 颌面颈部肿瘤影像诊断学. 上海：上海世界图书出版公司，2009：162-184.

［2］李江，田臻. 口腔颌面肿瘤病理学. 上海：上海世界图书出版公司，2013：243-316.

［3］NEVILLE BW，DAMM DD，ALLEN CM，et al. 口腔颌面病理学. 3 版. 李江，译. 北京：人民卫生出版社，2013：398-446.

［4］LOBO R，HAWK J，SRINIVASAN A. A review of salivary gland malignancies common histologic types，anatomic considerations，and imaging strategies. Neuroimag Clin N Am，2018，28（2）：171-182.

［5］CHRISTE A，WALDHERR C，HALLETT R，et al. MR imaging of parotid tumors：typical lesion characteristics in MR imaging improve discrimination between benign and malignant disease. AJNR Am J Neuroradiol，2011，32（7）：1202-1207.

［6］KASHIWAGI N，DOTE K，KAWANO K，et al. MRI findings of mucoepidermoid carcinoma of the parotid gland：correlation with pathological features. Br J Radiol，2012，85（1014）：709-713.

［7］KASHIWAGI N，MURAKAMI T，CHIKUGO T，et al. Carcinoma ex pleomorphic adenoma of the parotid gland. Acta Radiol,2012,53(3):303-306.

［8］ KUWABARA H,YAMAMOTO K,TERADA T,et al. Hemorrhage of MRI and immunohis-tochemical panels distinguish secretory carcinoma fromacinic cell carcinoma. Laryngoscope Investig Otolaryngol,2018,3(4):268-274.

第十九章

颞下颌关节非肿瘤性病变影像学诊断

第一节 颞下颌关节紊乱病

【简介】

颞下颌关节紊乱病(temporomandibular disorders)是口腔颌面部最常见的疾病之一,是指一类病因尚未完全清楚而又有相同或相似临床症状的一组疾病的总称。临床表现多为颞下颌关节区和/或咀嚼肌疼痛,下颌运动异常并伴有功能障碍及关节弹响,破碎音及杂音三类症状。本病好发于青年或中年,可单侧,亦可累及双侧发病。

【影像学表现】

颞下颌关节紊乱病临床可分为4类,即咀嚼肌紊乱疾病、关节结构紊乱疾病、炎性疾病、骨关节病。与影像学检查密切相关的为后三类,现叙述如下。

1. **关节结构紊乱疾病** 又称为关节内紊乱(internal derangement),是颞下颌关节紊乱病中患病率最高的一类,为关节盘、髁突和关节窝之间的正常结构关系紊乱,尤其关节盘-髁突复合体出现结构关系的异常改变;主要包括各种关节盘移位、关节盘附着松弛或撕脱、关节囊扩张等。

(1)可复性盘前移(anterior disc displacement with reduction):MRI闭口位见关节盘位于髁突前方,张口位见关节盘中间带位于髁突顶部(见本节"病例1")。

(2)不可复性盘前移(anterior disc displacement without reduction):MRI闭口位见关节盘位于髁突前方,张口位见关节盘仍位于髁突前方(见本节"病例2")。

(3)侧方(内/外)移位(lateral disc displacement)

1)内移位MRI表现:闭口位关节盘后带位于髁突顶部,冠状位关节盘位于髁突内侧,张口位关节盘中间带位于髁突顶部(见本节"病例3")。

2)外移位MRI表现:闭口位关节盘后带位于髁突顶部,冠状位关节盘位于髁突外侧,张口位关节盘中间带位于髁突顶部(见本节"病例4")。

(4)旋转移位(rotational disc displacement):

1)可复性旋转移位MRI表现:闭口位见关节盘位于髁突前方,冠状位见关节盘位于髁突内侧/外侧,张口位见关节盘中间带位于髁突顶部(见本节"病例5");

2)不可复性旋转移位MRI表现:闭口位见关节盘位于髁突前方,冠状位见关节盘位于髁突内侧/外侧,张口位见关节盘中间带位于髁突前方(见本节"病例6")。

2. **炎性疾病** 是指各种原因造成的张口过大或外伤,引起滑膜或关节囊的急性炎症,而非由细菌引起的感染性疾病。滑膜炎的主要临床表现为关节运动时关节局部疼痛,且随着向后上方向的关节负重压力加大而疼痛加重。影像学表现多为关节腔明显扩张,内见大量积液(见本节"病例 7")。

3. 骨关节病 指通过影像学或关节镜等检查发现关节骨、软骨和关节盘有退行性改变。临床表现多为关节运动时可闻及连续的摩擦音或破碎音。X 线或 CT 检查可发现髁突骨质吸收、破坏、硬化、囊样变(见本节"病例 8")、前斜面磨平和骨赘形成等;MRI 除可见以上征象外,还可见关节盘移位及穿孔(见本节"病例 9")。

【典型病例】

病例 1 患者,女,45 岁。右侧耳前区轻微酸痛,张口有弹响半年余。诊断为右侧颞下颌关节可复性盘前移,MRI 表现见图 19-1-1。

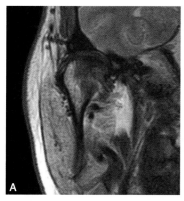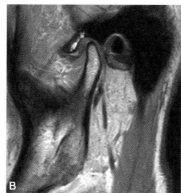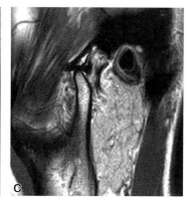

图 19-1-1 右侧颞下颌关节可复性盘前移 MRI 表现

冠状位示关节盘位置正常(A);矢状位闭口位(B)示关节盘位于髁突前方,张口位(C)示关节盘中间带位于髁突顶部。

病例 2 患者,男,30 岁。张口和闭口关节弹响,张口受限 3 月余。诊断为右侧颞下颌关节不可复性盘前移,MRI 表现见图 19-1-2。

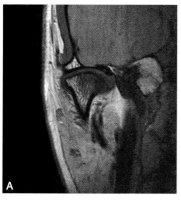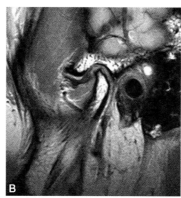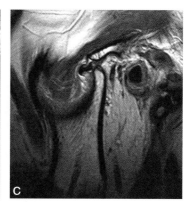

图 19-1-2 右侧颞下颌关节不可复性盘前移 MRI 表现

冠状位示关节盘位置正常(A);矢状位闭口位(B)示关节盘位于髁突前方,张口位(C)示关节盘仍位于髁突前方。

病例 3 患者,男,60 岁。左侧耳前区酸痛伴关节绞锁感 1 月余。诊断为左侧颞下颌关节盘内移位,MRI 表现见图 19-1-3。

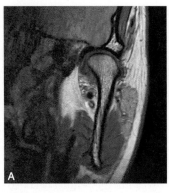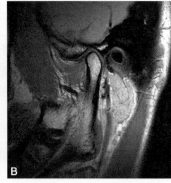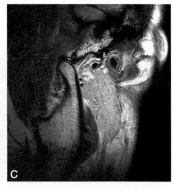

图 19-1-3　左侧颞下颌关节盘内移位 MRI 表现

冠状位示关节盘位于髁突内侧(A);矢状位闭口位(B)示关节盘后带位于髁突顶部,张口位(C)示关节盘中间带位于髁突顶部。

病例 4　患者,女,36 岁。右侧颞下颌关节张口弹响伴疼痛 1 年余。诊断为右侧颞下颌关节盘外移位,MRI 表现见图 19-1-4。

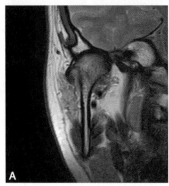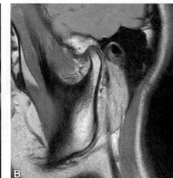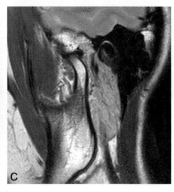

图 19-1-4　右侧颞下颌关节盘外移位 MRI 表现

冠状位示关节盘位于髁突外侧(A);矢状位闭口位(B)示关节盘后带位于髁突顶部,张口位(C)示关节盘中间带位于髁突顶部。

病例 5　患者,女,45 岁。右侧颞下颌关节进食时弹响、略酸痛,无关节张口受限和肌肉麻木感。诊断为右侧颞下颌关节盘可复性旋转移位,MRI 表现见图 19-1-5。

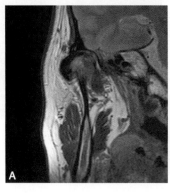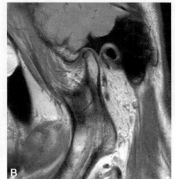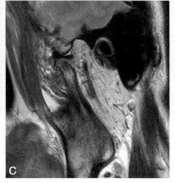

图 19-1-5　右侧颞下颌关节盘可复性旋转移位 MRI 表现

冠状位示关节盘位于髁突外侧(A);矢状位闭口位(B)示关节盘位于髁突前方,张口位(C)示关节盘中间带位于髁突顶部。

病例6　患者,男,20岁。左侧颞下颌关节张闭口弹响,张口受限3月余。诊断为左侧颞下颌关节盘不可复性旋转移位,MRI表现见图19-1-6。

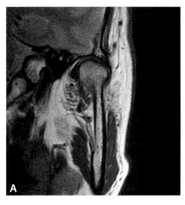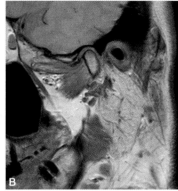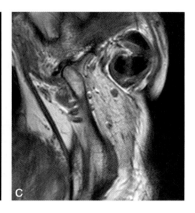

图19-1-6　左侧颞下颌关节盘不可复性旋转移位MRI表现

冠状位示关节盘位于髁突内侧(A);矢状位闭口位(B)示关节盘位于髁突前方,张口位(C)示关节盘中间带位于髁突前方。

病例7　患者,女,56岁。左侧颞下颌关节疼痛、肿胀1月余。诊断为左侧颞下颌关节腔大量积液MRI表现见图19-1-7。

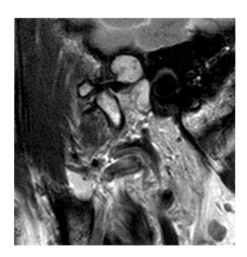

图19-1-7　左侧颞下颌关节腔大量积液MRI表现

矢状位张口位示左侧颞下颌关节腔大量积液。

病例8　患者,男,60岁。左侧颞下颌关节张口时有摩擦音半年余。诊断为左侧颞下颌关节骨性关节炎,CT表现见图19-1-8。

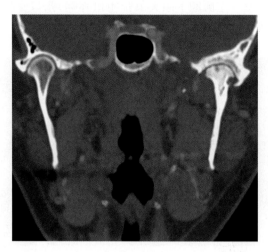

图 19-1-8　左侧颞下颌关节骨性关节炎 CT 表现
冠状位示左侧髁突骨质硬化,密度增高,局部骨质
吸收、囊样变。

　　病例 9　患者,女,55 岁。右侧颞下颌关节张口时有摩擦音,关节弹响 1 年余,近 1 个月有张口受限。诊断为右侧颞下颌关节骨性关节炎伴关节盘不可复性盘前移,MRI 表现见图19-1-9。

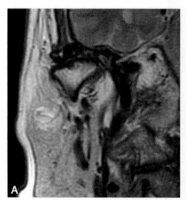 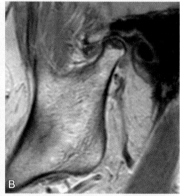 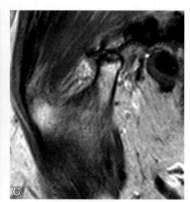

图 19-1-9　右侧颞下颌关节骨性关节炎伴关节盘不可复性盘前移 MRI 表现
冠状位(A)、矢状位闭口位(B)和张口位(C)示右侧髁突骨质硬化,局部骨质吸收、囊样变;矢状位闭口位(B)示关节盘位于髁突前方;矢状位张口位(C)示关节盘仍位于髁突前方。

【诊断思路及诊断要点】
　　在颞下颌关节 MRI 中,根据张口和闭口时关节盘的位置,可确定关节盘是否有移位及移位的方式。髁突及颞骨关节窝骨质如有吸收、破坏、硬化、囊样变及前斜面磨平、骨赘形成等,则可诊断为骨关节炎。如关节腔有明显扩张,内见明显 T_2WI 高信号,则需考虑滑膜炎的诊断。

第二节　颞下颌关节强直

【简介】

关节强直是指由于疾病、损伤或外科手术而导致的关节固定、运动丧失。颞下颌关节强直(ankylosis of temporomandibular joint)在临床上分为关节内强直和关节外强直,临床表现均为张口困难或完全不能张口。关节内强直是由于一侧或两侧关节内发生病变,最后导致关节内的纤维性或骨性粘连,亦可称为真性强直;关节外强直发生在关节外上下颌间皮肤/黏膜或深层组织,又称为假性关节强直。本节主要简述颞下颌关节真性强直。本病最常见的原因是儿童发育期的创伤和化脓性感染,可分为纤维性强直及骨性强直。

【影像学表现】

颞下颌关节强直影像学检查多采用CT,可显示关节骨质结构改变。颞下颌关节 MR 检查主要观察关节间隙和正常关节盘的情况,为手术方式的选择提供指导意见。

1. 纤维性强直　关节骨性结构不同程度破坏,形态不规则,关节间隙模糊不清。颞下颌关节 MRI 可见关节间隙明显狭窄,但未完全消失,还存在部分正常关节盘(见本节"病例 1")。

2. 骨性强直　关节正常骨性结构完全消失,无法分辨髁突、关节窝和颧弓根部形态及其之间的界限,被一个致密的骨性团块所替代。颞下颌关节 MRI 可见关节间隙完全消失,髁突与颞骨关节窝完全融合,无法显示正常关节盘(见本节"病例 2")。

【典型病例】

病例 1　患者,男,28 岁。右侧颌面部外伤后张口受限 3 年余。诊断为右侧颞下颌关节纤维性强直,CT 和 MRI 表现见图 19-2-1。

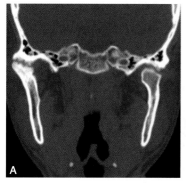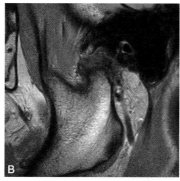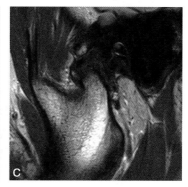

图 19-2-1　右侧颞下颌关节纤维性强直 CT 和 MRI 表现

CT 冠状位(A)、MRI 矢状位闭口位(B)和张口位(C)示右侧颞下颌关节间隙狭窄明显,但未完全消失,还存在部分正常关节盘。

病例 2　患儿,女,10 岁。外伤后张口困难 10 年余。诊断为双侧颞下颌关节骨性强直,CT 和 MRI 表现见图 19-2-2。

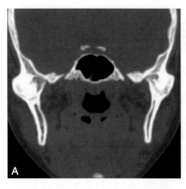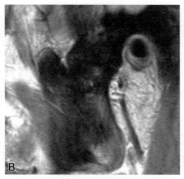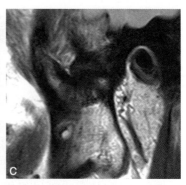

图 19-2-2　双侧颞下颌关节骨性强直 CT 和 MRI 表现

CT 冠状位(A)、MRI 矢状位闭口位(B)和张口位(C)示双侧颞下颌关节间隙完全消失,髁突与颞骨关节窝完全融合,无法显示正常关节盘。

【诊断思路及诊断要点】

单侧或双侧关节间隙变窄,髁突表面不规则骨质增生或与颞骨关节面骨性融合,即可诊断。

第三节　颞下颌关节脱位

【简介】

颞下颌关节脱位(dislocation of condyle)是指髁突脱出关节窝外,超越了关节运动的正常限度,以至于不能自行回复至原位者。按部位可分为单侧脱位和双侧脱位;按性质可分为急性脱位、复发性脱位和陈旧性脱位;按髁突脱出方向和位置可分为前方脱位、后方脱位、上方脱位和侧方脱位。临床上多见急性脱位,且以前方脱位最为常见。

患者多呈张口状,不能闭口,下颌前伸,两颊变平;耳屏前空虚、凹陷,颧弓下可触及脱位的髁突。

【影像学表现】

多为单/双侧关节窝空虚,髁突脱出关节窝外(见本节"病例")位于关节结节前上方。

【典型病例】

病例　患者,男,30 岁。开口不能闭合半天。诊断为双侧颞下颌关节脱位,CT 表现见图 19-3-1。

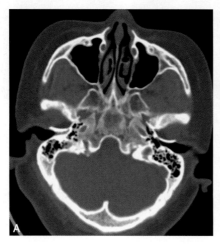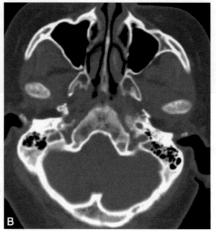

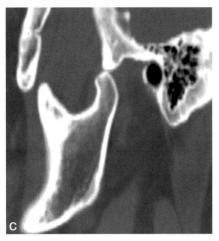
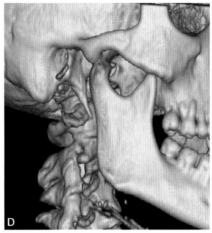

图 19-3-1　双侧颞下颌关节脱位 CT 表现
轴位(A、B)、矢状位(C)及三维重建(D)示双侧髁突脱出关节窝外。

【诊断思路及诊断要点】
CT 或 MR 扫描可见单侧或双侧髁突均位于关节窝外,即可诊断。

报告书写规范要求

（1）描述颞下颌关节关节盘位置及信号情况:矢状位闭口位示双(左、右)侧关节盘
(后带)位于髁突(顶部、前方),冠状位闭口位示关节盘位于髁突(偏内侧,偏外侧),张口
位示关节盘(中间带)位于髁突(顶部、前方)。关节盘信号正常或见异常信号改变。

（2）描述髁突形态及信号、关节腔情况:双(左、右)侧髁突骨皮质完整或髁突骨皮质毛
糙、模糊不清、消失、前斜面变平、前斜面变尖、前缘鸟嘴状骨质增生,骨髓腔信号未见明显异
常(高低不均、降低、类圆形高信号)。双(左、右)侧关节腔见(少许、大量)T_2WI 高信号。

例如:右侧颞下颌关节骨性关节炎,伴关节盘不可复性盘前移

影像描述:右侧髁突骨质硬化,局部骨质吸收,见囊样变。MRI 矢状位闭口位关节盘
后带位于髁突嵴顶前方,张口位显示关节盘后带仍位于髁突嵴顶前方。

影像学诊断:右侧颞下颌关节骨性关节炎,伴关节盘不可复性盘前移。

═══ 练习题 ═══

1. **名词解释**
   正常盘髁关系
   可复性盘前移
   不可复性盘前移

2. **选择题**
（1）以下不属于颞下颌关节组成结构的是
   A. 翼外肌　　　　　　　　B. 髁突　　　　　　　　C. 关节结节
   D. 下颌升支　　　　　　　E. 关节囊

（2）能直接显示关节盘的影像学检查方法是

    A. X线片   B. 造影   C. CT

    D. MR   E. CBCT

（3）以下属于颞下颌关节MR检查的优点是

    A. 无辐射   B. 直接显示关节盘

    C. 能显示髁突骨质异常改变   D. 显示关节腔积液

    E. 以上都正确

3. 简答题

（1）简述颞下颌关节区影像学检查方法及各自优缺点。

（2）简述颞下颌关节关节盘移位的分类和各自的MRI表现。

选择题答案：（1）D （2）D （3）E

（董敏俊 陶晓峰）

=== 推荐阅读资料 ===

［1］张震康.颞下颌关节疾病//张志愿.口腔颌面外科学.7版.北京：人民卫生出版社，2012：373-399.

［2］马绪臣，傅开元，孙莉.颞下颌关节紊乱病的命名和分类//马绪臣.颞下颌关节病的基础和临床.2版.北京：人民卫生出版社，2004：197-201.

［3］马绪臣，邹兆菊，孙广熙，等.颞下颌关节紊乱综合征CT观察的初步报告.北京医科大学学报，1984，16（4）：299.

［4］MUSGRAVE M T，WESTESSON P L，TALLENTS R H，et al. Improved magnetic resonance imaging of the temporomandibular joint by oblique scanning planes. Oral Surg Oral Med Oral Pathol，1991，71（5）：525-528.

［5］KATZBERG R W，WESTESSON P L，TALLENTS R H，et al. Temporomandibular joint：MR assessment of rotational and side ways disc displacements. Radiology，1988，169（3）：741-748.

［6］EMSHOFF R，INNERHOFER K，RUDISCH A，et al. Relationship between temporomandibular joint pain and magnetic resonance imaging findings of internal derangement. Int J Oral Maxillofac Surg，2001，30（2）：118-122.

［7］KURITA K，WESTESSON P L，TASAKI M，et al. Temporomandibular joint：diagnosis of medial and lateral disk displacement with anteroposterior arthrography. Correlation with cryosections. Oral Surg Oral Med Oral Pathol，1992，73（3）：364-368.

［8］LIEDBERG J，WESTESSON P L，KURITA K. Sideways and rotational displacement of the temporomandibular joint disk：diagnosis by arthrography and correlation to cryosectional morphology. Oral Surg Oral Med Oral Pathol，1990，69（6）：757-763.

［9］HINTZE H，WIESE M，WENZEL A. Cone beam CT and conventional tomography for the detection of morphological temporomandibular joint changes. Dentomaxillofac Radiol，2007，36（4）：192-197.

第二十章

颞下颌关节肿瘤及瘤样病变影像学诊断和病理基础

第一节　骨软骨瘤

【简介】

骨软骨瘤(osteochondroma)又名骨软骨性外生骨疣,可发生于任何软骨化骨的骨,好发于长骨的干骺端,少数发生于颞下颌关节。颞下颌关节骨软骨瘤几乎均发生于下颌骨髁突,这可能与髁突为透明软骨分布、具有类似长骨骺端的功能有关。WHO(2013)骨与软组织肿瘤分类将骨软骨瘤归为良性软骨源性肿瘤。骨软骨瘤分为单发和多发,单发多见,好发于30~50岁,男女发病率无明显差别。多发性骨软骨瘤为一种先天性骨骼发育异常,为常染色体显性遗传病,发病年龄小于单发者。肿瘤早期一般不引起症状,随着肿瘤增大可出现下列临床表现:面型不对称,下颌偏向健侧,咬合关系紊乱,张口受限,关节区肿块,颞下颌关节弹响、压痛等。本病极少恶变,单发者恶变率约1%,多发病灶(骨软骨瘤病)恶变率较高(约5%~10%)。无症状时可临床随访,出现症状后采取手术治疗,术后复发罕见。

【病理基础】

1. **大体检查**　病变表面光滑,呈结节状,切面可见蓝白色软骨,骨化后可呈灰黄色。

2. **镜下表现**　病变表层可见纤维结缔组织覆盖,下方可见软骨灶,软骨厚度不一,软骨细胞排列呈柱形,可见深层软骨逐渐形成钙化软骨和骨组织(图20-1-1)。

【影像学表现】

1. **X线表现**　口腔全景片常用于临床筛查,但颌面部重叠影像多,容易遗漏小病灶。肿瘤表现为自髁突骨皮质向外延伸突出的骨性赘生物,其内可见骨小梁,且与髁突骨小梁相连续;骨性基底外缘为不规则的致密线。软骨盖帽在X线上不显影;当软骨帽钙化时,基底顶缘外出现点状或环形钙化影。

2. **CT表现**　CT能够清楚显示骨软骨瘤的位置、形态、与髁突及关节窝的关系。CT表现为下颌骨髁突的外生性肿块,边界清楚,以髁突前内侧最为常见。增生物骨性基底的骨皮质和骨松质呈宽基底或窄基底与髁突骨质相延续,为该病的特征性表现。骨软骨瘤形态多样,除特征性表现外,还可以出现以下表现:①增生物密度类似骨皮质,无骨小梁结构;②增生物较正常骨质密度低,骨小梁结构疏松紊乱,边缘包绕骨白线。骨性基底表面有软骨覆盖,软骨帽边缘光整,其内可见点状或环形钙化,无钙化时CT显示较差。增强病灶无明显强化。病灶周围母骨可见骨质硬化。个别骨软骨瘤增生物不明显,仅表现为髁突膨大,需与单侧髁突增生鉴别;骨软骨瘤表现为髁突局限性膨大、形态不规则、软骨帽钙化等,有助于鉴别。软骨帽钙化密度变淡、钙化环残缺不全、软骨帽厚度大于2cm、骨端出现不规则骨质破坏均提示恶变。

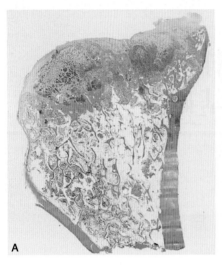
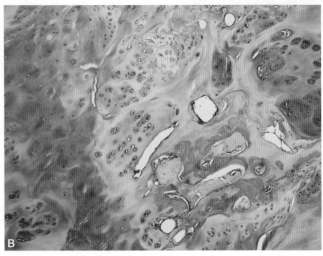

图 20-1-1　骨软骨瘤病理表现

A. 病变由软骨组织及骨组织构成,表层呈结节状,深部与骨髓腔相连(扫描切片);B. 软骨细胞呈柱形排列,并逐渐骨化(HE,×10)。

3. MRI 表现　肿瘤的形态特点与 X 线、CT 相似。骨性基底的信号特点与母骨类似。MRI 的优势在于可以直观显示软骨帽,对鉴别骨软骨瘤有无恶变有重要意义。软骨帽的 T_1WI 呈低信号,脂肪抑制 T_2WI 呈高信号,信号特点与透明软骨相似。短期内软骨帽明显增厚(厚度大于 2cm)、形态不规则提示恶变可能;但 MRI 对软骨帽钙化显示较差,需结合 CT 观察。此外,MRI 可清楚显示周围结构的继发性改变,如关节盘、韧带、咀嚼肌等。

【典型病例】

病例　患儿,男,15 岁。右侧耳前区肿块半年余,无疼痛,缓慢增大。诊断为颞下颌关节骨软骨瘤,影像表现见图 20-1-2。

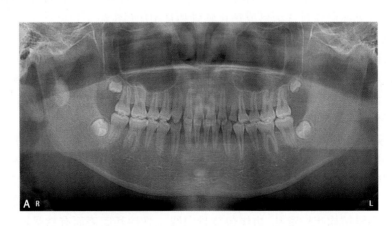

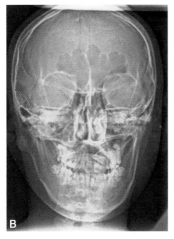
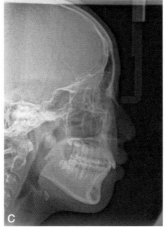
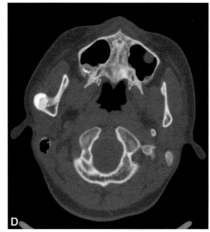
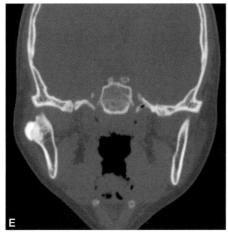
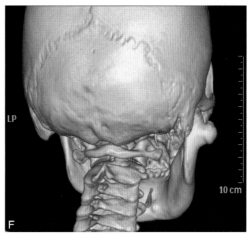

图 20-1-2　颞下颌关节骨软骨瘤曲面体层片和 CT 表现

全口牙位曲面体层片(A)及头颅正侧位片(B、C)示右侧髁突类圆形增生物,肿瘤骨性基底的骨皮质和骨松质与髁突骨质相延续,基底顶缘外见环形致密影;CT 平扫轴位骨窗(D)、冠状位重组骨窗(E)及容积重组(F)能够更清楚地显示病变的位置、形态、与髁突及关节窝的关系,右侧髁突前外侧见外生性肿块,边界清楚,肿块的骨皮质、骨松质分别与髁突相连,表面见钙化软骨帽。

【诊断思路及诊断要点】

与颞下颌关节骨软骨瘤影像表现有关的主要病理特点:①骨性基底;②软骨帽。

X 线、CT 表现特点:肿瘤骨性基底的骨皮质和骨松质与髁突骨质相延续;无钙化的软骨帽不显影;软骨帽钙化时,表现为基底顶缘外点状或环形致密影。

MRI 表现特点:形态特点与 X 线、CT 所见相似,骨性基底的信号特点与母骨类似。MRI 中,软骨帽 T_1WI 呈低信号,脂肪抑制 T_2WI 呈高信号。MRI 可以直接显示软骨帽,鉴别骨软骨瘤有无恶变。

第二节　滑膜软骨瘤病

【简介】

滑膜软骨瘤病(synovial chondromatosis)是发生于关节、滑膜囊或腱鞘的良性结节性软骨化生性疾病,为颞下颌关节最常见的肿瘤样病变,临床罕见,发病率明显低于其他大关节。WHO(2013)骨与软组织肿瘤分类将其归为良性软骨源性肿瘤。本病多为单侧发病,好发于中年人,女性多见,男女发病率约1∶2,常位于关节上腔。病因学研究尚不明确,可分为原发性和继发性。继发性常见,与创伤、炎症、感染及关节过度使用等有关。原发性病因不明,可能与基因异常表达有关,生物学行为更具侵袭性。常见的临床症状包括受累关节区疼痛、肿胀,不同程度张口受限,髁突活动度降低,张口时下颌向患侧偏斜及关节内杂音等。多数病变仅局限于关节腔,少数具有潜在侵袭性,可累及关节外结构。颞下颌关节滑膜软骨瘤病的治疗以手术为主,手术需彻底清除关节内的游离体及受累的滑膜组织、髁突、关节盘等。本病术后复发少见,复发者通常与软骨和增生的滑膜未完全切除有关;此外,病变所处的阶段也是复发的重要危险因素之一。

【病理基础】

1. 大体检查 关节腔内或滑膜上可见数个至数百个灰白或蓝白色软骨结节,部分结节可发生融合,结节直径1mm至数厘米不等(图20-2-1A、图20-2-1B)。

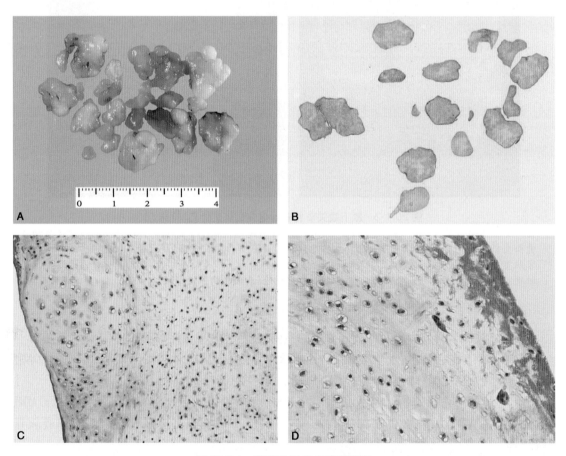

图 20-2-1 滑膜软骨瘤病病理表现

A. 可见大小不等的灰白软骨结节,部分结节发生融合;B. 可见大小不等的软骨结节(扫描切片);C. 软骨细胞位于软骨陷窝,可有一定异型性(HE,×20);D. 部分结节内可见多核巨细胞(HE,×40)。

2. 镜下表现 可见多少不等的透明软骨结节,可独立存在,也可互相融合,结节间见少量纤维组织间隔,软骨结节可发生钙化或骨化,软骨细胞可表现出核深染、双核等不典型性,但并不提示病变具有恶性表现,见图 20-2-1C、图 20-2-1D。结节表面可被覆纤维层或滑膜细胞,可见局灶滑膜细胞增生。

【影像学表现】

1. **X 线平片**　颞下颌关节间隙增宽是最常见的 X 线表现,其次为髁突和关节窝骨质改变,钙化游离体对诊断最具提示作用,但阳性检出率仅为 30%。

2. **CT 表现**　CT 能够较 X 线更清楚显示软组织肿胀、游离钙化体和关节区骨质的改变。平扫可见关节间隙增宽,内见等低密度软组织影,低密度为滑膜异常分泌的液体,等密度为增生的滑膜组织,边界多清楚;软组织内可见特征性的钙化游离体,边界清楚,形态多样,呈点状、半环形或不规则状。游离体是该病的特征性表现,高分辨率 CT 甚至能检测到直径<1mm 的钙化游离体;但是对于某些未成熟的游离体,CT 显示较差或不能显示。增强病变呈不均匀强化,关节腔积液及钙化游离体无强化,增生的滑膜组织呈中重度强化。

3. **MRI 表现**　MRI 能够显示 X 线和 CT 无法显示的无游离软骨小体形成或软骨小体未钙化时期的病变。多数患者可出现关节腔扩张,增生滑膜组织表现为均匀软组织,T_1WI 呈等信号,T_2WI 呈等-稍高信号,信号特点与关节透明软骨相似;软骨结节部分病例可显示,T_1WI 呈等信号,T_2WI 呈等-稍高信号,可以与增生滑膜组织相连,也可以从滑膜上脱落形成游离小体,在 T_2WI 高信号的关节腔积液衬托下显示较清楚。游离的软骨结节随后钙化形成钙化游离体,并逐渐变大,表现出典型的 MRI 征象:增宽的关节腔内见增生滑膜组织及多发钙化游离体,钙化游离体 T_1WI 和 T_2WI 均呈低信号,周围环绕 T_2WI 高信号的关节腔积液;增强可见增生的滑膜组织明显均匀强化,部分游离体边缘中度强化,内部无强化,关节腔积液无强化。此外,MRI 还可以提供更多治疗信息并提示预后,如关节盘改变、病变的边界和范围、邻近结构侵犯等。研究表明 MRI 表现为均匀软组织肿块时病变侵袭性最强,软组织肿块与钙化游离体均存在时病变侵袭性次之,仅表现为钙化游离体时病变无侵袭性。

【典型病例】

病例　患者,女,38 岁。左侧颞下颌关节区疼痛 3 年余。诊断为颞下颌关节滑膜软骨瘤病,CT 和 MRI 表现见图 20-2-2。

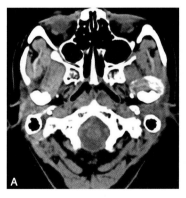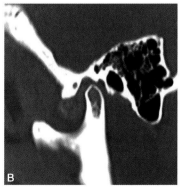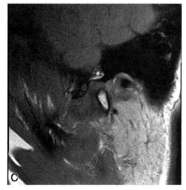

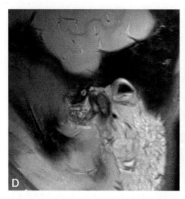
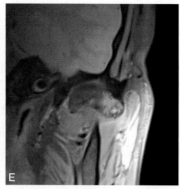
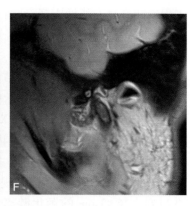

图 20-2-2 颞下颌关节滑膜软骨瘤病 CT 和 MRI 表现

CT 平扫(A)示左侧颞下颌关节间隙增宽,关节腔内见混杂密度影及多发钙化,矢状位重组骨窗(B)示髁突及关节窝骨质形态无异常;MRI 示左侧颞下颌关节腔内异常信号,T$_1$WI(C)以等信号为主,脂肪抑制质子密度加权成像(D~F)以高信号为主,内见多个低信号结节;闭口位(D)和张口位检查(F)示右侧关节盘不可复性移位。

【诊断思路及诊断要点】

与颞下颌关节滑膜软骨瘤病影像表现有关的主要病理特点:①滑膜组织增生;②软骨结节;③钙化游离体。

X 线、CT 表现特点:颞下颌关节间隙增宽,内见混杂密度影,特征表现为多发钙化游离体。

MRI 表现特点:可显示 X 线和 CT 无法显示的增生滑膜组织及软骨结节,T$_1$WI 呈等信号,T$_2$WI 呈等-稍高信号;钙化游离体 T$_1$WI 和 T$_2$WI 均呈低信号,具有特征性。

第三节 腱鞘巨细胞瘤

一、色素沉着绒毛结节性滑膜炎

【简介】

色素沉着绒毛结节性滑膜炎(pigmented villonodular synovitis,PVNS)为起源于滑膜、关节囊或腱鞘的良性瘤样增生性病变,发生于颞下颌关节罕见。WHO(2013)骨与软组织肿瘤分类将 PVNS 归入弥漫性腱鞘巨细胞瘤,同属于纤维组织细胞肿瘤,为 WHO 肿瘤分类 I 级(局部侵袭中间型)。PVNS 特指位于关节内生长的腱鞘巨细胞瘤,30~50 岁好发,单侧多见。发生于颞下颌关节的 PVNS 临床症状包括张口困难、关节区疼痛、耳前区肿胀等,部分患者出现听力减退、头痛等症状,病程一般较长。本病病因及发病机制尚未完全明确,以往认为与炎性反应、创伤、出血和脂质代谢紊乱等有关。近年来研究表明部分病例存在染色体变异,故倾向于良性肿瘤性病变,且具有一定侵袭性。本病首选手术治疗,切除范围包括增生的滑膜及肿瘤侵犯的骨组织。对于一些弥漫性生长的侵袭性腱鞘巨细胞瘤,手术治疗后可给予小剂量的放射治疗。术后复发率较高,约 15%~30%,术后需长期行影像学随访;对于反复发作病例可采用放射治疗、分子免疫治疗(如英夫利昔单抗)或分子靶向治疗(如 CSF1-R)等。

【病理基础】

1. **大体检查**　滑膜组织表面不光滑,呈结节状隆起,深棕色。

2. **镜下表现**　滑膜有不同程度的增生,表面为整体增厚或局部结节状增生,增生细胞以滑膜样单核细胞为主,可见组织细胞样单核细胞和少量多核巨细胞(图 20-3-1)。

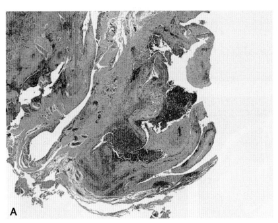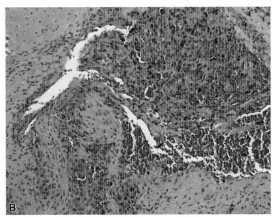

图 20-3-1　色素沉着绒毛结节性滑膜炎病理表现

A. 关节盘表面不规则,可见结节状增生的细胞团(HE,×4);B. 增生细胞以单核样细胞为主,散在多核巨细胞,伴出血(HE,×20)。

【影像学表现】

1. **X 线表现**　主要表现有关节间隙增宽、软组织肿胀,无明显钙化,部分病例可见骨质侵蚀、破坏、硬化。

2. **CT 表现**　关节周围骨旁、肌肉间隙内局限性或弥漫性的软组织肿块,关节间隙增宽。平扫病灶呈等-稍高密度,可见钙化,稍高密度是由于含铁血黄素沉着导致;增强呈不均匀强化。下颌骨髁突及颞下颌关节面可见外压性吸收、骨质硬化、软骨下囊变等,骨膜反应少见;部分病例出现颅底骨质破坏,提示颅内侵犯。

3. **MRI 表现**　MRI 是 PVNS 最佳的影像学检查手段,表现为颞下颌关节间隙增宽,关节内见积液或积血,滑膜不规则、弥漫性、结节状增厚,边界不清。根据病灶内液体、纤维基质成分、脂质及含铁血黄素的比例不同表现为不同信号,特征性表现为 T_1WI 和 T_2WI 出现颗粒状或分隔样低信号,梯度回波序列低信号范围较 T_2WI 扩大,即"blooming 效应",原因为含铁血黄素所致的磁敏感伪影;增强病灶呈不均匀强化。MRI 的软组织分辨率明显优于 CT,有助于明确病灶的侵犯范围。PVNS 具有一定的侵袭性,常见关节窝骨质侵蚀、软骨下囊变及骨髓水肿,约 1/3 病例可见颅内侵犯。此外,MRI 可以显示关节盘异常(形态改变、移位、穿孔),有助于手术方案的制订。

【典型病例】

病例 1　患者,女,57 岁。左侧耳前区肿胀 4 年伴听力下降 2 年。诊断为 PVNS,影像学表现见图 20-3-2。

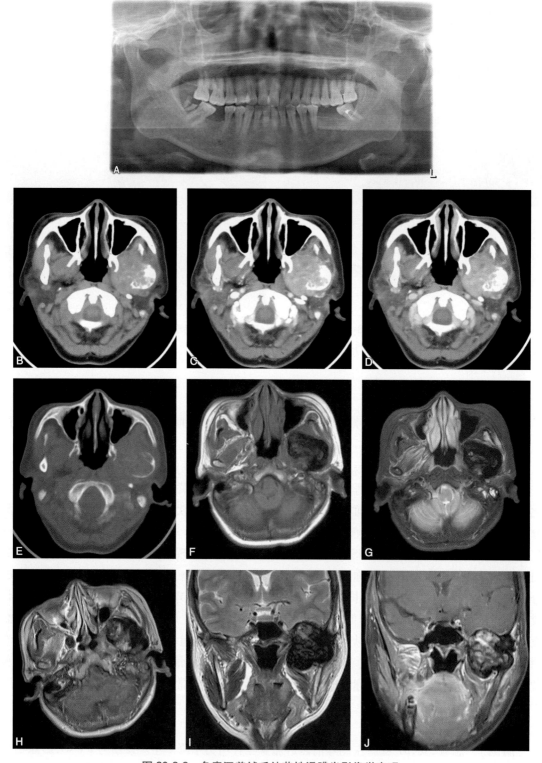

图 20-3-2 色素沉着绒毛结节性滑膜炎影像学表现

全口牙位曲面体层片(A)示左侧下颌骨升支、髁突及关节窝骨质破坏;CT 示左侧颞下颌关节软组织肿块,平扫(B)呈等-稍高密度,增强(C、D)呈渐进性不均匀强化,CT 骨窗(E)可见邻近骨质破坏;MRI 显示病变位于左侧颞下颌关节,T$_1$WI(F)及 T$_2$WI(G)呈明显低信号,增强(H)呈不均匀明显强化;冠状位(I、J)示病灶破坏下颌骨升支、髁突、关节窝及颅底骨质,但无颅内侵犯。

【诊断思路及诊断要点】

与 PVNS 影像表现有关的主要病理特点:①关节内生长;②无包膜,具有侵袭性;③成分多样,含铁血黄素沉着。

CT 表现特点:颞下颌关节内边界不清的软组织肿块,平扫密度较高,增强呈不均匀强化。

MRI 表现特点:颞下颌关节内边界不清的软组织肿块,T_1WI 和 T_2WI 可见特征性颗粒状或分隔样低信号,梯度回波序列低信号范围扩大,增强呈不均匀强化。

二、弥漫性腱鞘巨细胞瘤

【简介】

与 PVNS 相对应,弥漫性腱鞘巨细胞瘤(diffuse-type tenosynovial giant cell tumor,D-TGCT),是关节外软组织内生长的纤维组织细胞肿瘤,起源于滑膜、关节囊或腱鞘,发生于颞下颌关节少见。通常累及单侧,发病率无明显侧别差异。本病临床表现、病因、发病机制及治疗与 PVNS 类似。

【病理基础】

1. **大体检查** 肿块表面呈结节状,包膜不完整,切面呈暗红色、红棕色或夹杂灰白色(图 20-3-3A),可见囊性变,常见肿块围绕于髁突周围。

2. **镜下表现** 肿瘤细胞排列成片状或结节状,之间间隔以纤维组织,可累及周围软组织及骨组织。病变细胞主要由滑膜样单核细胞、组织细胞样单核细胞、多核巨细胞以不同比例混合而成,滑膜样单核细胞为真正的肿瘤细胞,胞浆内可含半环形色素沉着(图 20-3-3B)。充分取材后,多数病例可见肿瘤组织与滑膜或关节盘组织相移行,还可见软骨化生及在软骨基础上的软骨化骨,常见肿瘤侵犯软组织或周围骨组织。

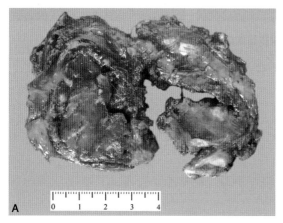
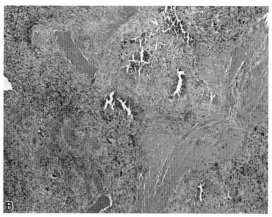

图 20-3-3 弥漫性腱鞘巨细胞瘤病理表现

A. 关节旁软组织内见肿块,部分区域与周围组织界限不清,切面呈红棕色,夹杂灰白色;B. 肿瘤细胞排列呈结节状,部分细胞内含色素,之间间隔以纤维组织,可见骨及软骨(HE,×10)。

【影像学表现】

1. **X 线平片** 应用较少,主要表现有软组织肿胀,无明显钙化,部分病例可见骨质侵蚀、破坏、硬化。

2. **CT、MRI 表现** D-TGCT 特指生长于关节外软组织内。其与 PVNS 的病理学特征一致,因此其影像学表现与 PVNS 相似。

【典型病例】

病例2　患者,男,61岁。左腮腺区肿痛3年余。诊断为颞下颌关节 D-TGCT,CT 和 MRI 表现见图 20-3-4。

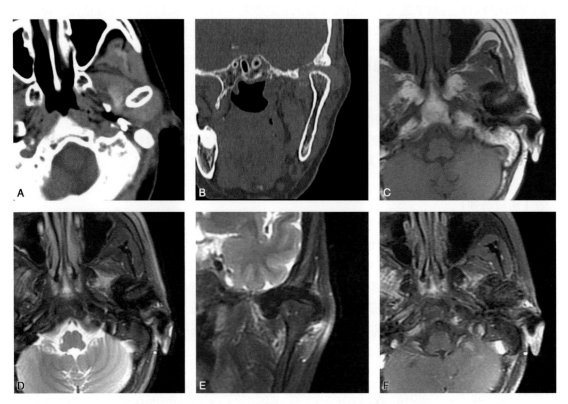

图 20-3-4　颞下颌关节弥漫性腱鞘巨细胞瘤 CT 和 MRI 表现

CT 平扫(A)示左侧颞下颌关节区软组织肿块,平扫呈等-稍高密度,冠状位重组骨窗(B)示病灶侵蚀颅底骨质,髁突骨质完整;MRI 示病灶位于关节外软组织内(C),脂肪抑制 T_2WI(D、E)呈明显低信号,脂肪抑制 T_1WI 增强(F)呈不均匀强化。

【诊断思路及诊断要点】

与 D-TGCT 影像表现有关的主要病理特点:①关节外软组织内生长;②无包膜,生物行为具有侵袭性;③成分多样,含铁血黄素沉着。

CT 表现特点:颞下颌关节区边界不清的软组织肿块,平扫密度较高,CT 增强呈不均匀强化。

MRI 表现特点:颞下颌关节区边界不清的软组织肿块,T_1WI 和 T_2WI 可见特征性颗粒状或分隔样低信号,梯度回波序列低信号范围扩大,增强呈不均匀强化。

第四节　颞下颌关节肿瘤及瘤样病变影像学诊断思路

1. 诊断思路

(1) 定位:病灶是否来源于颞下颌关节,病灶与颞下颌关节和周围结构的关系,重点需与邻近部位(如腮腺、外耳道、中耳等部位)的肿瘤侵犯颞下颌关节相鉴别。

（2）定性：颞下颌关节良恶性病变的鉴别，病灶边界清楚，无邻近结构侵犯，多考虑良性肿瘤、瘤样病变；病灶边界不清楚，侵犯邻近结构，多考虑恶性肿瘤。

2. 鉴别诊断思路

（1）定位：根据病灶主体所在部位，一般容易判断病灶是起源于颞下颌关节，还是邻近部位的肿瘤侵犯颞下颌关节。

（2）定性：颞下颌关节肿瘤和瘤样病变少见，常见的良性肿瘤有骨软骨瘤、骨瘤、骨巨细胞瘤等，常见的瘤样病变有滑膜软骨瘤病、PVNS、D-TGCT、骨囊肿、巨细胞修复性肉芽肿等。颞下颌关节原发性恶性肿瘤罕见；继发性肿瘤转移相对常见，当邻近部位（如腮腺、外耳道、中耳）或其他部位（如甲状腺、乳腺、肝、肾、肺等）存在原发肿瘤病史，全身多发转移时，需首先考虑转移瘤。颞下颌关节肿瘤和瘤样病变鉴别诊断要点见表 20-4-1。

表 20-4-1　颞下颌关节肿瘤和瘤样病变鉴别诊断要点

病变	部位	特征性表现
骨软骨瘤	髁突	肿瘤骨性基底的骨皮质和骨松质与髁突骨质相延续
滑膜软骨瘤病	关节内	关节间隙增宽，内见混杂密度影及多发钙化游离体
色素沉着绒毛结节性滑膜炎	关节内	关节内生长，T_1WI 和 T_2WI 可见颗粒状或分隔样低信号，梯度回波序列低信号范围扩大
弥漫性腱鞘巨细胞瘤	关节外软组织	关节外软组织内生长，T_1WI 和 T_2WI 可见颗粒状或分隔样低信号，梯度回波序列低信号范围扩大
转移瘤	关节内外	其他部位原发肿瘤病史，全身其他部位多发肿瘤转移灶

报告书写规范要求

（1）描述颞下颌关节区病变大小、形态、边界、累及范围等，病变 CT 密度改变情况，MR 平扫各序列信号改变及增强情况。

（2）全面观察，注意颞下颌关节区骨质病变；注意与周围邻近组织关系，有无伴发淋巴结肿大等改变。

例如：骨软骨瘤

影像描述：右侧髁突见一类圆形密度增高影，CT 值为 316~1 084HU，呈宽基底向外突起，大小约 4.1cm×2.5cm×3.5cm，其骨性基底的骨皮质和骨松质与髁突骨质相延续，基底顶缘外见环形致密影，边界清楚；右侧颞下颌关节关系良好，关节间隙正常。

影像学诊断：右侧髁突骨软骨瘤。

═══ 练习题 ═══

1. 名词解释

"blooming 效应"

2. 选择题

（1）颞下颌关节骨软骨瘤恶变的影像学征象不包括

    A. 钙化环残缺不全

    B. 骨端出现不规则的骨质破坏

    C. 软骨帽形态不规则

    D. 软骨帽厚度小于2cm

    E. 肿瘤突然增大或增长迅速

（2）关于颞下颌关节滑膜软骨瘤病的说法，不正确的是

    A. 分为原发性和继发性

    B. 疾病任何阶段均可看到钙化游离体

    C. MRI 有助于判断疾病侵袭性

    D. 影像学仅表现为钙化游离体时侵袭性最低

    E. 病变所处的阶段是复发的重要危险因素

（3）颞下颌关节色素沉着绒毛结节性滑膜炎的影像表现，错误的是

    A. 梯度回波序列可见"blooming 效应"

    B. 滑膜不规则、弥漫性、结节状增厚

    C. T_1WI 和 T_2WI 出现低信号

    D. 增强无强化

    E. 可见颅内侵犯

3. 简答题

    试述颞下颌关节滑膜软骨瘤病与色素沉着绒毛结节性滑膜炎的影像学鉴别诊断要点。

选择题答案：（1）D　（2）B　（3）D

（黄宏杰　张春叶　曹代荣）

══════ 推荐阅读资料 ══════

[1] 胡洪英,游梦,王扬,等.颌骨骨软骨瘤的 CBCT 影像学多样性表现.临床口腔医学杂志,2016,32(5):290-293.

[2] 孟娟红,郭玉兴,罗海燕,等.颞下颌关节弥漫型腱鞘巨细胞瘤的诊断与治疗.北京大学学报(医学版),2016,48(6):1049-1054.

[3] NEVILLE BW,DAMM DD,ALLEN CM,et al. 口腔颌面病理学.3 版.李江,译.北京:人民卫生出版社,2013:542-596.

[4] Fletcher C D M,Bridge J A,Hogendoorm P C W,et al. (2013)WHO Classification of Tumours of Soft Tissue and Bone. Lyon:IARC Press,2013:100-103.

[5] PAHWA S,BHALLA A S,ROYCHAUDHARY A,et al. Multidetector computed tomography of temporomandibular joint:A road less travelled. World J Clin Cases,2015,3(5):442-449.

[6] SINK J,BELL B,MESA H. Synovial chondromatosis of the temporomandibular joint:clinical,cytologic,histologic,radiologic,therapeutic aspects,and differential diagnosis of an uncommon lesion. Oral Surg Oral Med Oral Pathol Oral Radiol,2014,117(3):e269-e274.

[7] CHEN M J,YANG C,QIU Y T,et al. Synovial chondromatosis of the tempromandibular

joint：Relationship between MRI information and potential aggressive behavior. J Craniomaxillofac Surg,2015,43(3):349-354.

［8］LE WJ,LI MH,YU Q,et al. Pigmented villonodular synovitis of the temporomandibular joint：CT imaging findings. Clin Imaging,2014,38(1):6-10.

［9］HU Y,KUANG B,CHEN Y,et al. Imaging features for diffuse-type tenosynovial giant cell tumor of the temporomandibular joint：a case report. Medicine (Baltimore),2017,96(26):e7383.

［10］CARLSON M L,OSETINSKY L M,ALON E E,et al. Tenosynovial giant cell tumors of the temporomandibular joint and lateral skull base：review of 11 cases. Laryngoscope,2017,127(10):2340-2346.

索 引